U0294932

中醫古籍整理叢書重刊

黄元御醫集（三）

傷寒懸解
傷寒說意

清·黄元御 撰

點校 麻瑞亭
孫洽熙
徐淑鳳
蕭芳琴

人民衛生出版社

图书在版编目（CIP）数据

黄元御醫集．3，傷寒懸解　傷寒説意 /（清）黄元御撰；麻瑞亭等點校．—北京：人民衛生出版社，2014

（中醫古籍整理叢書重刊）

ISBN 978-7-117-19193-7

Ⅰ.①黄…　Ⅱ.①黄…②麻…　Ⅲ.①中国醫藥學–古籍–中国–清代②《傷寒論》–研究　Ⅳ.①R2–52 ②R222.29

中国版本圖書館 CIP 數據核字（2014）第 207096 號

| 人衛社官網 | www.pmph.com | 出版物查询，在綫購書 |
| 人衛醫學網 | www.ipmph.com | 醫學考試輔導，醫學數據庫服務，醫學教育資源，大衆健康資訊 |

黄元御醫集（三）　傷寒懸解　傷寒説意

撰　　者：清·黄元御
點　　校：麻瑞亭等
出版发行：人民衛生出版社（中繼綫 010-59780011）
地　　址：北京市朝陽区潘家園南裏 19 号
郵　　編：100021
E - mail：pmph @ pmph.com
購書熱綫：010-59787592　010-59787584　010-65264830
印　　刷：北京銘成印刷有限公司
經　　鑼：新華書店
開　　本：850×1168　1/32　印張：12.5
字　　數：336 千字
版　　次：2015 年 6 月第 1 版　2023 年 6 月第 1 版第 6 次印刷
標準書號：ISBN 978-7-117-19193-7/R·19194
定　　價：43.00 元

打击盗版舉報電話：010-59787491　E-mail：WQ @ pmph.com
（凡屬印裝質量問題請與本社市場火營銷中心聯繫退換）

《黄元御醫集》共十一種,清代黄元御撰,今分六個分册出版。

《黄元御醫集》(一)《素問懸解》(附《校餘偶識》)《素靈微藴》。

《黄元御醫集》(二)《靈樞懸解》《難經懸解》。

《黄元御醫集》(三)《傷寒懸解》《傷寒説意》。

《黄元御醫集》(四)《金匱懸解》。

《黄元御醫集》(五)《四聖心源》《四聖懸樞》。

《黄元御醫集》(六)《長沙藥解》《玉楸藥解》。

本書爲第三分册,收載有《傷寒懸解》《傷寒説意》兩種。

《傷寒懸解》成書於乾隆十三年戊辰(公元一七四八年),是詮釋《傷寒論》之作。黄氏將《傷寒論》重新編次,合十四卷,分脈法、太陽本病、太陽壞病、陽明實證、陽明虛證、少陽本病、少陽壞病、太陰藏病、少陰藏病、厥陰藏病、傷寒類證、汗下宜忌等十二類别;對《傷寒論》逐條詮釋,並撰"仲景微旨"冠於書首,附《傷寒例》於書末。釋文闡仲景奥旨,探《傷寒》精髓,理義精新,獨具特色。

本書爲詮釋《傷寒》之佳作。

《傷寒説意》成書於乾隆十九年甲戌(公元一七五四年),是闡釋《傷寒論》之作。黄氏精研《傷寒論》有得,既撰《傷寒懸解》之後,深覺言猶未盡,乃復撰《傷寒説意》十卷。是書仍依六經之序,分門別類,揚仲景《傷寒》宏旨。卷首論六經解、六氣解、營衛解、風寒解、傳經解、裹氣解;卷一至卷十分別論述太陽、陽明、少陽、太陰、少陰、厥陰經病及其壞病。對《傷寒論》一理、一法、一方、一藥、一脈、一證,逐一剖析闡揚,強調裹氣的重要意義和陽氣的主導作用,更具有獨到見解。與《傷寒懸解》,一縱一橫,相互羽翼,遂使仲景微義抉而無遺。

　　黃氏精研中醫典籍凡二十餘年,晚年對《傷寒論》進行了系統、深入的剖析,廣搜博采,旁通諸家,相互參校,乃破其舊卷,重新編次,予以詮釋,評以獨見。芟衍補闕,正其舛錯,增修音釋,發其微蘊,冰釋舊疑,拓開新義。釋文撮要精煉,義理明徹,篇第昭晰,條分縷細。清代馮承熙國學正贊曰:"奧析天人,妙燭幽隱,自越人、仲景後,罕有其論。"本書是學習、研究祖國醫學經典著作難得的參考書,是探討黃元御學術思想的必備書籍。

重刊説明

《中醫古籍整理叢書》是我社 1982 年爲落實中共中央和國務院關於加強古籍整理的指示精神,在衛生部、國家中醫藥管理局領導下,組織全國知名中醫專家和學者,歷經近 10 年時間編撰完成。這是一次新中國成立 60 年以來規模最大、水準最高、品質最好的中醫古籍整理,是中醫理論研究和中醫文獻研究成果的全面總結。本叢書出版後,《神農本草經輯注》獲得國家科技進步三等獎、國家中醫藥管理局科技進步一等獎,《黃帝内經素問校注》《黃帝内經素問語譯》《傷寒論校注》《傷寒論語譯》等分別獲得國家中醫藥管理局科技進步一等獎、二等獎和三等獎。

本次所選整理書目,涵蓋面廣,多爲歷代醫家所推崇,向被尊爲必讀經典著作。特別是在《中醫古籍整理出版規劃》中《黃帝内經素問校注》《傷寒論校注》等重點中醫古籍整理出版,集中反映了當代中醫文獻理論研究成果,具有較高的學術價值,在中醫學術發展的歷史長河中,將佔有重要的歷史地位。

30 年過去了,這些著作一直受到廣大讀者的歡迎,在中醫界產生了很大的影響。他們的著作多成於他們的垂暮之年,是他們畢生孜孜以求、嘔心瀝血研究所得,不僅反映了他們較高的中醫文獻水準,也體現了他們畢生所學和臨床經驗之精華。諸位先賢治學嚴謹,厚積薄發,引用文獻,豐富翔實,訓詁解難,校勘嚴謹,探微索奧,注釋精當,所述按語,彰顯大家功底,是不可多得的傳世之作。

　　中醫古籍浩如煙海，内容廣博，年代久遠，版本在漫長的歷史流傳中，散佚、缺殘、衍誤等爲古籍的研究整理帶來很大困難。《中醫古籍整理叢書》作爲國家項目，得到了衛生部和國家中醫藥管理局的大力支持，不僅爲組織工作的實施和科研經費的保障提供了有力支援，而且爲珍本、善本版本的調閲、複製、使用等創造了便利條件。因此，本叢書的版本價值和文獻價值隨着時間的推移日益凸顯。爲保持原書原貌，我們只作了版式調整，原繁體字豎排（校注本）現改爲繁體字横排，以適應讀者閲讀習慣。

　　由於原版書出版時間已久，圖書市場上今已很難見到，部分著作甚至已成爲中醫讀者的收藏珍品。爲便於讀者研習，我社決定精選部分具有較大影響力的名家名著，編爲《中醫古籍整理叢書重刊》出版，以饗讀者。

人民衛生出版社

二○一三年三月

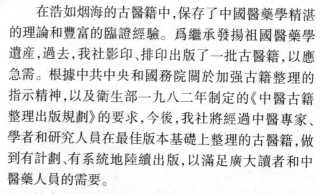

在浩如烟海的古醫籍中,保存了中國醫藥學精湛的理論和豐富的臨證經驗。爲繼承發揚祖國醫藥學遺産,過去,我社影印、排印出版了一批古醫籍,以應急需。根據中共中央和國務院關於加强古籍整理的指示精神,以及衛生部一九八二年制定的《中醫古籍整理出版規劃》的要求,今後,我社將經過中醫專家、學者和研究人員在最佳版本基礎上整理的古醫籍,做到有計劃、有系統地陸續出版,以滿足廣大讀者和中醫藥人員的需要。

這次中醫古籍整理出版,力求保持原書原貌,並注意吸收中醫文史研究的新發現、新考證;有些醫籍經過整理後,在一定程度上可反映出當代學術研究的水平。然而,歷代中醫古籍所涉及的内容是極其廣博的,所跨越的年代也是極其久遠的。由於歷史條件所限,有些醫籍夾雜一些不當之説,或迷信色彩,或現代科學尚不能解釋的内容等,希望讀者以辯證唯物主義的觀點加以分析,正確對待,認真研究,從中吸取精華,以推動中醫學術的進一步發展。

《黄元御醫集》共十一種,清代黄元御撰,今分六個分冊出版。本書爲第三分冊,收載有《傷寒懸解》《傷寒説意》,是詮釋《傷寒論》之作,係《四庫全書總目提要》著録之《黄元御醫書十一種》之四、六也。

《傷寒論》,漢代張機撰,約成書於公元二零零年到二一零年。原係《傷寒雜病論》傷寒部分,經晉代王叔和撰次爲十卷,二十二篇,名之曰《傷寒論》,簡稱《傷寒》。係中醫經典著作之一,爲方書之祖,在學術上與《内》《難》《金匱》並重。後經宋代林億等典校,廣爲流傳。歷代寶之,自宋迄今,注《傷寒》者數百家,各有精蘊。

黄氏精研《傷寒》,廣搜博採,相互參校,謂《傷寒》之次第,亂于叔和,而叔和祖述之《傷寒例》,混熱病於傷寒,更屬悖謬,注《傷寒》者,多尊叔和而背仲景,遂使傷寒之義晦於千載。爲正錯訛而惠將來,乃於乾隆十三年戊辰(公元一七四八年)重新撰次,爲脈法、太陽本病、太陽壞病、陽明實證、陽明虛證、少陽本病、少陽壞病、太陰藏病、少陰藏病、厥陰藏病、傷寒類證、汗下宜忌等十四卷,逐條詮釋,名之曰《傷寒懸解》。並撰《仲景微旨》,冠於書首,附《傷寒例》於書末。釋文闡仲師奧旨,内容宏富,扼要精練,脈絡融貫,條緒井然,理義精新,獨具特色。與其乾隆十九年甲戌(公元一七五四年)撰著之《傷寒説意》一橫一縱,相互羽翼,遂使《傷寒》微義抉而無遺,元之又元,實爲詮釋《傷寒》之佳作,堪以師資後學。

傳世之《傷寒懸解》刻本、抄本較多,舉凡道光十二年壬辰(公元一八三二年)陽湖張琦(翰風)於北京刻本(以下簡稱宛鄰本)、咸豐十一年辛酉(公元一八六一年)長沙徐受衡(樹銘)于福州刻本(以下簡稱閩本)、同治七年戊辰(公元一八六八年)江夏彭器之(崧毓)于成都刻本(以下簡稱蜀本)、同治八年己巳(公元一八六九年)長沙黄濟于重慶刻本(以下簡稱渝本)、光緒二十年甲午(公元一八九四年)上海圖書集成印書局排印本(以下簡稱集成本),以及公元一九三四年上海錦章書局之石印本(以下簡稱石印本)等。宛鄰本雖刊行較早,刻印較精,惜其僅存前八卷,非係完本。閩本刊行稍晚,但係足本,刻印亦精,故爲諸本之冠。

《傷寒説意》十卷,依《傷寒懸解》次第,分門別類,宗述《傷寒》之宏意。是書理明義精,結構嚴謹,發《傷寒》之精蘊,前後融貫,條緒清分,文筆精煉,造詣至深。

傳世之《傷寒説意》抄本、刻本較多,舉凡乾隆年間黄氏之高足金陵畢武齡(維新)之精抄本(以下簡稱畢本)、咸豐十一年辛酉(公元一八六一年)徐樹銘福州刻本(以下簡稱閩本)、同治七年戊辰(公元一八六八年)江夏彭器之成都刻本(以下簡稱蜀本)、同治八年己巳(公元一八六九年)長沙黄濟重慶刻本(以下簡稱渝本)、光緒二十年甲午(公元一八九四年)上海圖書集成印書局排印本(以下簡稱集成本),以及公元一九三四年上海錦章書局石印本(以下簡稱石印本)等。其中以畢本最爲精善,價值最高。

基於以上二書諸抄本、刻本,均未點而多未校,彼此之間,亦有些微出入,現代未排印刊行,傳面不廣,亟待對其進行全面點校整理,使其成爲較好的通行範本,以資今人研習應用,是乃此次點校之本意也。

此次點校,《傷寒懸解》以閩本爲底本,其内容不删節,不改編,以保持本書原貌。並補入漢代張機《傷寒雜病論序》,宋代孫奇、林億、高保衡《傷寒論序》,以資窺覓《傷寒論》之源流梗概。以宛鄰本、蜀本爲主校本。以集成本、石印本爲旁校本。以《傷寒論》(人民衛生出版社一九五七年據明代趙開美翻宋版影印本)、

《傷寒説意》（畢本）爲他校本。並參考《重廣補注黃帝内經素問》（人民衛生出版社一九五六年據唐代王冰注，宋代林億等校，明代顧從德翻宋刻本影印本）、《靈樞經》（人民衛生出版社一九五六年據明趙府居敬堂刻本影印本）、《難經集注》（吳人吕廣等注，明代王九思等輯，商務印書館一九五五年版）及黃氏其他醫籍等。

《傷寒説意》以畢本爲底本，其内容亦不删節，不改編，以保持本書原貌。並補入清代趙汝毅《傷寒説意》跋，以資識《黃氏醫書》版本源流梗概。以閩本、蜀本爲主校本。以集成本、石印本爲旁校本。以《傷寒論》（版本同前）、《傷寒懸解》（宛鄰本、閩本）爲他校本。參考書目及版本同前。

以上二書，均全書標點，校勘以對校、本校、他校爲主，酌情運用理校。具體問題的處理，見以下各點。

（一）凡底本未載之《傷寒》《金匱》原文個别字、詞、句，無關宏旨者，均不補入，亦不出注，以保持本書原貌。係明顯脱漏者，原書不動，出注録以校本之文，以供參正。凡未載之個别段落者，出注録以校本之文，以備參考。

（二）底本中確係明顯因寫刻致誤之錯字、訛字、别字，或筆畫小誤者，如日月混淆、己已巳不分等，均予逕改，不出校記。如係底本錯訛脱衍，需辨明者，則據校本改正或增删，並出校注明。

（三）底本與校本不一，難予肯定何者爲是者，原文不動，出校注明某其義長。

（四）黃氏詮釋中引録他書之文獻，多有删節，或縮寫改動，凡不失原意者，置之不論，以保持本書原貌。

（五）黃氏詮釋、經文中，未注釋之文義古奧難明之字、詞等，則據訓詁專書，出注加以訓釋。

（六）凡屬難字、僻字、異讀字，黃氏詮釋中未注音者，均注音。注音採用直音法，即漢語拼音加同音字。

（七）凡屬古體字、俗字、避諱字（如玄、厯、甯等），均予逕改，不出注或首見出注。

（八）凡屬通假字，原文不動，首見出注説明。

（九）生僻、難明之成語、典故，出注説明其出處。

（十）二書目録均有簡約錯訛之處，故據正文做了增補訂正。

孫洽熙

西安市中醫醫院　麻瑞亭　主校　徐叔鳳　點校

蕭芳琴

一九八六年三月

総目録

目

録

清 · 黄 元 御 撰

傷寒懸解

傷寒雜病論序〔1〕

　　余每覽越人入虢之診，望齊侯之色，未嘗不慨然歎其才秀也。怪當今居世之士，曾不留神醫藥，精究方術，上以療君親之疾，下以救貧賤之厄，中以保身長全，以養其生。但競逐榮勢，企踵權豪，孜孜汲汲，惟名利是務。崇飾其末，忽棄其本，華其外而悴其內。皮之不存，毛將安附焉？

　　卒然遭邪風之氣，嬰非常之疾，患及禍至，而方震栗。降志屈節，欽望巫祝，告窮歸天，束手受敗。齎〔2〕百年之壽命，持至貴之重器，委付凡醫，恣其所措。咄嗟嗚呼，厥身已斃，神明消滅，變爲異物，幽潛重泉，徒爲啼泣。

　　痛乎！舉世昏迷，莫能覺悟，不惜其命，若是輕生，彼何榮勢之云哉！而進不能愛人知人，退不能愛身知己，遇災值禍，身居厄地，蒙蒙昧昧，蠢若游魂。哀乎！趨世之士，馳競浮華，不固根本，忘軀徇物，危若冰谷，至於是也。

　　余宗族素多，向餘二百。建安紀年以來，猶未十稔，其死亡者三分有二，傷寒十居其七。感往昔之淪喪，傷橫夭之莫救，乃勤求古訓，博採衆方，撰用《素問》、《九卷》、《八十一難》、《陰陽大論》、《胎臚藥錄》，并平脈辨證，爲《傷寒雜病論》合十六卷。雖未能盡愈諸病，庶可以見病知源，若能尋余所集，思過半矣。

　　夫天布五行，以運萬類，人稟五常，以有五藏，經絡府俞，陰陽會通，玄冥幽微，變化難極，自非才高識

〔1〕傷寒雜病論序　原不載，據蜀本、集成本補。
〔2〕齎（jī 躋）　《說文》："持遺也。"《廣雅·釋詁》："齎，持也。"

3

妙,豈能探其理致哉!上古有神農、黃帝、岐伯、伯高、雷公、少俞、少師、仲文,中世有長桑、扁鵲,漢有公乘陽慶及倉公,下此以往,未之聞也。

觀今之醫,不念思求經旨,以演其所知,各承家技,終始順舊。省病問疾,務在口給,相對斯須,便處湯藥。按寸不及尺,握手不及足,人迎、趺陽、三部不參,動數發息不滿五十,短期未知決診,九候曾無髣髴,明堂闕庭盡不見察,所謂窺管而已。夫欲視死別生,實爲難矣!

孔子云:生而知之者上,學則亞之,多聞博識,知之次也。余宿尚方術,請事斯語。

漢長沙太守南陽張機仲景撰

夫《傷寒論》，蓋祖述大聖人之意，諸家莫其倫擬。故晉·皇甫謐序《甲乙鍼經》云：伊尹以元聖之才，撰用《神農本草》，以爲《湯液》，漢·張仲景論廣《湯液》爲十數卷，用之多驗，近世太醫令王叔和，撰次仲景遺論甚精，皆可施用。是仲景本伊尹之法，伊尹本神農之經，得不謂祖述大聖人之意乎。

張仲景，《漢書》無傳，見《名醫錄》。云：南陽人，名機，仲景乃其字也。舉孝廉，官至長沙太守。始受術於同郡張伯祖，時人言，識用精微過其師。所著論，其言精而奧，其法簡而詳，非淺聞寡見者所能及。自仲景於今，八百餘年，惟王叔和能學之。其閒如葛洪、陶弘景、胡洽、徐之才、孫思邈輩，非不才也，但各自名家，而不能修明之。

開寶中，節度使高繼沖曾編錄進上，其文理舛錯，未嘗考正。歷代雖藏之書府，亦闕於讐校，是使治病之流，舉天下無或知者。

國家詔儒臣校正醫書，臣奇續被其選。以爲百病之急，無急於傷寒，今先校定張仲景《傷寒論》十卷，總二十二篇，證外合三百九十七法，除復重，定有一百十二方。今請頒行。

太子右贊善大夫臣高保衡
尚書都官員外郎臣孫奇等謹上
尚書司封郎中充直秘閣校理臣林億

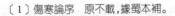

〔1〕傷寒論序　原不載，據蜀本補。

傷寒懸解自序

　　玉楸子滌慮玄覽，游思壙垠，空明研悟，自負古今無雙。甲寅[1]之歲，以誤藥粗工、委棄試帖。考鏡靈蘭之秘，詎讀仲景《傷寒》，一言不解，遂乃博搜箋注，傾瀝羣言。縱觀近古傷寒之家數十百種，歲歷三秋，猶爾茫若，仰鑽莫從。廢卷長噓，魯鄙人之爲閟，倪[2]說之弟子，以不解之。何者？固不可解也，是殆亦不可解矣。

　　丁巳[3]仲春，此心未已，又復攤卷淫思。日落神疲，攲[4]枕假寐，時風静月白，夜涼如水，素影半牀。清夢一肱，華胥[5]初回，恍然解矣。然後知羣公著述，荒浪無歸，彼方且涉澤迷津，披榛罔路，何以引我於康莊也！

　　吾聞適秦者，立而至，有車也，適楚越者，坐而至，有舟也。今適秦之車，且東其轅，適越之舟，或北其首，雖風利而馬良，終身不至矣。然則古聖之書，晦於訓詁者固多，而後人之心，誤於箋疏者不少也。

　　伊時擬欲作解，年歲貿遷，日月躔[6]迫，腹稿荒殘，零落不追。乾隆戊辰[7]，以事滯陽邱，賓於劉氏

<hr>

〔1〕甲寅　指清雍正十二年甲寅，即公元一七三四年。
〔2〕倪　《説文》：“倪，俾也。”“俾”，《爾雅·釋詁》：“俾，使也。”“倪”，使也。
〔3〕丁巳　指清乾隆二年丁巳，即公元一七三七年。
〔4〕攲（qī七）　傾側也。《荀子·宥坐》：“吾聞宥坐之器者，虛者攲，中則正，滿則覆。”
〔5〕華胥　夢境也。《後村集·晚意》詩：“夢入華胥國土來，咍臺不省夜何奇。”
〔6〕躔（chán嬋）　《集韻》：“躔，移行也。”
〔7〕戊辰　乾隆十三年戊辰，即公元一七四八年。

荒齋。北枕長河，南踞崇山，修樹迷空，雜花布地，愛此佳勝，低佪留之，乃有著作斐然之志。於是掩關静拱，據梧凝思，靈臺[1]夜闢[2]，玄鑰晨開，遂使舊疑霧除，宿障雲消，蚌開珠露，沙落金呈。十載幽思，三月而就，起於春暮，成於秋始，時七月初三日也。

乃元[3]草甫成，二毛生鬢，感念此生，於邑增懷。昔蔡剛成欲以四十之年，躍馬疾馳，以就當世之業。今春秋四十四年矣，歲月不居，時節如流，不獲以未衰之身，小有建立，方枯心於尺素之中，殫精於寸管之内。日薄途修，行自慨也。

然文信[4]不遷，《呂覽》弗著，西伯非囚，《周易》何傳，是巴蜀乃不韋之樂地，羑里[5]爲文王之吉宅也。僕也愛此兩書，不敢續尾，今日頓啓靈源，成兹元搆，雖不能媲美前哲，要亦可備一家之言也。

嗟乎！仲景著書，幾何年矣，而千載塵封，迄無解者。今日之作，縱爾敝精勞神，不得已也。

昌邑黄元御

---

〔1〕靈臺　心也。《莊子·庚桑楚》：“不可内於靈臺。”《注》：“靈臺者，心也。”
〔2〕闢　《廣韻》：“闢，啟也。”
〔3〕元　本也。《後漢書·班固傳》：“元元本本。”
〔4〕文信　即文信侯，呂不韋封號。
〔5〕羑（yǒu 友）里　古地名，故址在今河南湯陰縣北。商紂王囚周文王於此。

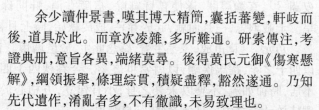

余少讀仲景書，嘆其博大精簡，囊括蕃變，軒岐而後，道具於此。而章次凌雜，多所難通。研索傳注，考證典册，意旨各異，端緒莫尋。後得黄氏元御《傷寒懸解》，綱領振舉，條理綜貫，積疑盡釋，豁然遂通。乃知先代遺作，淆亂者多，不有徹識，未易致理也。

夫時代變遷，經典彫弊，歲月遼遠，章句疏殘，況在醫籍，珍之者鮮。仲景之書，成自建安，下逮泰始[1]，已數十載。其閒海内多故，兵燹[2]叢集，叔和搜採，已乏原書，拾掇方論，編治成袟。洎[3]乎宋代，文理復舛，林氏校正，重有改移。迄今相造，又數百載。長沙舊簡，既不可考，叔和所第，亦失其真，轉輾糅雜，岐道紛錯。溷[4]寒熱之異候，迷脈絡之條分，而欲至緒常昭，真理不晦，豈可得哉！

宋元以來，撰著者衆，目治所屆，亦數十家。瑕瑜互見，純駁不一，要皆未達元旨，有乖明述。而放[5]者爲之，復銜逞私智，蔑視古法。考其優劣，判若千里，表其大指，略具數端。簡而失精，變而不理，未云篤守，先尚通化，既迷指歸，復加損益，比韓袛和、麗安時之爲也。朱肱《百問》，未絕糾牽，士瀛《總括》，無所匡定，本之不務，末乃益灘。然而先哲未遠，餘緒猶存，理真而謹，辭雅而飭，雖無

---

〔1〕泰始　晉武帝年號。

〔2〕燹（xiǎn 險）　《説文》："燹，火也。"

〔3〕洎（jì 冀）　及也。《文選·東京賦》："百僚師師，于斯胥洎。"《注》："洎，及也。"

〔4〕溷（hùn 混）　《説文》："溷，亂也。"

〔5〕放　《爾雅·釋言》："放，妄也。"

當於至道，猶未越於範圍，較諸後起，爲可采覽。

弔詭[1]承謬，因訛創議，意執而愎，旨偏而固，誣先聖以佐口給，泥病機以就己法，寒熱相背，涸於一說，外內顯別，併爲一方，則劉完素之爲也。名雖祖述，實則操戈。馬氏宗素，復事發揚，偏屬益甚，去道愈遠，破析規矩，燬[2]壞法紀，流蕩不返，譎異無制。以古方爲不可用，以成法爲不必拘，奇偶莫解，而立沖和之湯，緩急未嫻，而肆車槌之殺，則陶華爲尤悖焉。至於一管乍睹，演爲秘典，寸智甫闢，自鳴專家，率爾著書，勦竊成帙，或略而弗具，或冗而徒繁，紛紛紜紜，復以十計。本非獨見，無可指稱。

蓋自河間瀉火，大義已失，節菴劫奪，斯道遂亡。而推其沿誤之由，原於篇次之紊，使真本具在，則邪說自消。而諸子詹詹，惟事立異，釐正之業，略不究心。

降及元明，王履始有脫文之疑，方有執始發錯簡之辨，皆尋求原委，排比事類，剖析章句，更定篇目，國朝喻昌，承而闡之，其說乃振。顧妄欲刪削，王失之愚，未能會通，方失之陋，通評所詣，喻氏爲優。然而擇焉不精，私心自役，雖亦力闢迷途，探索真宰，以云美善，瞠乎後焉。

若乃游神千載之上，宅心萬變之內，以意逆志，以理證道，會立言之微旨，揭作者之至意，導巨源之千派，掣棼[3]緒之衆絲，智獨析乎微芒，憾不留乎毫髮，則振古鑠今，未有如黃氏之盛者也。黃氏之學，博究天人，鈎致深遠，而於是書，尤爲精贍[4]。振墜緒於已絕，辨衆惑於方競，洵足維持玉册，彰顯靈蘭，剔弊反經。厥善有四：提挈陰陽，界畫經緯。二氣殊感，而應以營衛、六經遞及，而統以巨陽。府藏未入，則總解於經，風寒雜侵，則不越乎表。正始受

---

〔1〕弔詭　怪誕也。《莊子·齊物論》：“丘也與女皆夢也，予謂女夢亦夢也，是其言也，其名爲弔詭。”

〔2〕燬（huī灰）　通“毀”。《讀書通》：“燬，與毀通。”

〔3〕棼　亂也。《書·呂刑》：“泯泯棼棼。”

〔4〕贍　豐富。《後漢書·李鄧來傳贊》：“李鄧豪贍。”《注》：“鄧晨代以吏二千石爲豪，李通家富爲贍也。”

之道,闢直中之誤,善一也。聚訟之盛,莫若傳經,爲順爲逆,家執其承,或循或越,人異其説。是皆以府爲經,混傳於人,未徹大旨,誤解病情。夫部分相比,若堂室之毗連,表裏攸懸,猶高卑之殊致,安能舍共由之户而遽窺内寢之門,捐拾級之階而立連[1]乃岡之頂。於是發府藏傳人之理,究陰陽衰盛之義。陽盛人府,陰盛人藏,方其半人,則經府相連,及其全歸,則陰陽偏屬。啓秘奧於片語,息橫議於立談,善二也。太陽爲宰,少陽爲樞,故於二經,各標壞病。經邪淹久,復加誤治,病勢轉變,非復本經。自此而入正陽爲胃實,歸三陰爲藏寒,隨證處方,因逆爲治。而昧者不察,僅割單詞,以爲方法,缺如略而不論。不知救敗之法,備於諸策,失治之候,詳於各篇。一經編第,燦若眉列,判陰陽之去路,著府藏之發源,善三也。陽明虛證,終古不分,少陰急下,千秋未徹。陽消陰長,胃有轉變之機,土燥水竭,腎有淪亡之候。理涉疑似,必究其精,義存隱顯,獨得其是,凡諸病狀,剖抉無遺。潛久沒之巨川,薙[2]叢生之枳棘,長波注海,經千折而靡停,周道如砥,歷九軌而無阻,善四也。

嗚乎!仲景著書,已歷千載,至於黃氏,始得其傳。今去黃氏,又百年矣,海内之大,豈乏良藝,而沉淪歲月,厥用未彰。且或詆其謬,或譏其妄,或束而不觀,或聞而大笑。豈人主已甚,不可復動,抑駁議過激,反以取憎耶!

雖然,删訂之業,歷萬古而常昭,《太玄》之作,經幾傳而後著。百世不惑,以俟聖人,十室之邑,必有忠信,遺編未泯,則來哲難誣。爰是鉤校刊布,以永其傳,略舉利弊,以告觀者。庶幾自獻所得,不事緘秘,白諸同志,以資商榷焉。苟長沙絶學,未欲淪喪,天挺才智,必有賞之者。千載匪[3]遥,跂俟云爾。

道光十二年秋八月陽湖張琦

---

〔1〕連 《玉篇》:"連,及也。"

〔2〕薙(tì 替) 割除也。《説文》:"薙,除草也。"

〔3〕匪 通"非"。《説文》:"匪,一曰非也。"

傷寒懸解目録

仲景微旨九章〔1〕

寒溫異氣

傷寒溫病,各不同氣。《素問·生氣通天論》:陰陽之要,陽密乃固。陽強不能密,陰氣乃絕,因於露風,乃生寒熱,是以冬傷於寒,春必病溫。金匱真言論:精者,身之本也,故藏於精者,春不病溫。冬傷於寒,即冬不藏精之變文也。陽生於春而長於夏,收於秋而藏於冬,冬時地下之溫暖者,陽氣之密藏也。人於此際,宜順天時,以藏陽氣。蟄藏者,腎精之職,精密則陽藏矣。冬不藏精,陽氣疏泄,天當極寒之際,人行盛暑之令,相火炎蒸,精液消亡,是謂冬傷於寒。此緣冬時腎精不秘,陽飛火騰,傷其寒水蟄〔2〕藏之令氣,非感冒寒邪,冬時不病也。一交春夏,木火司氣,內熱愈增,偶因風露侵傷,鬱其內熱,則爲溫病。春爲溫病,夏爲熱病,時令不同,名目雖殊,實一證也。病因外感而根原內傷,感在經絡而傷在藏府,故病傳三陽即內連三陽之府,病傳三陰即內連三陰之藏。在藏在府,但熱無寒,以其原有內熱,因表鬱而裏發也。六日經盡,則藏府經絡表裏皆熱,故曰:三陰三陽,五藏六府,皆受病也。《素問·熱論》語。

傷寒中風,本無內熱,但因風寒外感而發,病在經絡,不在藏府。陽盛而後傳陽明之府,陰盛而

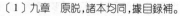

〔1〕九章　原脱,諸本均同,據目録補。
〔2〕蟄　原作"熱",據宛鄰本、集成本、石印本改。

19

後傳太陰之藏，其視〔1〕溫病之熱自內發者不同。而病傳陽府則爲熱，病入陰藏則爲寒，名曰病入，實裏氣之自病也。其視溫病之表裏皆熱者亦不同也。

　　叔和混熱病於傷寒，叔和敍例，引熱病之文以釋傷寒，寒熱始混。遂啓後來傳經爲熱之訛。注傷寒者數十百家，無不背仲景而遵叔和。一論之誤，遺禍千古，此雖叔和之謬，而實後人之愚。仲景《傷寒》，昭如日星，後人一字不解，無怪其狐惑於邪説也。仲景而後，醫法失傳，非第〔2〕傷寒，雜病亦爾〔3〕。祖派已訛，孫支愈謬，庸妄接踵，不可勝數也。

傳經大凡

　　傷寒傳經，一日太陽，二日陽明，三日少陽，四日太陰，五日少陰，六日厥陰。日傳一經，亦與溫病相同。所謂發於陽者，七日愈，發於陰者，六日愈，一定之數也。六日經盡，邪退正復，汗出而解，傷寒之常。其與溫病不同者，溫病邪感於經絡，而熱生於藏府，傷寒中風，原無裏邪，不必定傳藏府，陽旺而後傳府，陰旺而後傳藏，名曰傳府傳藏，實藏府之自病也。此不同也。

　　太陽經所謂傷寒一日，太陽受之，脈若靜者，爲不傳，此不傳三陰之藏也。傷寒二三日，陽明、少陽證不見者，爲不傳，此不傳陽明之府也。少陽篇所謂傷寒三日，少陽脈小者，欲已也，此不傳陽明之府也。傷寒三日，三陽爲盡，三陰當受邪，其人反能食不嘔，此爲三陰不受邪，此不傳三陰之藏也。

　　傷寒中風，不傳藏府則有之，無不傳經之理。程氏〔4〕以爲傷寒不傳經，果不傳經，則仲景所謂發於陽者，七日愈，發於陰者，六日愈，太陽病，頭痛至七日以上自愈者，以行其經盡故

---

〔1〕視　《小爾雅》：“視，比也。”《孟子·萬章》：“大夫受地視伯。”
〔2〕第　但也。《史記·陳丞相世家》：“陛下第出僞遊雲夢，會諸侯於陳。”
〔3〕爾　猶如此也。《孟子·告子》：“非天之降才爾殊也。”
〔4〕程氏　指清·程郊倩。

也諸語,不盡相刺繆〔1〕乎！人之裏氣無虧,二三日內,或經傳陽明而汗解,或經傳少陽而汗解,亦偶爾見之。此不過千百之十一,未可以概尋常傷寒之家也。

解 期 早 晚

傷寒六經既盡,自然汗解,其六七日後經盡而不解者,此非陽盛而入府,即陰盛而入藏也。程氏以爲傷寒無定經,而其傳其解,亦無定日。或從太陽而陽明,或從太陽而少陽,不必揲經。或數日方過陽明,或數日仍在太陽,不必刻期。或從太陽而解,或從陽明而解,不必遍周。此皆入府之病,而誤以爲經病,故議論悖繆〔2〕如此。

表邪汗解則已,未經汗解,則經熱內鬱,日積日盛,明日自當傳於陽明,後日自當傳於少陽,六日六經,必然之事。以六經部次相揲,經熱不泄,勢必揲經而內傳,安有數日猶在太陽,數日方過陽明之理。又安有或從太陽而陽明,或從太陽而少陽之理。更安有或從太陽而解,或從陽明而解之理。惟入府入藏,則傳無定所,解無定期,邪盛則傳,正復則解耳。

程氏較傷寒諸家,稍有幾微之明,而誤以裏病爲經病,其於病傳病解之際,語語悖繆。他如節菴、嘉言輩,則夢魘之人耳。

寒 熱 死 生

溫病在藏在府,總是內熱,傷寒中風,原無內熱,藏府和平,寒熱不偏,營衛不至內陷,故六經既盡,自能汗解。陽盛則府熱內作,從此但熱而不寒,陰盛則藏寒裏動,從此但寒而不熱。入府入藏,則營衛內陷,死機攸伏,解無定期矣。

陽盛而府熱則吉,其死者,陽亢而失下也,陰盛而藏寒

〔1〕刺繆 "刺",至也。《史記·杜周傳》:"內深刺骨。""刺繆",繆誤之至。
〔2〕悖繆 荒謬。《荀子·疆國》:"若是其悖繆也,而求有湯、武之功名可乎?"

則凶,其生者,陰退而用溫也,陽生陰殺,顯見之理。後世庸工,乃至滋陰而伐陽,瀉火而補水。一臨傷寒,先有傳經爲熱之語橫塞胸中,至於證脈陰陽,絲毫不解,人隨藥死,枉殺多矣。

營 衛 殊 病

肝司營血,肺司衛氣,營行脈中,衛行脈外,而總統於太陽之一經者,以太陽在六經之表,主一身之皮毛故也。

風則傷衛,衛秉肺金之氣,其性清降而收斂,得風邪之疏泄,而衛氣愈斂,則營鬱而發熱。裏陽素旺者,多傳陽明之府,裏陽非旺,不入府也。寒則傷營,營秉肝木之氣,其性溫升而發散,得寒邪之束閉,而營血愈發,則衛鬱而惡寒。裏陰素旺者,多傳太陰之藏,裏陰非旺,不入藏也。陰陽均平,不入藏府,營衛無內陷之路,是以經盡而汗解。

太陰主營,陽明主衛,脾爲生血之本,胃爲化氣之原也。營血之不陷者,太陰之旺,衛氣之不陷者,陽明之旺,太陰虛則府熱作而營氣陷,陽明虛則藏寒動而衛氣陷。衛氣陷者,陽復則生,陰勝則死,營氣陷者,陰復則生,陽勝則死。陰陽勝復之中,生死攸關,不可不察也。

六 經 分 篇

《傷寒》六經分篇,非皆經病也。

六經之病,總統於太陽一經。其不入藏府,而但在經脈者,雖徧傳六經,而未經汗解,則必有太陽之表證。既有太陽表證,則不拘傳至何經,凡在六七日之內者,中風俱用桂枝,傷寒俱用麻黃。此太陽之經病,而實統六經之經病,不須另立六經之法也。惟陽盛亡陰而入陽明之府,陰盛亡陽而入太陰之藏,他經之裏證已作,而太陽之表邪未罷,此在太陽,則爲壞病,而在諸經,則爲本病。故於太陽,立壞病之門,而於太陽之外,又設諸經之篇。

陽明篇，全言府病。陽明之經病，如葛根湯證，乃府病之連經，非第經病也。若桂枝、麻黄二證，則太陽之所統，而復述於陽明者也。

三陰篇，全言藏病。太陰之桂枝、少陰之麻黄細辛、厥陰之麻黄升麻諸證，皆藏病之連經，非第經病也。

少陽篇，半言藏病，半言府病。少陽居半表半裏之中，乃表裏之樞機，陰陽之門戶，陽盛則入府，陰盛則入藏。少陽之經病，如小柴胡湯證，乃藏病府病之連經，非第經病也。蓋其胸脇痞鞕，是陽明、太陰[1]俱有之證。緣其藏府脹滿，壅硋膽經降路，經府鬱迫，故心脇痞鞕。而其寒熱往來，吐利並作，寒多則太陰病，熱多則陽明病，吐多則陽明病，利多則太陰病。若但在少陽之經，而不內連於藏府，不至如柴胡諸證之劇也。若麻黄一證，則太陽之所統，而復述於少陽者也。

六 氣 司 令

人有十二經，仲景《傷寒》，但立六經者，從六氣也。少陰、少陽、陽明，手經司氣，而足經從化者也，厥陰、太陰、太陽，足經司氣，而手經從化者也。《傷寒》六經，皆言足經而不言手經，以足經周徧於身，其部大，手經祇行兩手，其部小。其實兩經同氣，病則皆病，主[2]其大者，以概小者，非足病而手安也。諸言四肢厥逆疼痛，則手亦在其內，未嘗不病也。

足太陽膀胱以寒水主令，手太陽小腸之火從而化寒，手陽明大腸以燥金主令，足陽明胃之土從而化燥，手少陽三焦以相火主令，足少陽膽之木從而化火，足太陰脾以濕土主令，手太陰肺之金從而化濕，手少陰心以君火主令，足少陰腎之水從而化火，足厥陰肝以風木主令，手厥陰心包之火從而化風，此

---

〔1〕陰 原作"陽"，據蜀本、集成本、石印本改。
〔2〕主 宗也。《易·繫辭》："樞機之發，榮辱之主也。"

六經之常也。病則太陽是寒,陽明是燥,少陽是火,太陰是濕,厥陰是風,而惟少陰則不從熱化而從寒化。以火勝則熱,水勝則寒,病則水能勝火而火不勝水,故從壬水而化寒,不從丁火而化熱也。至於陽明,陽盛則從庚金而化燥,陰盛則從己土而化濕,不皆燥盛也。陽明上篇,是燥盛者,陽明下篇,是濕盛者。至於少陽,陽盛則火旺而傳府,陽虛則火衰而傳藏,不皆火勝也。

一 氣 獨 勝

六氣和平,則一氣不至獨勝,諸氣敗北,一氣獨勝,故見一府一藏之病。

陽莫盛於陽明,陰莫盛於少陰,曰陽明之爲病,是少陰之水負而趺陽土盛者也,曰少陰之爲病,是趺陽土負而少陰水勝者也。

土勝水負則爲順,水勝土負則爲逆。陽明府病,是土勝之證,三陰藏病,是水勝之證。爕理[1]陰陽,補瀉水土之奧,仲景既没,後世庸工一絲不解也。

篇 章 次 第

《傷寒》次第,亂於叔和,《傷寒》之亡,亡於次第紊亂,而下士不解也。使次第非亂,則《傷寒》雖玄,讀之不過二三年,無不解矣。

僕於破裂紛亂之中,條分縷晰,復其次第之舊。縱與仲景篇次未必悉合,然而源委明白,脈絡清楚,《傷寒》之理著,仲景之法傳矣。

叔和而後,注《傷寒》者數十百家,著作愈多,而《傷寒》愈亡。其中惟郊倩[2]程氏頗識傷寒、温病之殊,傳經爲熱之訛,

---

〔1〕爕理　協調治理也。《書·周官》:"兹惟三公論道經邦,爕理陰陽。"蔡《傳》:"爕理者,和調之也。"

〔2〕倩　原作"蒨",據蜀本、集成本、石印本改。

而於三陰之病,亦稍有解悟,較之前人,可謂庸中矯矯者矣。惜理障〔1〕太多,疑叢滿腹,其所解者百分之一,至於仲景全理,未始升堂而睹奧也。

---

〔1〕理障　執於文字,而見理不真之謂。《圓覺經》:"云何二障?一者理障,硋正知見,二者事障,續諸生死。"

脈法上篇三十一章〔1〕

微妙在脈，不可不察。《素問》語。凡虛實之變遷，寒熱之消長，表裏之進退，陰陽之勝復，氣機一動，無不形之於脈。而太陰行氣於三陰，陽明行氣於三陽，《素問》語。藏病則取之於寸口，寸口，手太陰之脈，在手大指魚際之下。府病則取之於衝陽。衝陽，足陽明之脈，在足次指陷谷之上。寸口在手，衝陽在足，手足之動脈，氣原於經絡而神通於藏府，故精於脈者，不飲上池之水而操隔垣之明。

仲景脈法，大含玄氣，纖入無倫，文字隱深，義理奧衍〔2〕，較之六經病證，更爲難解，所謂微妙而玄通〔3〕也。《呂覽》〔4〕有言：精而熟之，神將告之，非神將告之也，精而熟之也。精熟仲景脈法，游心〔5〕於虛靜之宇，動指於沖漠〔6〕之庭，以此測病，亦不啻鬼謀而神告已。

---

〔1〕三十一章　原脫，諸本均同，據目録補。

〔2〕奧衍　高深曲暢。《新唐書·韓愈傳》："其《原道》《原性》《師說》等數十篇，皆奧衍閎通，與孟軻、揚雄相表裏。"

〔3〕玄通　精微靈通。《老子》："古之善爲士者，微妙玄通，深不可識。"《注》："玄，天也，言其志節玄妙，精與天通也。"

〔4〕《呂覽》　《呂氏春秋》之別稱。《文選·報任少卿書》："不韋遷蜀，世傳《呂覽》。"

〔5〕游心　留心。《漢書·郊祀志》："願明主時忘車馬之好，斥遠方士之虛語，游心帝王之術，太平庶幾可與也。"

〔6〕沖漠　恬靜虛寂。《韋江州集·登樂遊廟作》詩："歸當守沖漠，跡寓心自忘。"

昌邑黃元御坤載著

傷寒懸解卷一

脈法上篇提綱〔1〕

　　脈氣流行，應乎漏刻。呼吸有數，動靜無差，是爲平脈。一有病作，而浮、沉、遲、數、大、小、滑、濇諸變生焉，乖常失度，偏而不和。始於毫釐之參差，成於度量之懸隔。

　　仲景脈法，自微而著，由始及終，精粗悉具，洪纖畢陳，可謂法全而意備矣。而其變化紛紜，絶態殊狀，總不出此一章中。蓋下窮其委，而此約其要也。

脈法一〔2〕

　　問曰：脈有三部，陰陽相乘，營衛氣血，在人體躬〔3〕，呼吸出入，上下於中，因息游布，津液流通。隨時動作，效象形容，春弦秋浮，冬沉夏洪。察色觀脈，大小不同，一時之閒，變無常經。尺寸參差，或短或長，上下乖錯，或存或亡，病輒改移，進退低昂。心迷意惑，動失紀綱，願爲具陳，令得分明。

　　脈有三部，寸關尺也。陰陽相乘，陰盛則乘陽位，陽盛則乘陰位也。呼吸出入，上下於中，呼出爲上，吸入爲下也。因息游布，津液流通，脈因氣息之呼吸而游布於周身，脈行則津液流通於上下也。隨時動作，效象形容，脈隨四時動作，各有其效象而形容之。春弦秋浮，冬沉夏洪，正形其四時之象也。察色觀脈，大小不同，察其色而觀其脈，脈有大小之不同也。一時之閒，變無常經，脈變之速，無一定也。尺寸參差，或短或長之不同，上下乖錯，或存或亡之各異，病輒隨之改易，進退低昂於此生焉。此中心迷意惑，動失紀綱，願爲具陳其意，令得分明也。

　　師曰：子之所問，道之根源。脈有三部，尺寸及關，營衛流行，

---

〔1〕脈法上篇提綱　其下原載"脈法一"，諸本均同，據"脈法下篇提綱"例，移於經文"問曰：脈有三部"之前。

〔2〕脈法一　原載上文"脈法上篇提綱"之下，據"脈法下篇提綱"例移此。

〔3〕躬　《説文》："躬，身也。"

不失銖分，出入升降，漏刻周旋。水下百刻，一周循環，當復寸口，虛實見焉。變化相乘，陰陽相干，風則浮虛，寒則牢堅，沉潛水蓄，支飲急弦，動則爲痛，數則熱煩。設有不應，知變所緣，三部不同，病各異端，太過可怪，不及亦然，邪不空見，中必有奸。當察表裏，三部別焉，知其所舍，消息診看。料度藏府，獨見若神，爲子條記，傳與賢人。

　　子之所問，乃醫道之根源。脈有三部，尺寸及關也。營衛之流行，有一定之度數，無銖兩分寸之差，其出入升降，應乎漏刻，以爲周旋。漏水下百刻，乃日之一周，一日之中，自寅至丑，脈氣循環五十周，共計八百一十丈，明日寅時初刻，復出於寸口，謂之一大周，脈之虛實大小，俱見於此。其閒變化之相乘，陰陽之相干，可得而言也。如中風則脈浮虛，傷寒則脈牢堅[1]，蓄水則脈沉潛，支飲則脈急弦[2]，脈動則爲痛，脈數則爲熱煩，此一定之理也。設有不應，知其變易之所由緣，必有其故也。三部之脈，各有所主，其爲病不同，脈之太過固可怪，脈之不及亦復然。凡脈邪無空見之理，一見脈邪，中必有奸。審察內外表裏之異，上下三焦之別，知其病所舍止在於何處，當消息而診看之。即[3]氣之度數，而料度藏府之虛實，獨見之明若神，爲子條記其詳，傳與後之賢人。此提脈法之綱，以下各章，申明此義，所謂條條記錄者也。

脈法二

師曰：呼吸者，脈之頭也。初持脈，來疾去遲，此出疾入遲，名曰內虛外實也。初持脈，來遲去疾，此出遲入疾，名曰內實外虛也。

　　脈之流行，氣鼓之也。一息脈六動，氣行六寸。人之經絡，六陽、六陰以及任、督、兩蹻，計長一十六丈二尺。平人一日一夜，一萬三千五百息，一日百刻。二百七十息，漏水下二

---

〔1〕牢堅　原作“緊牢”，他本均作“堅牢”，據本節經文，上下文例改。
〔2〕急弦　原作“弦急”，據宛鄰本、蜀本、集成本、石印本及本節經文乙轉。
〔3〕即　《易·訟》：“復即命。”《疏》：“即，從也。”

刻,脈行十六丈二尺,是爲一周。一萬三千五百息,水下百刻,脈行五十周,共計八百一十丈,一日之度畢矣。義詳《靈樞》脈度、營氣、五十營諸篇。故呼吸者,脈之頭也。頭猶綱領之謂。醫以平人之呼吸準疾〔1〕人之遲數,則陰陽虛實見焉。如初持脈,來疾而去遲,來者出也,去者入也,此出疾而入遲也。出者,出於外也,即其出以知其外,入者,入於內也,即其入以知其內,其出疾而入遲,故名曰內虛外實也。初持脈,來遲去疾,此出遲而入疾,故名曰內實外虛也。此明首章呼吸出入之義。

脈法三

寸口脈,浮爲在表,沉爲在裏,數爲在府,遲爲在藏。假令脈遲,此爲在藏也。

　　表爲陽,裏爲陰,故表脈浮而裏脈沉。府爲陽,藏爲陰,故府脈數而藏脈遲。浮數沉遲,陰陽自然之性也。此審察表裏,料度藏府之義。

脈法四

寸口脈浮而緊,浮則爲風,緊則爲寒,風則傷衛,寒則傷營,營衛俱傷,骨節煩痛,當發其汗也。

　　寸口脈浮而緊,病在表也。浮則爲中風,緊則爲傷寒,以風性浮而寒性緊,所謂風則浮虛,寒則牢堅也。中風則傷衛氣,傷寒則傷營血,營衛俱傷,而骨節煩痛,當發汗以解風寒,此桂麻各半之證也。此明審察表裏之義。

脈法五

脈浮而大,心下反鞕,有熱,屬藏者,攻之不令發汗,屬府者,不令溲數,溲數則大便鞕。汗多則熱愈,汗少則便難。脈遲尚未可攻。

---

〔1〕疾　宛鄰本、蜀本、集成本、石印本均作"病"。

脈浮而大,是太陽、陽明之脈也,若心下反鞕,則有陽明之府邪也。蓋少陽之經,自胃口而行兩脇,少陽經氣侵偪[1]陽明之府,府氣壅遏,逆而上行,硋少陽下行之路,經府鬱迫,結於胸脇,故心下痞鞕。若府熱傷及藏陰,則攻之不令發汗,若但是府熱,則攻不必急,而不令其溲數,溲數則其津液亡而大便鞕。汗多則營消而熱愈增,汗少則府熱鬱而大便難,是以不令汗尿而用攻下。第攻亦有時,藏宜急攻,陽明、少陰急下三證。以緩攻之,則府熱傷及藏陰,不可救矣。府宜緩攻。而一見脈遲,則內熱未實,尚未可攻也。此明料度藏府之義。

脈法六

師曰:脈肥人責浮,瘦人責沉。肥人當沉今反浮,瘦人當浮今反沉,故責之。

肥人肌肉豐厚,故脈氣沉深,瘦人肌肉減薄,故脈氣浮淺。沉者浮而浮者沉,是謂反常,反常則病,故責之。

脈法七

跌陽脈緊而浮,浮爲氣,緊爲寒,浮爲腹滿,緊爲絞痛。浮緊相搏,腸鳴而轉,轉即氣動,膈氣乃下。少陰脈不出,其陰腫大而虛也。

跌陽,足陽明,脈動衝陽、氣衝、人迎、大迎。衝陽在足跌上,故謂之跌陽。跌陽脈緊而浮,浮爲氣逆,緊爲氣寒。以土位居中,在於浮沉之閒,氣不應浮,浮則爲胃氣之逆。土性和緩,脈不應緊,緊則爲胃氣之寒。胃主降濁,胃逆脈浮,則胃氣壅塞,濁氣不降,是以腹滿。胃主受盛,胃寒脈緊,則胃氣逼窄[2],木邪迫侵,故爲絞痛。浮緊相合,腸鳴而轉,轉則滯氣[3]行動,膈閒痞塞之氣乃下。及其寒邪衝突,後

---

〔1〕偪　通"逼"。《集韻》:"偪,與逼同。"

〔2〕窄　《集韻》:"窄,迫也。"

〔3〕滯氣　原作"氣滯",諸本均同,據上下文義改。

注魄門，而爲泄利，則滿痛稍減。頃而寒凝氣滯，痛滿又作，此因於腎陽之虚也。若少陰脈出，則腎陽續復，少陰脈不出，則腎陽漸[1]滅，其陰器必腫大而虚也。緣水寒木鬱，陷而不升，故陰器腫大。肝主筋，前陰[2]者，諸筋之宗也。足少陰脈動太谿、陰谷，太谿在内踝後，陰谷在膝後膕中内側。

脈法八

少陰脈不至，腎氣微，少精血，奔氣促迫，上於胸膈，宗氣反聚，血結心下，陽氣退下，熱歸陰股，與陰相動，令身不仁，此爲尸厥，當刺期門、巨闕。

少陰腎脈不至，則腎氣微弱，而少精血。腎中陰氣逆奔，促逼清道，上於胸膈。胸中宗氣爲腎陰所迫，反聚而不散，氣聚則血凝，故血結心下。血結而遏其清陽，不得上奉，故陽氣退下。肝氣不達，鬱而生熱，歸於陰股，與下之陰氣，兩相鬱動，令身不仁。身之所以靈覺者，以清陽之升發也，今結血迷心，清陽淪陷，故身無知覺而不仁也。此爲尸厥，《史·扁鵲傳》：虢太子病尸厥，即此。當刺厥陰之期門，任脈之巨闕，下瀉陰股之鬱熱，上通心下之結血，令其清陽上達，神氣通暢，則明白如初矣。

脈法九

跌陽脈微而緊，緊則爲寒，微則爲虚，微緊相搏，則爲短氣。少陰脈弱而濇，弱者微煩，濇者厥逆。

跌陽脈微而緊，緊則爲胃氣之寒，微則爲胃氣之虚。微緊相合，虚而且寒，濁陰凝塞，清氣不升，則爲短氣。胃氣虚寒，腎陽必敗，少陰脈弱而濇，弱則血虚而微煩，濇則血寒而厥逆也。

---

〔1〕漸 《揚子方言》："漸，盡也。"
〔2〕陰 原作"筋"，諸本均同，據上文"陰器腫大"改。

脈法十

跌陽脈不出，脾不上下，身冷膚鞕。

跌陽脈不出，胃氣虛敗，則脾下運行，中脘滯塞，不能上下升降，故身冷膚鞕。以陽虛不能外達，無以溫分肉而柔肌膚也。

脈法十一

跌陽脈滑而緊，滑者胃氣實，緊者脾氣强，持實擊强，痛還自傷，以手把刀，坐〔1〕作瘡也。

跌陽脈滑而緊，滑者胃氣之實，緊者脾氣之强，一實一强，兩者不和，必互相擊。持胃氣之實，擊脾氣之强，强不受擊，則痛還自傷，譬之以手抱刀自傷，坐作金瘡也。此陰陽相干之義，乃太過不及之可怪者。

脈法十二

跌陽脈沉而數，沉爲實，數消穀。緊者，病難治。

跌陽脈沉而數，沉爲内實，數則消穀，是胃陽之盛者也。設使兼緊者，則病爲難治矣。緊者，陽爲邪鬱而不達也。風寒外束，甲木鬱迫，故見緊象。

脈法十三

跌陽脈大而緊者，當即下利，爲難治。

跌陽脈大而緊者，胃陽爲膽經所鬱，不能容納水穀，當即下利，此爲難治。汗下宜忌篇：脈大而緊者，陽中有陰也，當下之，宜大承氣湯，即此證也。

脈法十四

寸口脈陰陽俱緊者，法當清邪中於上焦，濁邪中於下焦。清邪

---

〔1〕坐　猶緣也。《漢書·賈誼傳》：“古者大臣，有坐不廉而廢者。”

中上，名曰潔也，濁邪中下，名曰渾也。陰中於邪，必內慄也。表氣微虛，裏氣不守，故使邪中於陰也。陽中於邪，必發熱頭痛，項強頸攣，腰痛脛酸，所爲[1]陽中霧露之氣。故曰清邪中上，濁邪中下。陰氣爲慄，足膝厥冷，溺便妄出。表氣微虛，裏氣微急，三焦相溷[2]，內外不通。上焦怫鬱，藏氣相薰，口爛食[3]斷也。中焦不治，胃氣上衝，脾氣不轉，胃中爲濁，營衛不通，血凝不流。若衛氣前通者，小便赤黃，與熱相摶，因熱作使，遊於經絡，出入藏府，熱氣所過，則爲癰膿。若陰氣前通者，陽氣厥微，陰無所使，客氣內入，嚏而出之，聲嗢咽塞，寒厥相逐，爲熱所壅，血凝自下，狀如豚肝。陰陽俱厥，脾氣孤弱，五液注下，下焦不闔，清便下重，令便數難，臍築湫[4]痛，命將難全。

　　寸口脈尺寸俱緊者，此有外邪之迫束也。寸緊者，法當清邪中於上焦，尺緊者，法當濁邪中於下焦。清邪潔清，名曰潔也，濁邪渾濁，名曰渾也。下焦陰中於邪，必陽氣內虛而戰慄也。此因表氣之微虛，裏氣之不守，故使邪中於陰部也。上焦陽中於邪，必發熱頭痛，項強頸攣，腰痛脛酸，所謂陽中霧露之氣也。故曰清邪中上，濁邪中下，以其同類之相感召，《金匱》：霧傷於上，濕傷於下，正此意也。

　　清邪中上，則爲內熱，濁邪中下，則爲內寒，上熱下寒，陰陽俱病。而陽病則輕，陰病則重，以邪之清濁不同也。今以濁邪之中下者言之，陰中於邪，內寒而慄，陽不下達，足膝逆冷，氣不下攝，便溺妄出。此其表氣微虛，故外邪乘襲，不能斂閉，裏氣亦微，鬱作滿急，故三焦溷亂，內外不通。

　　三焦俱病，其狀自別。其上焦之怫鬱也，熱蒸於藏，藏氣相薰，口爛食斷也。此以上焦外有表邪之感，內有下寒

────────────────

〔1〕爲（wèi位）　通"謂"。《孟子·公孫丑》："而子爲我願之乎？"
〔2〕溷（hùn混）　《説文》："溷，亂也。"
〔3〕食　蝕也。《易·豐》："月盈則食。"
〔4〕湫（qiū秋）　凝滯也。《左傳》昭元年："壅閉湫底。"《注》："湫謂氣聚，底謂氣止，皆停滯不散之意。"

之逼，火鬱於上，故證見如此。其中焦之不治也，胃氣逆行
而上衝，脾氣鬱陷而不轉，胃中爲濁氣所填，營衛滯塞不
通，血因凝而不流。以營衛流行，賴乎中氣之運，中氣不
運，故氣血阻隔也。若衛陽前通乎下者，氣降於水，則小便
赤黃。衛氣將通而未通，必鬱而爲熱，衛氣與藏中之熱相
合，衛氣所到之處，熱亦隨之，是因熱而作使也。衛與熱遊
於經絡，出入藏府，熱氣所過，則蒸腐而爲癰膿，是衛陽通
而熱傷於內也。若裏陰前通於上者，陽氣厥寒而微弱，不
能作熱，陰無所使。下焦客氣之內入於胸膈者，衝動肺氣，
上逆噦而出之。出之不及，乃聲嗢而咽塞。下焦寒厥攻逐
於上，爲上熱所壅，寒熱相搏，前之凝血自下，狀如豚肝。
陰陽俱致厥逆，濁氣不降，清氣不升，則脾氣孤弱，不能統
攝五藏之精液，五液奔注而下泄，是裏陰通而寒傷於內也。
其下焦之不闔也，清便下重，令便數而艱難，臍上築起而湫
痛。緣清氣下陷，則重墜而便數，而寒凝氣滯，不能順下，
故便難而腹痛，是其命將難全也。

脈法十五

脈陰陽俱緊者，口中氣出，脣口乾燥，蜷臥足冷，鼻中涕出，舌
上胎滑，勿妄治也。到七日以來，其人微發熱，手足溫者，此爲欲
解，到八日以上，反大發熱者，此爲難治。設使惡寒者，必欲嘔也，
腹內痛者，必欲利也。

　　表寒外束，脈尺寸俱緊者，寸緊則陽鬱而上熱，尺緊則陰
鬱而下寒。上熱，故口中氣出，脣口乾燥，鼻中涕出，舌上胎
滑，下寒，故蜷臥足冷。如此，勿妄治也。六日經盡，七日以
來，而其人微發熱，手足溫者，是表裏之寒退，是爲欲解。若到
八日以上，反大發熱者，是表裏之寒俱盛，經陽鬱逼而熱發也，
此爲難治。設使惡寒者，表寒外束，胃鬱而氣逆，必欲嘔也，腹
內痛者，裏寒內凝，脾氣而內陷，必下利也。

脈法十六

脈陰陽俱緊者，至於吐利，其脈猶不解，緊去人安，此爲欲解。若脈遲，至六七日，不欲食，此爲晚發，水停故也，爲未解，食自可者，爲欲解。

脈陰陽俱緊，經迫府鬱，至於吐利，裏氣鬆和，病應解也。而脈緊不去，則病必不解，必其脈緊已去，而人安和，此爲欲解也。若其緊去而脈遲，至六七日，不欲食，此爲晚發，內有水停故也。蓋陰盛脈遲，雖時下無病，後必作病，特[1]發之晚耳。緣水停在內，無不作病之理，故爲未解。若緊去而食自可者，是內無停水，爲欲解也。

脈法十七

跌陽脈浮而濇，少陰脈如經也，其病在脾，法當下利。何以知之？若脈浮大者，氣實血虛也，今跌陽脈浮而濇，故知脾氣不足，胃氣虛也。以少陰脈弦而浮，纔見此爲調脈，故稱如經也。若反滑而數者，故知當屎膿也。

跌陽脈浮而濇，此陽明脈之失常，而少陰脈之如經也，經即常也。其病應在脾，脾病法當下陷而爲利。何以言之？若脈浮而大者，氣實而血虛也，此爲陽盛，陽盛則脾不病，今跌陽脈不浮大而浮濇，故知脾氣不足，胃氣之虛也。胃陽虛則脾陰盛，是以脾當下陷而爲利。蓋陽盛則府陽主令而脾不用事，故病在胃，陰盛則藏陰司權而胃不用事，故病在脾也。以少陰脈弦而浮，則少陰病。緣水不生木，而木鬱於水，故脈見弦浮，是少陰不調之脈也。纔見此浮濇，便爲調脈，故稱如經也。以少陰主藏，斂濇者，藏氣之得令也，而濇中帶浮，是水溫而胎木氣也，少陰最調之脈。若反滑而數者，則木鬱而生下熱，必傷陰分，而便膿血，乃爲少陰失常之脈也。

---

[1] 特 《韻會》："特，但也。"下同。

脈法十八

跌陽脈遲而緩，胃氣如經也。跌陽脈浮而數，浮則傷胃，數則動脾，此非本病，醫特下之所爲也。營衛內陷，其數先微，脈反但浮，其人必大便鞕，氣噫而除。何以言之？本以數脈動脾，其數先微，故知脾氣不治，大便鞕，氣噫而除。今脈反浮，其數改微，邪氣獨留，心中則飢，邪熱不殺穀，潮熱發渴。數脈當遲緩，脈因前後度數如法，病者則飢。數脈不時，則生惡瘡也。

跌陽脈遲而緩，是胃如常也。若跌陽脈浮而數，非復胃家常脈矣，浮則傷胃，數則動脾。以胃爲陽明而主降，故數不傷胃，浮則氣逆而傷胃，脾爲太陰而主升，故浮不動脾，數則陰爍而動脾。跌陽脈本遲緩，今忽見浮數，胃傷而脾動，是何以故？蓋此非胃家本病，乃醫特下之所爲也。

若下之而營衛內陷，其數先化爲微，脈之浮數者，反但浮而不數，是今之浮而數者，先爲浮而微也。其人必大便堅鞕，氣噫而除。何以知之？本以脾爲陰土，數脈最動脾[1]氣，若浮數先爲浮微，此不過脾氣氣之弱，約結不舒，下則糞粒堅小，上則氣化凝滯。而脾氣未動，則中脘一通，上下皆愈，故知脾氣不治，便鞕氣噫而除，以其上通則下達也。今者脈反浮，而數改其微，是不浮微而浮數，則脾氣動矣。脈浮數則邪熱獨留，熏灼脾陰，心液消耗，心中則飢。心中雖飢，卻不消食，緣此爲邪熱不殺穀，但覺潮熱發渴耳。蓋數非胃家常脈[2]，脈當見遲緩，脈乃前後度數如法，出入升降，按乎漏刻，土氣沖和，病者則穀消而覺飢，此中氣之復，非邪氣獨留之飢也。若數脈動脾，精血消亡，其害非小，不止熱渴而已，當不時而生惡瘡也。

脈法十九

寸口脈微而濇，微者衛氣不行，濇者營氣不足，營衛不能相將，

---

〔1〕脾　原作“胃”，諸本均同，據本節經文“數脈動脾”改。
〔2〕脈　原作“病”，諸本均同，據本節經文“跌陽脈遲而緩”、上下文義改。

三焦無所仰,身體痹而不仁。營氣不足則煩痛口難言,衛氣虛則惡寒數欠,三焦不歸其部。上焦不歸者,噎而吞酢[1],中焦不歸者,不能消穀引食,下焦不歸者,則遺溲。

　　寸口脈微而濇,微者衛氣之不行,濇者營氣之不足。營衛者,所以上下迴周,以煦濡於三焦者也,營衛俱虛,不能相將而行,則三焦無所仰賴,身體痹著而不仁矣。

　　營氣不足,無以滋養筋骨,則煩痛而口難言,衛氣虛衰,不能當陽秉令,則惡寒而數欠伸,欠者,開口呵氣,陰陽之相引也。日暮陰盛,吸引上焦之陽,陽氣雖虛,未至下陷,隨引而隨升,升則欠作。人將睡時,陽為陰引,欲下而不能下;多作呵欠。義見《靈樞·口問》。於是三焦失養,不歸其部。上焦之陽不歸,則噎氣而吞酢,中焦之陽不歸,則不能消穀而引食,下焦之陽不歸,則膀胱失約而遺溲。三焦手少陽相火衰微,故見證如此。

脈法二十

跌陽脈浮而芤,浮者衛氣虛,芤者營氣傷,其身體瘦,肌肉甲錯。浮芤相搏,宗氣衰微,四屬斷絕。

　　跌陽脈浮而芤,浮者衛氣之虛,芤者營氣之傷。營衛者,所以薰膚充身而澤毛,衛虛而營傷,故其身體瘦削,肌肉甲錯,以其氣血衰損而不榮也。營衛化生於水穀,水穀之化氣血,其大氣之搏而不行者,積於胸中,名曰宗氣,以貫心肺而行呼吸。義見《靈樞》。心主營,肺主衛,宗氣乃營衛之根本也,今浮芤相合,營衛俱虛,是宗氣之衰微也。如是則無以榮養乎四旁,四屬斷絕,失其所秉也。芤者,脈之中空,失血之診。

脈法二十一

脈弦而大,弦則為減,大則為芤,減則為寒,芤則為虛,寒虛相搏,此名為革,婦人則半產漏下,男子則亡血失精。

---

〔1〕酢(cù醋) 《玉篇》:"酢,酸也。"

脈弦而大，弦則爲減，大則爲芤，減則陽氣不足而爲寒，芤則陰血不充而爲虛。寒虛相摶，此名爲革，革者，如鼓之皮，外實而内空也。衛統於肺，營藏於肝，衛衰則外減，營衰則内芤。減者，衛衰而氣寒也，芤者，營衰而血虛也，氣血虛寒，脈如皮革，婦人見此，則半產漏下，男子見此，則亡血失精。以其中氣頹敗，不能交濟水火，水下寒而火上熱。水木下陷，則内爲虛寒，火金上逆，則外爲弦大，金水下藏，而木火善泄，故胎墮而經漏，血脱而精遺也。漏下者，非月期而血下。崩如隄防崩潰而水暴流，漏如銅壺漏滴而水續下也。

脈法二十二

寸口脈微而濇，微者衛氣衰，濇者營氣不足，衛氣衰，面色黃，營氣不足，面色青。營爲根，衛爲葉，營衛俱微，則根葉枯槁而寒慄，咳逆唾腥吐涎沫也。

寸口脈微而濇，微者，衛氣之衰，濇者，營氣之不足。衛生於胃，衛衰則戊土虛而面色黃，營藏於肝，營不足則乙木枯而面色青。營爲衛根，衛爲營葉，營衛俱微，則根葉枯槁而寒慄，咳逆唾腥吐涎諸證皆作，以土敗不能生金故也。

脈法二十三

寸门脈微而緩，微者衛氣疏，疏則其膚空，緩者胃氣實，實則穀消而化水也。穀入於胃，脈道乃行，水入於經，其血乃成。營盛則其膚必疏，三焦絕經，名曰血崩。

寸口脈微而緩，微者衛氣之疏，疏則其皮膚空豁而不密緻，緩者胃氣之實，實則穀消而化水也。《靈樞·津液五別》[1]：中熱則胃中消穀，腸胃充廓，故胃緩也。

血脈者，水穀之所化生。穀入於胃，布散於外，脈道乃行，

---

〔1〕《靈樞·津液五別》 即《靈樞·五癃津液別》。黃氏於《靈樞懸解》改此篇名。

水入於經，變化而赤，而血乃成，穀消水化，而入血脈，則營成矣。肺主氣，氣盛則清涼而收斂，肝主血，血盛則溫暖而發散。營爲衛根，二氣調和，則營不獨盛。營血獨盛，則血愈溫散而氣不清斂，汗孔開泄，是以其膚必疏，疏則三焦經絡之血盡化汗液，泄於毛皮，是以名曰血崩。所謂奪汗者勿血，奪血者勿汗，汗即血之醖釀而成者也。

脈法二十四

寸口脈弱而緩，弱者陽氣不足，緩者胃氣有餘，噫而吞酸，食卒不下，氣填於膈上也。

寸口脈弱而緩，弱者陽氣之不足，緩者胃氣之有餘。有餘者，胃氣上逆，壅滿不降，名爲有餘，實則胃陽之不足也。上脘壅滯，則噫氣吞酸，食卒不下，濁氣填塞於膈上也。吞酸者，胃氣痞塞，乙木不得升達，鬱而爲酸也。

脈法二十五

寸口脈弱而遲，弱者衛氣微，遲者營中寒。營爲血，血寒則發熱，衛爲氣，氣微者，心內飢，飢而虛滿，不能食也。

寸口脈弱而遲，弱者衛氣之微，遲者營中之寒。營爲血，血寒則溫氣外泄而發熱，衛爲氣，氣微則心內空虛而若飢，然陽虛氣滯，胃口痞滿，雖飢而不能食也。

脈法二十六

趺陽脈伏而澀，伏則吐逆，水穀不化，澀則食不得入，名曰關格。

趺陽脈伏而澀，伏則胃虛，不能化穀而吐逆，澀則胃逆，不能納穀而食不得入，名曰關格。水穀不化而吐逆，是反胃之病，食不得入而噎塞，是膈噎之病。伏者胃氣之鬱伏，陽衰於下，故不化穀，澀者胃氣之凝澀，陰填於上，故不納食。

脈法二十七

寸口脈浮而大,浮爲虛,大爲實,在尺爲關,在寸爲格,關則不得小便,格則吐逆。

寸口脈浮而大,浮爲虛,人爲實,既虛而又實者,人身之氣,實則清空而虛則痞塞,所謂實則虛而虛則實也。《子華子》[1]語。蓋陰平陽秘,則陽交於陰而不見浮大,陰盛陽虛,則陽泄於外而浮大見焉。其浮者,陽之內虛也,其大者,陽之外實也。此脈在尺,則陽氣下陷而爲關,在寸,則陰氣上逆而爲格。關者,陰閼於下,清氣沉鬱而不升也。肝木一陷,疏泄之令莫行,故不得小便。格者,陽浮於上,濁陰衝塞而不降也。胃土既逆,受盛之官失職,故吐逆也。《靈樞·脈度》:陰氣太盛,則陽氣不能榮也,故曰關,陽氣太盛,則陰氣不能榮也,故曰格。以陽氣下降而化濁陰,陰氣上升而化清陽,清陽升則水利而不癃,濁陰降則穀入而不嘔。陰盛於下,致陽陷而不升,故肝氣下鬱而水不行,陽盛於上,緣陰逆而不降,故胃氣上鬱而食不下也。

脈法二十八

寸口脈浮大,醫反下之,此爲大逆。浮則無血,大則爲寒,寒氣相搏,則爲腹鳴。醫乃不知,而反飲冷水,令汗大出,水得寒氣,冷必相搏,其人即餲[2]。

凡寸口脈浮大,則非裏實之證,而醫反下之,此爲大逆。浮則無血,大則爲寒,蓋裏氣虛寒,故脈浮而大也。裏寒凝澀,則木氣衝激,而爲腹鳴。醫乃不知,以其血寒發熱,而反飲以冷水,令汗大出。水得裏之寒氣,寒冷相合,搏結不散,其人即咽喉噎塞,氣閉而食阻也。

―――――――――

〔1〕《子華子》　書名,凡二卷。《四庫總目》疑爲北宋人託名之作,今傳本係宋南渡後所刊行。

〔2〕餲(yē噎)　原作"餲",《正字通》:"餲,餲字之譌",因改正。下同。

飼與噎通,《漢書·賈山·至言》:祝飼在前,祝鯁在後。

脈法二十九

趺陽脈浮,浮則爲虛,虛浮相搏,故令氣飼,言胃氣虛竭也。脈滑則爲噦。此爲醫咎,責虛取實,守空迫血。脈浮,鼻中燥者,必衄也。

趺陽脈浮,浮則爲虛,虛浮相合,故令氣飼,緣胃氣虛竭,則痞塞不通也。若脈滑,則胃氣上逆而爲噦。此爲醫工之咎,以浮則爲虛,反責其內虛以爲實,而下以取之,浮則無血,反守其中空以爲滿,而汗以過之,陽亡陰升,填塞清道,故非噎即噦也。若脈浮,鼻中乾燥者,必將爲衄,以中虛而氣逆,故血隨氣升而爲衄也。

脈法三十

脈浮而大,浮爲風虛,大爲氣強,風氣相搏,必成癮疹,身體爲癢,癢者名泄風,久久爲痂癩。

脈浮而大,浮則風氣之虛,風泄於外也。大爲衛氣之強,氣閉於內也。外風與內氣相搏,風外泄而氣內閉,營鬱不宣,必成癮疹。蓋風性疏泄而氣性收斂,風欲泄而氣閉之,泄之不透,則營鬱而爲熱。血熱外發,則爲斑點,而不能透發,鬱於皮膚之內,隱而不顯,是爲癮疹。癮疹之家,營鬱衛閉,欲發不能,則身體爲癢。癢者是爲泄風,《素問·風論》:外在腠理,則爲泄風。泄風者,風之欲泄而不透者也。風不透泄,經血鬱熱,久而營氣蒸腐,則爲痂癩。風論:風與太陽俱入,行諸脈俞,散於分肉之間,與衛氣相干,其道不利,故使肌肉憤䐜而有瘍,衛氣有所凝而不行,故其肉有不仁也。癩者,營氣熱腐,其氣不清,故使鼻柱壞而色敗,皮膚瘍潰。風寒客於脈而不去,名曰癩風。肺統衛氣而主皮毛,開竅於鼻,是以鼻柱壞而皮膚潰也。

脈法三十一

脈浮而滑，浮爲陽，滑爲實，陽實相摶，其脈數疾，衛氣失度。浮滑之脈數疾，發熱汗出者，此爲不治。

　　脈浮而滑，浮爲陽，滑爲實，陽與實合，脈必數疾，衛氣失度。浮滑之脈，加以數疾，再復發熱汗出者，陰陽消亡，此爲不治。《難經》：脈一呼三至曰離經，四至曰奪精，五至曰死，六至曰命絕，正此浮滑數疾之脈也。

脈法下篇五十二章〔1〕

脈理精微,發於上篇,而其名義之紛賾〔2〕,形象之遷化,診候之機緘,望切之竅妙〔3〕,所未詳悉者,設爲問答,發於此篇。澄心渺慮,傳兹奧旨,誠崆峒訪道〔4〕之仙梯,赤水求珠〔5〕之秘渡也。

後世醫理無傳,半緣脈法不解。仲景脈法,家藏而户收,白首不解,則終身不靈,是胼拇支指〔6〕之呼吸不應也,豈仲景傳脈之心哉!

脈法下篇提綱

營衛之消息〔7〕,是不一端,藏府之乘除〔8〕,是

---

〔1〕五十二章　原脱,諸本均同,據目録補。

〔2〕紛賾　“紛”,《博雅》:“紛,衆也。”“賾”,《易·繫辭》:“聖人有以見天下之賾,而擬諸其形容,象其物宜。”《疏》,“賾,謂幽深難見。”“紛賾”,衆多而深奧。

〔3〕竅妙　“竅”,通也。《淮南子·俶真》:“竅領天地。”“妙”,《廣韻》:“妙,神妙也。”“竅妙”,關鍵神妙也。

〔4〕崆峒訪道　“崆峒”,山名。其處有三,此指今河南臨汝縣西南,《莊子·在宥》所謂黄帝問道於廣成子之所。“崆峒訪道”,在此作溯本求源講。

〔5〕赤水求珠　“赤水”,神話中之水名。《莊子·天地》:“黄帝遊乎赤水……遺其玄珠。”“赤水求珠”,喻於經典醫籍中探索精髓英華。

〔6〕胼拇支指　“胼”,《玉篇》:“胼,皮厚也。”“胼拇支指”,因長期診脈,致手指生厚繭也。

〔7〕消息　盛衰也。《易·豐》:“天地盈虚,與時消息。”

〔8〕乘除　消長也。《昌黎集·三星行》詩:“名聲相乘除。”

昌邑黄元御坤載著

不一致,支派分別,不可紀極,而溯本窮源,不過陰陽二者而已。診陰陽之異同,判死生之懸殊,生之與死,孰美孰惡,陰之與陽,孰貴孰賤。解此章之義,則以下諸章決生斷死之方,起死回生之法,悉具於此矣。

脈法三十二

問曰:脈有陰陽,何謂也? 答曰:凡脈大、浮、數、動、滑,此名陽也,脈沉、濇、弱、弦、微,此名陰也。凡陰病見陽脈者生,陽病見陰脈者死。

　　陽道實,陰道虛,大、浮、數、動、滑者,此名陽也,沉、濇、弱、弦、微者,此名陰也。陽主生,陰主死,陰病見陽脈者,陰盛而陽氣之來復也,陽病見陰脈者,陽浮而陰氣之內盛也,陽復者生,陰盛者死。

　　陽貴陰賤,訓垂先聖,至婦人女子,皆知人之為陽,鬼之為陰。獨至後世醫家,反經亂道,貴陰賤陽,庸妄接踵,以誤天下。宋元以來,千年之久,遂無一人稍解此理者,何下愚之多而上智之少耶!

脈法三十三

脈有陽結、陰結者,何以別之? 答曰:其脈浮而數,不能食,不大便者,此為實,名曰陽結也,期十七日當劇。其脈沉而遲,不能食,身體重,大便反鞕,名曰陰結,期十四日當劇。

　　脈浮而數,不能食,不大便,此為陽實,名曰陽結。陽實而無陰以和之,其氣必結,期十七日當劇也。脈沉而遲,不能食,身體重,大便反鞕,名曰陰結。陰盛而無陽以和之,其氣必結,期十四日當劇也。

　　陰盛大便當溏,不溏而鞕,故謂之反。凡大便秘濇,糞若羊矢者,皆陰結之證也。十七日劇者,火為陽,大衍之數[1],

---

〔1〕大衍之數　《易·繫辭》:"大衍之數五十。"《疏》:"推演天地之數。"

地二生火，天七成之〔1〕，合而爲九，積至二九，爲十八日，則火氣盛矣，陽性疾，故不及期而劇也。十四日劇者，水爲陰，大衍之數，天一生水，地六成之〔2〕，合而爲七，積至二七十四日，則水氣盛矣，陰性遲，故及期而劇也。此言陰陽之大數，不必泥也。

脈法三十四

脈來緩，時一止復來者，名曰結。脈來數，時一止復來者，名曰促。脈陽盛則促，陰盛則結，此爲病脈。

　　曰病脈者，以其陰陽之偏也。

脈法三十五

脈靄靄〔3〕如車蓋者，名曰陽結也。脈纍纍如循長竿者，名曰陰結也。脈瞥瞥如羹上肥者，陽氣微也。脈縈縈如蜘蛛絲者，陽氣衰也。脈綿綿如瀉漆之絕者，亡其血也。

　　脈靄靄鬱動，如車蓋之升沉者，名曰陽結也。脈纍纍不平，如循長竿之鞕節者，名曰陰結也。脈瞥瞥虛飄，如羹上之油珠者，陽氣微也。脈縈縈細弱，如蜘蛛之輕絲者，陽氣衰也。脈綿綿斷續，如瀉漆之頻絕者，亡其血也。

脈法三十六

陰陽相搏名曰動，陽動則汗出，陰動則發熱。形冷惡寒者，此三焦傷也。若數脈見於關上，上下無頭尾，如豆大，厥厥動搖者，名曰動也。

　　陰陽相搏，二氣鬱勃而動盪，名曰動。陽氣動則陽升於陰，衛泄而汗出，陰氣動則陰閉於陽，營鬱而熱發。動雖在陽脈之中，而實陰陽所俱有也。脈動而見形冷惡寒者，此三焦之

---

〔1〕地二生火，天七成之　語出《尚書·洪範篇》。
〔2〕天一生水，地六成之　語出《尚書·洪範篇》。
〔3〕靄靄（ǎi矮）　雲集貌。《陶淵明集·停雲》詩："靄靄停雲，濛濛時雨。"

陽氣傷也。若脈數,見於關上,上下無頭尾,如豆大,厥厥動搖者,此名曰動。動者,氣鬱於中,不能升降也。

關所以候中焦,關上不動者,中氣之治,升降推遷之得政也。蓋陰升於寸,則遂其上浮之性,不至爲動,陽降於尺,則遂其下沉之性,下能爲動,惟陰欲升,脾土虛而不能升,陽欲降,胃土弱而不能降,則二氣鬱於關上,而見動形。上下無頭尾,如豆大,厥厥動搖者,二氣虛弱,不能升降之狀也。關者,陰陽出入之關,陰自此升而爲陽,陽自此降而爲陰,此實陰陽升降之樞軸,故曰關,乃中氣之所變現也。關上動數,如豆厥厥動搖,上下不至尺寸,此死脈也。

脈法三十七

陽脈浮大而濡,陰脈浮大而濡,陰脈與陽脈同等者,名曰緩也。

寸爲陽,尺爲陰,尺寸浮大而柔濡,上下同等,不至偏虛,彼此不爭,是以安緩也。

脈法三十八

問曰:翕奄沉,名曰滑,何謂也? 師曰:沉爲純陰,翕爲正陽,陰陽合和,故令脈滑,關尺自平。陽明脈微沉,飲食自可。少陰脈微滑,滑者,緊之浮名也,此爲陰實,其人必股內汗出,陰下濕也。

翕者,浮動之意,脈正浮動,忽然而沉,其名曰滑。沉爲純陰,翕爲正陽,陽升於寸則爲浮,陰降於尺則爲沉,陰陽和合,故令或浮或沉而脈滑。如是者,關尺之脈,必自均平也。關爲陰陽之交,浮沉之中,關平則陰陽和合而爲滑,尺平則沉而不滑也。關平則滑,尺平則沉,關下平則沉,尺不平則滑。

若使關不平,陽明脈微沉,陰氣稍盛矣,而未至大盛,食飲猶自可也。尺不平,少陰脈微滑,雖稱曰滑,其實乃緊而浮之名也。此爲腎家之陰實,不能溫升肝木,木氣鬱動,故令脈滑,非陰陽和合之滑也。肝氣鬱動於下焦,不遂其發生之性,風木疏泄,其人必股內汗出,陰器之下常濕也。

脈法三十九

脈浮而緊者，名曰弦也。弦者狀如弓弦，按之不移也。脈緊者，如轉索無常也。

緊爲寒脈，傷寒則脈緊，以寒性閉藏而不發也。冬時寒盛，水冰地坼，脈緊之義也。腎主蟄藏，故尺脈沉緊。及關而浮，緊變爲弦，便是春木發生之象。弦雖按之不移，然緊中帶浮，已非沉緊之形如轉索之不息者矣。上章：緊之浮名也，具此弦意。尺本沉緊，而忽然滑者，則不專於沉，兼有浮升之狀，是弦見於尺。弦應在關，而見於尺者，木欲升而不能升也，故名滑而不名弦。及其漸升於關，則陰陽相半，浮緊兩平，不曰緊曰滑，直名曰弦矣。

脈法四十

問曰：曾爲人所難，緊脈從何而來？師曰：假令亡汗若吐，以肺裏寒，故令脈緊也。假令咳者，坐[1]飲冷水，故令脈緊也。假令下利，以胃中虛冷，故令脈緊也。

汗吐傷其胸中之陽，肺寒則脈緊也。咳者，中寒而胃逆，下利者，中寒而脾陷，冷水下利，瀉其胃陽，則脈緊也。

脈法四十一

寸口衛氣盛，名曰高，營氣盛，名曰章，高章相搏，名曰綱。衛氣弱，名曰惵，營氣弱，名曰卑，惵卑相搏，名曰損。衛氣和，名曰緩，營氣和，名曰遲，緩遲[2]相搏，名曰沉。

寸口寸以候衛，衛氣盛者，名曰高，衛主氣，氣盛則崇高也。尺以候營，營氣盛，名曰章，營主血，血盛則章顯也。高章相合，名曰綱，是諸陽脈之首領也。衛氣弱，名曰惵，惵者，恇

---

〔1〕坐 猶緣也。《漢書·賈誼傳》："古者大臣，有坐不廉而廢者。"
〔2〕緩遲 原作"遲緩"，據宛鄰本、蜀本、集成本及上文"高章、惵卑"例乙轉。

怯之意，陽弱則惄怯也。營氣弱，名曰卑，卑者，柔退之意，陰弱則柔退也。惄卑相合，名曰損，是諸陰脈之削弱者也。衛氣和，名曰緩，營氣和，名曰遲，緩遲者，是從容之謂，對緊數言也。緩遲[1]相合，名曰沉。人之元氣，宜秘不宜泄，泄則浮而秘則沉。《素問·生氣通天論》：陰陽之要，陽密乃固，陰平陽秘，精神乃治。陽藏之機，全在乎土，土運則陰升而陽降也。緩遲者，土氣之沖和，土和則中樞運轉，陰常升而陽常降也。陽降則根深而不拔，是謂陽密，陽密則脈沉，是陽旺而脈沉，非陰盛而脈沉也。

脈法四十二

寸口脈緩而遲，緩則陽氣長，其色鮮，其顏光，其聲商，毛髮長，遲則陰氣盛，骨髓生，血滿，肌肉緊薄鮮鞕。陰陽相抱[2]，營衛俱行，剛柔相得，名曰強也。

　　寸口脈緩而遲，緩爲衛盛，緩則陽氣長進，其色鮮明，其顏光潤，其聲清越，其毛髮修長，遲爲營盛，遲則陰氣盛盈，骨髓滋生，血海充滿，肌肉緊薄鮮鞕。如是則陰陽相抱而不離，營衛俱行而無阻，是剛柔之相得，名曰強也。

脈法四十三

問曰：經說脈有三菽、六菽重者，何謂也？師曰：脈，以指按之，如三菽之重者，肺氣也，如六菽之重者，心氣也，如九菽之重者，脾氣也，如十二菽之重者，肝氣也，按之至骨者，腎氣也。假令下利，寸口、關上、尺中悉不見脈，然尺中時一小見脈再舉頭者，腎氣也。若見損脈來至，爲難治。

　　三菽、六菽數語，《難經·五難》之文。脈病人，以指按之，如三菽之重者，肺氣也，如六菽之重者，心氣也，肺主皮，心

---

〔1〕緩遲　原作“遲緩”，據宛鄰本、蜀本乙轉。

〔2〕抱　原作“摶”，據宛鄰本、蜀本、集成本、石印本改。

主脈，其脈俱浮也。如九菽之重者，脾氣也，脾主肉，脈在浮沉之間也。如十二菽之重者，肝氣也，按之至骨者，腎氣也，肝主筋，腎主骨，其脈俱沉也。

肺心爲陽，肝腎爲陰，假令下利，陰病也。寸口、關上、尺中悉不見脈，陽氣脫也，然尺中時一小見脈再舉頭者，腎氣也，腎氣未絕，猶可治。若再見損脈來至，便爲難治。損脈者，遲脈也，《難經》：一呼一至曰離經，二呼一至曰奪精，三呼一至曰死，四呼一至曰命絕，此損之脈也。

脈法四十四

問曰：東方肝脈，其形何似？師曰：肝者，木也，名厥陰，其脈微弦，濡弱而長，是肝脈也。肝病自得濡弱者，愈也。假令得純弦脈者，死。何以知之？以其脈如弦直，此是肝藏傷，故知死也。

肝者，木也，居東方，其位在左，經名厥陰，其脈微弦濡弱而長，是肝脈也。肝病自得濡弱者，是有胃氣，故愈。假令得純弦脈者，無胃氣也，故死。何以知之？以其脈如弓弦之直，此是肝藏之傷，不得土氣之滋榮，故知死也。《素問·平人氣象論》：平肝脈來，濡弱招招，如揭長竿，曰肝平，死肝脈來，急益勁，如新張弓弦，曰肝死，正此意也。

脈法四十五

南方心脈，其形何似？師曰：心者，火也，名少陰，其脈洪大而長，是心脈也。心病自得洪大者，愈也。假令脈來微去大，故名反，病在裏也，脈來頭小本大，故名覆，病在表也。上微頭小者，則汗出，下微本大者，則爲關格不通，不得尿。頭無汗者，可治，有汗者，死。

心者，火也，居於南方，其位在上，經名少陰，其脈洪大而長，是心脈也。心病自得洪大者，是心火得令，故愈。火陽也，陽位於外而根於內，假令脈來微而去大，來者主裏，去者主表，是外實而內虛也，故名反，此病在裏也，脈來頭小而本大，本來主裏,頭去主表,是內實而外虛也,故名覆,此病在表也。或表或裏,所不洪大之處,則病在焉。反覆者,陰不宜偏勝而陽不宜偏負,今陰勝陽負,是陰陽之反復,猶顛倒也。上微而頭小者,則表陽不固而汗出,下微而本大者,則陰陽關格而不通,不得小便。頭無汗者,陽未至絕也,故可治,有汗則陽絕,故死,經所謂絕汗出也。

脈法四十六

西方肺脈,其形何似? 師曰:肺者,金也,名太陰,其脈毛浮也。肺病自得此脈,若得緩遲者,皆愈。若得數者,則劇。何以知之?數者南方火,火剋西方金,法當癰腫,爲難治也。

　　肺者,金也,居於西方,其位在右,經名太陰,其脈如毛而氣浮也。肺病自得毛浮之脈,金得令也,得緩遲之脈,土生金也,故皆愈。若得數脈者,則劇。何以知之? 數者,南方火也,火剋西方之金,金被火刑,法當癰腫,此爲難治也。

脈法四十七

師曰:立夏得洪大脈,是其本位,其人病,身體苦疼重者,須發其汗。若明日身不疼不重者,不須發汗。若汗濈濈自出者,明日便解矣。何以言之? 立夏得洪大脈,是其時脈,故使然也。四時倣此。

　　火旺於夏,立夏得洪大脈,是其本位之盛也。其人病身體苦疼痛而沉重者,風寒鬱其皮毛也,立夏濕動,濕鬱則身重也。須發其汗。若至明日,身不疼不重者,外邪欲解,不須發汗也,俟之必汗自出。若汗濈濈然自出者,明日便解矣。何以言之? 立夏得洪大脈,是其脈之應時,故使然也。四時解期,倣此類推。

脈法四十八

問曰:二月得毛浮脈,何以據言至秋當死? 師曰:二月之時,脈當濡弱,反得毛浮者,故知至秋死。二月肝用事,肝屬木,故應濡弱,反得毛浮者,是肺脈也,肺屬金,金來剋木,故知至秋死。他皆倣此。

二月之時,脈當濡弱,反得毛浮之脈,是木虛而金承,《素問》:木位之下,金氣承之。故知至秋死也。蓋二月肝木用事,肝屬木,應當濡弱。濡弱者,陽氣方生,木將昌盛之象。反得毛浮者,是肺脈也。肺屬金,金來剋木,春時肝木雖虛,猶承令氣之旺,秋則木更衰而金愈盛,故知至秋當死。他藏死期,倣此類推。

脈法四十九

問曰:脈有殘賊,何謂也? 師曰:脈有弦、緊、浮、滑、沉、濇,此六脈,名曰殘賊,能爲諸脈作病也。

殘賊者,殘害而賊剋之也。脈弦、緊、浮、滑、沉、濇,木旺則脈弦,土虛者忌之,水旺則脈緊,火虛者忌之,表盛則脈浮,裏虛者忌之,裏盛則脈沉,表虛者忌之,血盛則脈滑,氣虛者忌之,氣盛則脈濇,血虛者忌之。此六脈,名爲殘賊,能爲諸脈作病也。

脈法五十

寸口諸微亡陽,諸濡亡血,諸弱發熱,諸緊爲寒。諸乘寒者則爲厥,鬱冒不仁,以胃無穀氣,脾塞不通,口急不能言,戰而慄也。

諸微亡陽,陽虛則脈微也。諸濡亡血,血脫則脈濡也。諸弱發熱,脈弱則血虛而發熱也。諸緊爲寒,脈緊則陰盛而生寒也。諸乘寒者則爲厥,鬱冒不仁,寒水旺盛,而諸藏諸府乘之,因乘而愈盛,寒氣發作,侵侮脾胃,則四肢厥逆,怫鬱昏冒,而無知覺。以胃無穀氣,水邪莫畏,脾土寒濕,氣塞不通,故一身頑昧而弗用,口急不能言語,戰搖而寒慄也。

脈法五十一

問曰:濡弱何以反適十一頭? 師曰:五藏六府相乘,故令十一。

問曰：何以知乘府？何以知乘藏？師曰：諸陽浮數爲乘府，諸陰遲
濇爲乘藏也。

　　濡弱者，脈之最虛，何以反居十一種之先？濡弱，木象，木
居五行之先，此以五藏六府因其濡弱而相乘，故令脈具十一之
形象也。如濡弱而見弦，是肝藏之乘也，見微弦，是膽府之乘
也。心脈鈎，脾脈緩，肺脈毛，腎脈石，倣此類推。言脈得濡
弱，則五藏六府皆來相乘，故濡弱之中，兼具十一之象，而濡弱
常在十一之先也。何以知乘我者爲府爲藏？凡諸陽脈浮數
者，爲乘於府，諸陰脈遲濇者，爲乘於藏也。陰陽以尺寸言。

脈法五十二

問曰：脈有相乘，有縱有橫，有逆有順，何謂也？師曰：水行乘
火，金行乘木，名曰縱。火行乘水，木行乘金，名曰橫。水行乘金，
火行乘木，名曰逆。金行乘水，木行乘火，名曰順也。

　　脈有藏府相乘，上章。而相乘之中，有縱有橫，有逆有順。
水行乘火，金行乘木，是乘其所勝，名曰縱。火行乘水，木行乘
金，是乘其所不勝，名曰橫。水行乘金，火行乘木，是子乘其
母，名曰逆。金行乘水，木行乘火，是母乘其子，名曰順也。

脈法五十三

傷寒腹滿譫語，寸口脈浮而緊，此肝乘脾也，名曰縱，刺期門。

　　傷寒腹滿譫語，是脾病也，寸口脈浮而緊，見肝家之弦脈，
此肝木乘脾土也，名曰縱，當刺厥陰之期門，以瀉肝氣。脈浮
而緊者，名曰弦也，脈法三十九。肝脈弦，故知爲肝乘。

脈法五十四

傷寒發熱，嗇嗇惡寒，大渴欲飲水，其腹必滿，自汗出，小便利，
其病欲解，此肝乘肺也，名曰橫，刺期門。

　　傷寒發熱，嗇嗇惡寒，大渴欲飲水，其腹必滿，是肺病也，
自汗出，小便利，見風木之疏泄，此肝乘肺金也，名曰橫，亦當

刺厥陰之期門，以瀉肝熱。

肺統衛氣而性收斂，肝司營血而性疏泄，發熱惡寒，大渴腹滿，是金氣斂閉而木不能泄也，汗出便利，是木氣發泄而金不能收也。營泄而衛宣，故其病欲解。

脈法五十五

問曰：病有灑淅惡寒而復發熱者，何也？答曰：陰脈不足，陽往從之，陽脈不足，陰往乘之。曰：何以陽不足？答曰：假令寸口脈微，名曰陽不足，陰氣上入於陽中，則灑灑惡寒也。曰：何以陰不足？答曰：假令尺脈弱，名曰陰不足，陽氣下陷入陰中，則發熱也。

灑淅惡寒而復發熱者，太陽之病也。陰脈不足，陽往從之，則為發熱，陽脈不足，陰往乘之，則為惡寒。假令寸口脈微，名曰陽不足，陰氣乘虛而上入於陽中，則灑灑而惡寒也。假令尺脈弱，名曰陰不足，陽氣乘虛而下陷於陰中，則發熱也。

蓋寸主衛，尺主營，營行脈中而盛於下，衛行脈外而盛於上，一定之理也。病則衛閉而不得外達，乃內乘陰位而陽遂虛，營擾不得內守，乃外乘陽位而陰遂虛。陰位虛而陽乘之，陽鬱於內則發熱，陽位虛而陰乘之，陰束於外則惡寒，此營衛易位之故也。

脈法五十六

陽脈浮，陰脈弱者，則血虛，血虛則筋急也。其脈沉者，營氣微也。其脈浮而汗出如流珠者，衛氣衰也。營氣微者，加燒鍼則血流而不行，更發熱而煩躁也。

寸為陽，尺為陰，陽脈浮，陰脈弱者，則血虛。血以養筋，血虛則筋急。陰脈曰弱不曰浮，則脈沉可知，其脈沉者，營氣之微也，營微而陽乘之，此所以發熱之原也。而陽脈之浮，亦非陽盛，其脈浮而汗出如流珠者，衛氣之衰，衛衰而陰乘之者，此[1]所以惡寒之原也。營氣微者必發熱,若加燒鍼,以爍其血,則血之流者,必燥結而不行,衛氣阻鬱,遂乃更發熱,而益以煩躁,是發熱之故也。

陽虛於上則脈浮,以其不根於下也,陰虛於下則脈沉,以其不根於上也。陰陽俱盛者,寸不甚浮,有關以降之,尺不甚沉,有關以升之,故陰陽不盛於尺寸而盛於關上。以關者,陰陽之中氣,升降浮沉之樞軸也。

脈法五十七

脈浮而數,浮爲風,數爲虛,風爲熱,虛爲寒,風虛相搏,則灑淅惡寒也。

脈浮而數,浮爲風之在表,數爲陽虛而陰乘也。風則陽鬱而爲熱,虛則陰束而爲寒,風虛相合,陽內閉而爲熱,則陰外束而爲寒,是灑淅惡寒之故也。

脈法五十八

師曰:病人脈微而濇者,此爲醫所病也。大發其汗,又數大下之,其人亡血,病當惡寒,後乃發熱,無休止時,夏月盛熱,欲著複衣,冬月盛寒,欲裸其身。所以然者,陽微則惡寒,陰弱則發熱,此醫發其汗,令陽氣微,又大下之,令陰氣弱。五月之時,陽氣在表,胃中虛冷,以陽氣內微,不能勝冷,故欲著複衣。十一月之時,陽氣在裏,胃中煩熱,以陰氣內弱,不能勝熱,故欲裸其身。又陰脈遲濇,故知亡血也。

病人寸脈微而尺脈濇者,此爲醫所病也。大發其汗,又數大下之,其人不但脫氣,而又亡血,病當先見惡寒,後乃發熱,無休止時。其惡寒也,反甚於夏,夏月盛熱,欲著複衣,其發熱也,反甚於冬,冬月甚寒,欲裸其身。所以然者,陽氣內微則惡寒,陰氣內弱則發熱,此醫發其汗,使陽氣內微,又數下之,令

〔1〕此　原脫,據蜀本、集成本、石印本補。

陰氣內弱。五月之時，夏令正旺，而陽氣在表，胃中虛冷，以陽氣之內微，不能勝冷，故欲著複衣。十一月之時，冬令正旺，而陽氣在裏，胃中煩熱，以陰氣之內弱，不能勝熱，故欲裸其身。又診其脈遲濇，故知其亡血也。

脈法五十九

諸脈浮數，當發熱，而灑淅惡寒，若有痛處，飲食如常者，此內熱蓄積，而有癰膿也。

　　諸脈浮數，應當發熱，而灑淅惡寒，若有痛處，飲食如常者，此內熱蓄積，而有癰膿也。蓋鬱熱在內，不得外發，故內腐為膿，而陽遏不達，故見惡寒也。

脈法六十

問曰：脈病欲知愈未愈者，何以別之？ 答曰：寸口、關上、尺中三處，大小、浮沉、遲數同等，雖有寒熱不解者，此脈陰陽為和平，雖劇當愈。

　　寸口、關上、尺中三處，大小、浮沉、遲數同等，是無偏陰偏陽之弊，雖有寒熱不解，而此脈陰陽和平，即現在之病甚劇，亦當自愈，以其脈之不病也。陰病見陽脈則生者，陰極陽復，所以生也。陽病見陰脈則死者，陰盛陽脫，外見煩躁，脈真病假，所以死也。若陽極陰復，病脈皆真，則又主生不主死。蓋緣陰陽二氣，絕則必死，偏則可生，平則病愈，三部同等，平而不偏，是以愈也。

脈法六十一

問曰：凡病欲知何時得？ 何時愈？ 答曰：假令半夜得病者，明日日中愈，日中得病者，半夜愈。何以言之？ 日中得病，半夜愈者，以陽得陰則解也，半夜得病，明日日中愈者，以陰得陽則解也。

　　日中得病，今日半夜愈者，以日中陽盛而病，得夜半陰盛以濟之，則解也。夜半得病，明日日中愈者，以半夜陰盛而病，得日中陽盛以濟之,則解也。

脈法六十二

病六七日,手足三部脈皆至,大煩而口禁不能言,其人躁擾者,必欲解也。若脈和,其人大煩,目重,瞼內際黄者,此欲解也。

病而手足脈俱不至,純陰無陽,至六七日,手足三部脈皆至,是陽回於四末也。微陽初復,升於群陰之中,而爲陰邪所遏,力弱不能遽升,鬱勃鼓盪之際,大煩,口禁不能言語,躁不安者,必欲解也。蓋陰陽一有復機,終當戰勝而出重圍,萬無久鬱之理也。若脈至,而再見調和,其人陽復,不能遽升,而大煩一見,目重,瞼內際黄者,此欲解也。蓋太陽膀胱之經。起於目之內眥,瞼內際黄者,陽明戊土,司職衛氣,衛氣發達而陽出於目也。目重者,眼皮厚重也。人睡初醒,眼皮必厚,以陽氣出於目也。足脈,足厥陰之五里,在毛際外,女子取太衝,在大指本節後二寸陷中,足少陰之太谿,在內踝後,足太陰之箕門,在魚腹上,足陽明之衝陽,在足跗上,即趺陽也。見《素問·三部九候論》中。

脈法六十三

問曰:傷寒三日,脈浮數而微,病人身涼和者,何也? 答曰:此爲欲解也,解以夜半。脈浮而解者,濈然汗出也,脈數而解者,必能食也,脈微而解者,必大汗出也。

傷寒三日,脈浮數而微,病人身復涼和者,此爲欲解也,解於夜半。蓋脈之浮數,病之煩熱,但屬陽證,乃脈之浮數,漸有微意,身之煩熱,已變涼和,是邪熱之漸退,而陰氣之續復也。待至夜半,則陰旺而全復,故解於此際。而其解也,形狀不同,其脈浮而解者,表陽之旺,濈然汗出也,其脈數而解者,裏陽之旺,必能食也,其脈微而解者,表裏之陽俱虛,必戰搖振慄而大汗出也。

脈法六十四

問曰:病有戰而汗出因得解者,何也? 答曰:脈浮而緊,按之反犺,此爲本虛,故當戰而汗出也。其人本虛,是以發戰,以脈浮,故當汗出而解也。若脈浮而數,按之不犺,此人本不虛,若欲自解,但汗出耳,不發戰也。

病有戰而汗出因得解者,以脈浮而緊,是傷寒之脈,而按之反犺,此爲本氣之虛,本虛則陽氣鬱於陰,邪不能透發,故當戰慄而後汗出也。其人本虛,是以汗前發戰,以其脈浮,則病在皮毛,故當汗出而解也。若脈浮而數,按之不犺,此其人本不虛,若欲自解,但安臥而汗出耳,不至發戰也。

脈法六十五

問曰:病有不戰而汗出解者,何也? 答曰:脈大而浮數,故知不戰汗出而解也。

脈大而浮數,陽氣盛旺,陰邪不能遏鬱,故不戰而汗解也。

脈法六十六

問曰:病有不戰不汗出而解者,何也? 答曰:其脈自微,此以曾經發汗,若吐,若下,若亡血,以內無津液,此陰陽自和,必自愈,故不戰不汗出而解也。

其脈自微弱,則表裏無邪,此以曾經發汗、吐、下、亡血失津,陰不濟陽,未免煩熱時作。然表裏邪去,病根已除,遲而津液續復,陰陽自和,必當自愈,故不戰不汗而亦解。

脈法六十七

脈浮而遲,面熱赤而戰慄者,六七日當汗出而解,反發熱者,差遲。遲爲無陽,不能作汗,其身必癢也。

脈浮而遲,面色熱赤而身體戰慄者,陽鬱欲發,虛而不能遽發,故面熱而身搖。待至六七日,經盡陽復,當汗出而解。若反熱者,則解期差遲。以脈遲是爲無陽,無陽則但能發熱而不能作汗,氣鬱皮腠,其身必癢也。陽復則病愈,陽虛則解遲,陽盡則命絕。此下命絕數章,發明首章陽病見陰脈者死之義。病無陽復而死者,亦無陽盡而生者也。

脈法六十八

寸口脈微,尺脈緊,其人虛損多汗,知陰常在,絕不見陽也。

　　寸口脈微,陽氣衰也,尺脈緊,陰氣盛也,虛損多汗,衛敗而不斂也,脈證見此,是絕陰而無陽也。

脈法六十九

脈浮而洪,身汗如油,喘而不休,水漿不下,形體不仁,乍靜乍亂,此爲命絕也。

　　脈浮而洪,陽不根陰也。身汗如油,《難經》所謂絕汗乃出,引《靈樞》語。大如貫珠,轉出不流也。喘而不休,氣不歸根也。水漿不下,胃氣敗也。形體不仁,營衛之敗也。乍靜乍亂,神明之敗也。

脈法七十

又未知何藏先受其災?若汗出髮潤,喘而不休者,此爲肺先絕也。陽反獨留,形體如煙熏,直視搖頭者,此爲心絕也。唇吻反青,四肢𥄂習者,此爲肝絕也。環口黧黑,柔汗發黃者,此爲脾絕也。溲便遺失,狂言,目反直視者,比爲腎絕也。

　　命絕者,上章。未知何藏先受其災?肺主氣而藏津,若汗出髮潤,喘而不休者,津液脱而氣絕根,此爲肺先絕也。心爲火而藏神,若陽反獨留,形體如煙熏,直視搖頭者,火獨光而神明敗,此爲心絕也。肝色青而主風,若唇吻反青,四肢𥄂習者,木剋土而風淫生,《左傳》云:風淫末疾[1],𥄂習者,風氣發而四末戰搖。此爲肝絕也。脾竅於口而色黃,若環口黧黑,柔汗發黃者,水侮土而氣外脱,此爲脾絕也。腎主二便而藏志,若溲便遺失,狂言,反目直視者,腎陽脱而志意亂,此爲腎絕也。腎與

---

〔1〕疾　原作"病",據《左傳·昭公元年》、集成本、石印本改。

太陽膀胱爲表裏，太陽起於目眥，行身之背，目反直視者，《素問·診要經終論》：太陽之脈，其終也，戴眼反折是也。

脈法七十一

又未知何藏陰陽先絕？若陽氣前絕，陰氣後竭者，其人死，身色必青，陰氣前絕，陽氣後竭者，其人死，身色必赤，腋下溫，心下熱也。

青者，木色，肝腎皆陰也。赤者，火色，心肺皆陽也。腋下、心下者，陽之部。溫熱者，陽之氣也。

脈法七十二

師曰：寸脈下不至關爲陽絕，尺脈上不至關爲陰絕，此皆不治，決[1]死也。若計其餘命生死之期，期以月節，剋之也。

尺寸之脈，發現於上下，而氣根於中焦。中焦者，所以升降陰陽而使之相交，其脈現於關上。若寸脈下不至關，則陽根下斷，是謂陽絕，尺脈上不至關，則陰根上斷，是謂陰絕，此皆不治，決死也。此際雖王，命之餘耳。若計算其餘命生死之期，期以月之節氣剋之。如木弱忌金，火弱忌水，一交金水之節氣，則死期至矣。

脈法七十三

傷寒咳逆上氣，其脈散者死，謂其形損故也。

咳逆上氣，是胃土上逆，肺金不降。肺主氣而性收，脈散者，金氣之不收也，氣敗則死。蓋氣所以熏膚而充身，氣散則骨枯肉陷而形損故也。

脈法七十四

師曰：脈病人不病，名曰行尸，以無王氣，卒眩仆，不識人者，短

---

〔1〕決　《國策·秦策》："寡人決講矣。"《注》："決，必也。"

命則死。人病脈不病，名曰内虚，以無穀神，雖困無苦。

脈病人不病，名曰行尸，以其脈病而無王氣，倘卒然眩仆，不識人者，值其人之短命則死矣。人病脈不病者，名曰内虚，以其穀神之不旺，病在形骸而不在精神，雖困無妨也。

脈法七十五

問曰：上工望而知之，中工問而知之，下工脈而知之，願聞其説。師曰：病家人請〔1〕云：病人若發熱，身體疼，病人自卧。師到，診其脈沉而遲者，知其差也。何以知之？表有病者，脈當浮大，今脈反沉遲，故知其愈也。假令病人云：腹内卒痛。病人自坐。師到，脈之浮而大者，知其差也。何以知之？裏有病者，脈當沉而細，今脈浮大，故知其愈也。

發熱、身痛、自卧，是表病也，診脈沉遲，知表病差也。以表有病者，脈當浮大，今不浮大而反沉遲，故知其愈也。腹痛，是裏病也，診脈浮大，知裏病差也。以裏有病者，脈當沉細，今不沉細而反浮大，故知其愈也。此提望、聞、問、切之綱，下章詳發。

脈法七十六

師曰：病人家來請云：病人發熱煩極。明日師到，病人向壁卧，此熱退也。設令脈不和，處言已愈。

發熱煩極，必不得卧，向壁静卧，此煩熱已去也。假令脈猶未和，亦頃當自愈，此可處言已愈也。此望知之法也。

脈法七十七

設令向壁卧，聞師到，不驚起而盼視，若三言三止，脈之咽唾者，此詐病也。設令脈自和，處言汝病太重，當須服吐下藥，鍼灸數十百處，乃愈。

---

〔1〕請 《爾雅·釋詁》：“請，告也。”《儀禮·鄉射禮》：“鄉射之禮……主人答再拜乃請。”

向壁安臥，是無病邪。聞師到，不驚起而盼視，若三言三止，脈之嚘唾者，此詐病也。設令脈自和平，亦處言汝病太重，當須服大吐大下之藥，鍼灸數十百處，以恐怖之，則立言自愈矣。

脈法七十八

師持脈，病人欠者，無病也。脈之呻者，病也。言遲者，風也。搖頭言者，裏痛也。行遲者，表强也。坐而伏者，短氣也。坐而下一脚者，腰痛也。裏實護腹，如懷卵物者，心痛也。

平人神倦若睡，則欠呵，非病證也，故欠者無病。身有痛苦則呻，故呻者有病。內風者，內濕外燥，語言塞澀，故言遲爲風。心腹痛極則頭搖，故頭搖言者，裏痛也。陽性輕清，表鬱氣濁，故言重而行遲。短氣者，身仰則氣愈短，故坐而身伏。腰痛則身彎不敢直，故坐則下一脚。心痛則用手護腹，形如懷抱卵物也。此望聞之法也。

脈法七十九

問曰：人病恐怖者，其脈何狀？師曰：脈形如循絲纍纍然，其面白脫色也。

腎主恐，《素問·氣厥論》：恐則氣下，下之極，則腎也。少陰之脈微細，恐怖，少陰之氣動，故脈細如絲纍纍然，驚懼不安之象也。恐主於腎，而六脈俱細，蓋諸藏奪氣，改而從腎也。肝藏血而主色，色者，血之華也。肝氣下恐則氣下。而營血陷，不能華也。木虛而金氣乘之，故色脫而面白，白者，金色也。此望切之法也。

脈法八十

人愧者，其脈何類？師曰：脈浮而面色乍白乍赤。

愧發於心，心[1]動火炎。故面乍赤，赤者，心之色也。火

---

〔1〕心　原脫，據蜀本、集成本、石印本補。

炎金傷，故面色乍白，白者，金之色也。心肺之脈俱浮，心肺氣動，是以脈浮。人愧而汗出者，心動火炎而刑肺氣，故氣泄而爲汗也。此望切之法也。

脈法八十一

人不飲，其脈何類？師曰：脈自濇，脣口乾燥也。

《素問·經脈別論》：飲入於胃，游溢精氣，上輸於脾，脾氣散精，上歸於肺，通調水道，下輸膀胱，水精四布，五經並行。蓋水入於胃，胃陽蒸動，化爲精氣，游溢升騰，上輸於脾，脾氣散此水精，上歸於肺，肺氣宣化，氤氳和洽，所謂上焦如霧也。肺氣清肅，則經絡通調，霧氣不滯，降於膀胱，而化尿溺。

人身身半以上，水少氣多，是謂氣道，身半以下，氣少水多，是謂水道。氣水一也，上下陰陽之分耳。水道通調，下輸膀胱，水淬注瀉，溲便前行，所謂下焦如瀆也。

水氣之由經而下行也，渣滓輸於膀胱，而精華滋於經絡，灑於藏府，潤於孔竅。濁者下而清者上，水精四布，五經並行，是以經脈流利而不濇，脣口滑澤而不燥。不飲則經絡失滋，故脈自濇，孔竅不潤，故脣口乾燥也。此亦望切之法。

脈法八十二

師曰：伏氣之病，以意候之。今日〔1〕之內，欲有伏氣。假令舊有伏氣，當須脈之。若脈微弱者，當喉中痛似傷，非喉痹也。病人云：實喉中痛，雖爾，今復欲下利。

伏氣者，氣之伏藏而未發也。凡病之發，必舊有伏藏之根。氣之欲伏，未形於脈，故應以意候之。見其脈氣沉鬱凝濇，則今日之內，恐其欲有伏氣，自此埋根，作異日之病基也。假令舊有伏氣，已形於脈，當須脈之。若脈微弱者，是少陰之

〔1〕日　原作"月"，諸本均同，據本節黃解"見其脈氣沉鬱凝濇，則今日之內，恐其欲有伏氣"改。

伏氣也。少陰之病，法當咽痛而復下利，以腎司二便而脈循咽喉也。病於陰分則下利，病及陽分則咽痛，陰在下而性遲，陽在上而性疾，下利未作，咽喉先見，故當喉中痛也。其狀似乎喉傷，實非厥陰火升之喉痹也。徵之病人，自云實喉〔1〕中痛，陽分之病見矣，雖爾，陰分之病，猶未作也，今且復欲下利，遲則亦作矣。此於望聞問切之外，廣以意候之法也。

脈法八十三

問曰：脈有災怪，何謂也。師曰：假令人病，脈得太陽，與形證相應，因爲作湯。比還送湯，如食頃，病人乃大吐下利，腹中痛。師曰：我前來不見此證，今乃變易，是名災怪。問曰：緣何作此吐利？答曰：或有舊時服藥，今乃發作，故爲此災怪耳。

　　脈證無差，而吐利忽作，誠爲怪異。大抵藥經人手，容有別緣，或者婢妾冤讎，毒行曖昧，事未可料也。

---

〔1〕喉　原作“咽”，諸本均同，據本節經文改。

太陽經上篇 五十三章

太陽本病

太陽以寒水主令,統領六經。膀胱者,太陽之府,太陽者,膀胱之經。六經之次,三陰在裏,三陽在表。太陽主皮毛之分,次則陽明,次則少陽,次則太陰、少陰、厥陰,總以太陽爲主。

陽盛於外,在外之陽,謂之衛氣,衛者,衛外而爲固也。衛氣之內,則爲營血,營者,營運而不息也。營司於肝,爲衛之根,衛司於肺,爲營之葉。營衛二氣,化於中宮。飲食入胃,游溢精氣,傳輸經絡,精專者,行於脈中,命曰營氣,慓悍者,行於脈外,命曰衛氣。營衛分司於金木,而皆統於太陽,故太陽經病,有傷衛傷營之不同。

衛氣爲陽,營血爲陰,然血升而化神魂,是陰含陽也,故肝血溫暖而升散,氣降而化精魄,是陽含陰也,故肺氣清涼而降斂。人之汗孔,冬闔而夏開者,以肝心主營,木火旺於春夏,則營血溫散而竅開。肺腎主衛,金水旺於秋冬,則衛氣清斂而竅闔。寒去溫來,而木火不得發泄,衛氣斂閉,而孔竅常闔。襲之以風,氣欲斂而不能斂,故傷在衛氣。熱退涼生,而金水不得斂藏,營血發散,而孔竅常開。侵之以寒,血欲散而不能散,故傷在營血。風傷衛者,因於氣涼而竅閉也,寒傷營者,因於天溫而竅開也。春夏而竅開,則病寒而不病風,秋冬而竅闔,則病風而不病寒,故秋冬寒盛而非不中風,春夏風多而亦有傷寒。《露樞·歲露》:四時

昌邑黃元御坤載著

傷寒懸解卷三

八風之中人也，故有寒暑，寒則皮膚急而腠理閉，暑則皮膚緩而腠理開。因其開也，其入深，其病人也卒以暴，因其閉也，其入淺，其病人也徐以遲。開則傷營，閉則傷衛，以營深而衛淺也。

風性疏泄而寒性閉塞，氣性收斂而血性發揚。衛斂而竅閉，中風則氣欲斂而風泄之，是以有汗，風愈泄而氣愈欲斂，故內遏營血而生裏熱。營泄而竅開，傷寒則血欲泄而寒束之，是以無汗，寒愈束而血欲泄，故外閉衛氣而生表寒。

人之本氣，不鬱則不盛，鬱則陽虛之人藏陰內盛而爲寒，陰虛之人經陽外盛而爲熱，是傳府傳藏之由來也。而其入府入藏，必先施於皮毛，故六經之病，總起於太陽一經，以其在外而先傷也。邪在營衛，失於解散，則或入於府，或入於藏，視其人之裏氣爲分途。陽衰則入太陰而爲寒，陰衰則入陽明而爲熱，無異路也。貴於營衛方病，初治不差，則後日諸變，無自[1]生矣。

衛行脈外而內交於營，營行脈中而外交於衛，營衛調和，是謂平人。寒邪傷營，則營血束閉其衛氣，故衛鬱而生表寒，風邪傷衛，則衛氣遏閉其營血，故營鬱而生裏熱。營衛外發則病解，營衛內陷則病進，陷而敗沒則死也。傷寒中風之死證，皆營衛之陷敗也。

衛氣之外發，賴乎經中之陽盛，營血之外發，賴乎藏中之陰盛，陽統於陽明，陰統於太陰。陽明之經氣旺，則衛氣外發而汗出。其陽虛者，衛鬱欲發而不能，則振慄戰搖，而後汗出。其再虛者，寒戰而不見汗出，是陽不勝陰，衛氣將陷，當瀉陰而扶陽，開皮毛而發衛氣。太陰之經氣旺，則營氣外發而汗出。其陰虛者，營鬱欲發而不能，則煩躁怫鬱，而後汗出。其更虛者，躁悶而不見汗出，是陰不勝陽，營氣將陷，當瀉陽以扶陰，開肌表而發營血。陽盛於府，陰盛於藏，衛氣之陷者，以

---

〔1〕自　《玉篇》："自，由也。"《論語·學而》："有朋自遠方來，不亦樂乎？"

其藏陰盛而內寒也，營血之陷者，以其府陽盛而內熱也。太陽爲六經之長，兼統營衛，方其營衛初病，外解經絡，內調藏府，使藏寒不動，府熱不作，異日無入藏入府之患，是善治太陽者也。

太陽經病，不過風寒二者而已。風用桂枝，寒用麻黃。風而兼寒，寒而兼風，則有桂麻各半之方。風而火鬱，寒而水停，則有大小青龍之制。風寒已解而內燥，則有白虎清金之法。風寒未透而內濕，則有五苓利水之劑。風寒外散，血熱裏鬱，則有桃核承氣、抵當湯丸之設。此皆太陽風寒之本病，處治之定法也。

人之本氣不偏，陽鬱不至極熱，陰鬱不至極寒，本氣稍偏，病則陰盛而爲寒，陽盛而爲熱。而以温涼補瀉挽其氣化之偏，皆可隨藥而愈，不經誤治，斷不至遂成壞病。熟悉仲景太陽本病諸法，則風寒之證，解於太陽一經，無復壞事已。

總 提 綱 共三章[1]

太陽爲六經之綱領，其經行身之背，其氣主一身之皮毛，故病則脈浮，頭項强痛而惡寒。緣邪在本經，但病其經脈所行之部分，而不及於他經也。

在經失解，自此而內傳二陽，裏入三陰。府熱作則脈浮大，藏寒作則脈沉細。寒熱鬱發，諸病叢生，太陽之脈證，然後變耳。

若其初感，府熱未作，藏寒未動之時，太陽之病情未改，證狀猶存，則祇有脈浮，頭項强痛，惡寒而已。即合病於別經，別經病見，而太陽未罷，亦必見太陽之脈證也。據太陽之脈證，而分太陽之風寒，何至淆亂於別經，亡羊於歧路也。仲景提太陽之綱，祇此一語，而太陽之情狀了了，所謂握片言而居要也。

---

〔1〕總提綱共三章　原作"太陽經提綱一太陽一"，諸本均同，據目録改。

太陽經提綱一太陽一〔1〕

太陽之爲病，脈浮，頭項强痛而惡寒。

太陽在表，故脈浮。其經行身之背，起於睛明，在目内眥，足太陽經之穴名。自頭下行而走足，病則經氣上鬱壅塞不降，故强痛也。風寒閉其營衛，氣鬱不能透泄，則外見惡寒。寒者，太陽之令氣也。

風寒總綱一太陽二

病有發熱惡寒者，發於陽也，無熱惡寒者，發於陰也。發於陽者七日愈，發於陰者六日愈，以陽數七、陰數六也。

此中風、傷寒之總綱也。衛氣爲陽，風傷衛氣，是發於陽也，衛傷則遏閉營血，而生内熱，營血爲陰，寒傷營血，是發於陰也，營傷則束閉衛氣，而生外寒，故中風之初，先見發熱，傷寒之初，先見惡寒。中風内熱，而營血不宣，亦外見惡寒，傷寒外寒，而衛氣不達，乃續見發熱。中風非無外寒，究竟内熱多而外寒少，傷寒非無内熱，究竟内熱少而外寒多。

營司於肝木，木升則火化，木火同情，故肝血常溫。衛司於肺金，金降則水生，金水同性，故肺氣常凉。肝藏營血，而脾爲生血之本，中風營病，藏陰衰者，多傳陽明而爲熱。肺藏衛氣，而胃乃化氣之源，傷寒衛病，府陽弱者，多傳太陰而爲寒。

風傷衛者，營鬱裏熱，若經中陰旺，則營氣不至内蒸，故七日經盡而自愈。寒傷營者，衛鬱表寒，若經中陽旺，則衛氣不至内陷，故六日經盡而自愈。此風寒之順證，在經而不入於藏府者也。若中風陽盛而入於府，傷寒陰盛而入於藏，則營衛方憂其内陷，非補瀉以救其偏，不能應期而愈也。

六日、七日，水火之成數。大衍之數，天一生水，地六成

〔1〕太陽經提綱—太陽一　原脱，諸本均同，據前後文例，由"太陽爲六經之綱領"前移此。

之,地二生火,天七成之。火,陽也,故數七,水,陰也,故數六,
滿其成數,是以病愈也。

風寒總綱二太陽三

病人身大熱,反欲得近衣者,熱在皮膚,寒在骨髓也,身大寒,
反不欲近衣者,寒在皮膚,熱在骨髓也。

申明上章寒熱之義。

陰盛則内寒外熱,内寒,故欲近衣。陽盛則内熱外寒,内
熱,故不欲近衣。以其欲、不欲,而内外之寒熱見焉,經所謂臨
病人問所便也。《素問》語。

上章發熱惡寒、無熱惡寒者,言其外也。風傷衛者多内
熱,寒傷營者多外寒,恐人略内而詳外,故發此章。

太 陽 中 風 十五章

風者,天地發生之氣也。皮毛未開,風氣外客,傷其衛
陽,則竅開而衛泄。衛性降斂,衛欲閉而風泄之,欲閉不得,
則内乘陰位,而遏營血,是以病也。曰風泄者,風閉其衛,營鬱而
外泄也。

太陽中風一太陽四

太陽病,發熱,汗出,惡風,脈緩者,名爲中風。

太陽之經,有營衛之分,營行脈中,衛行脈外。風寒客之,
各有所傷,風則傷衛,寒則傷營。衛傷則閉其營血,故發熱,營
傷則閉其衛氣,故惡寒。營爲寒閉則無汗,衛爲風鼓則有汗,
以衛氣初閉,營鬱猶得外泄也。汗出衛泄,是以表虛而惡風。
寒性凝澀,傷寒則皮毛閉塞,故脈緊,風性動盪,傷風則經氣發
泄,故脈緩。

太陽中風桂枝湯證

肺通衛氣,風傷於衛,行其疏泄之令,衛氣不斂,是以有

汗。衛愈泄而愈閉，閉而不開，則營鬱而發熱。桂枝湯所以通經絡而瀉營鬱也。

太陽中風桂枝證〔1〕一太陽五

太陽病，頭疼，發熱，汗出，惡風者，桂枝湯主之。

風爲陽邪，衛爲陽氣，風邪中人，則陽分受之，故傷衛氣。衛秉肺氣，其性收斂，風鼓衛氣，失其收斂之職，是以汗出。風愈泄而衛愈斂，則内遏營血，鬱蒸而爲熱。是衛氣被傷而營血受病也，故傷在衛氣而治在營血。桂枝湯，甘草、大棗，補脾精以滋肝血，生薑調藏府而宣經絡，芍藥清營中之熱，桂枝達營中之鬱也。

汗者，營衛之所蒸泄，孔竅一開，而營鬱外達，則中風愈矣。

桂枝湯一

桂枝三兩，去皮　芍藥三兩〔2〕　甘草二兩，炙　大棗十二枚，劈
生薑三兩

右五味，㕮咀，以水七升，微火煮取三升，去滓，適寒溫，服一升。服已，須臾歠〔3〕稀粥一升餘，以助藥力。溫覆，令一時許，通身漐漐微有汗出益佳，不可令如水流漓，病必不除。若一服汗出病差，停後服，不必盡劑。若不汗，更服，依前法。又不汗，後服小促其間，半日許，令三服盡。若病重者，一日一夜服，周時觀之。服一劑盡，病證猶在者，更作服。若汗不出者，可服至二三劑。禁生冷、黏滑、肉麫、五辛、酒酪、臭惡等物。

銖兩升斗考

《漢書·律曆志》：量者，龠〔4〕、合、升、斗、斛也。本起於

---

〔1〕證　原脫，諸本均同，據下文"桂枝證二"、"太陽傷寒麻黄證一"例補。

〔2〕三兩　原作"一兩"，據蜀本、集成本、石印本、《傷寒論·辨太陽病脈證并治上》此方芍藥分兩改。

〔3〕歠（chuò 輟）《説文》："歠，飲也。"《楚辭·漁父》："衆人皆醉，何不餔其糟而歠其醨？"

〔4〕龠（yuè 悦）《正韻》："龠，量名。器狀似爵，以康爵禄。"

黃鐘[1]之龠,用度數,審其容以子穀秬黍中者千有二百實,其龠以井水準其概。合龠爲合,十合爲升,十升爲斗,十斗爲斛,而五量嘉[2]矣。

權者,銖、兩、斤、鈞、石也。一龠容千二百黍,重十二銖,兩[3]之爲兩,二十四銖爲兩,十六兩爲斤,三十斤爲鈞,四鈞爲石,而五權謹[4]矣。

一千二百黍爲一龠,重今之一錢七分。合龠爲合,今之三錢四分也。十合爲斤,今之三兩四錢也。一龠重十二銖,今之一錢七分也。兩之爲兩,今之三錢四分也。

桂枝證二 太陽六

太陽中風,陽浮而陰弱,陽浮者,熱自發,陰弱者,汗自出,嗇嗇惡寒,淅淅惡風,翕翕發熱,鼻鳴乾嘔者,桂枝湯主之。

寸爲陽,尺爲陰,營候於尺,衛候於寸。風泄衛氣,故寸脈浮。邪不及營,故尺脈弱。風愈泄而氣愈閉,故營鬱而發熱。氣愈閉而風愈泄,故營疏而汗出。嗇嗇、淅淅者,皮毛振慄之意。翕翕,盛也,猶言陣陣不止也。肺主皮毛,開竅於鼻,皮毛被感,肺氣壅遏,旁無透竅,故上循鼻孔,而鼻竅窄狹,泄之不及,故衝激作響,而爲鼻鳴。衛氣閉塞,鬱其胃氣,濁陰不降,故生乾嘔。桂枝瀉其營鬱,則諸證愈矣。

桂枝證三 太陽七

太陽病,發熱汗出者,此爲營弱衛強,故使汗出,欲救邪風者,桂枝湯主之。

營弱衛強,即上章陽浮陰弱之義,衛閉而遏營血也。邪風

---

[1] 黃鐘 古樂十二律之一。《禮·月令》:"仲冬之月……其音羽,律中黃鐘。"

[2] 嘉 《漢書·律曆志》:"準繩嘉量。"《注》:"張晏曰:準水平量知多少,故曰嘉。"

[3] 兩 貳也。《周禮·太宰》:"立其兩。"

[4] 謹 善也。《楚辭·懷沙》:"謹厚以爲豐。"

者，經所謂虛邪賊風也。風隨八節，而居八方，自本方來者，謂之正風，不傷人也，自衝後來者，謂之賊風，傷人者也。如夏至風自南來，是正風也，若來自北方，是衝後也。義詳《靈樞·九宮八風篇》。

桂枝證四太陽八

病人藏無他病，時發熱，自汗出而不愈者，此爲衛氣不和也，先於其時發汗則愈，桂枝湯主之。

陽明府病，汗愈出而胃愈燥，故發熱汗出，而病不愈。病人藏氣平和，無他胃熱之證，時發熱，自汗出而不愈者，此爲衛氣得風，鬱勃而不和也。當先於其時以桂枝發汗則愈，遲恐變生他病也。

桂枝證五太陽九

病常自汗出者，此爲營氣和，營氣和者外不諧，以衛氣不共營氣和諧故耳。以營行脈中，衛行脈外，復發其汗，營衛和則愈，宜桂枝湯。

病常自汗出者，營氣疏泄，此爲營氣之和。然營氣自和者，必外與衛氣不相調諧，以衛被風斂，內遏營血，不與營氣和諧故耳。以營行脈中，衛行脈外，衛鬱而欲內斂，營鬱而欲外泄。究之衛未全斂而營未透泄，是以有汗而風邪不解。復發其汗，使衛氣不閉，營氣外達，二氣調和，則病自愈，宜桂枝湯也。

衛閉而營鬱，則營不和，衛未全閉而營得汗泄，此爲營氣猶和。然此之和者，衛被風斂而未全閉也，閉則營氣不和矣。以衛常欲斂，不與營氣和諧，終有全閉之時，汗之令營鬱透發，則二氣調和也。

桂枝證六太陽十

太陽病，初服桂枝湯，反煩不解者，先刺風池、風府，卻與桂枝湯則愈。

　　風池,足少陽穴。風府,督脈穴,在項後,大椎之上。督與太陽,同行於背,而足少陽經,亦行項後,兩穴常開,感傷最易。感則傳之太陽,太陽中風之病,皆受自兩穴。服桂枝湯,風應解矣,反煩不解者,風池、風府必有內閉之風,不能散也。先刺以瀉兩穴之風,再服桂枝,無不愈矣。

桂枝證七太陽十一

太陽病,外證未解,脈浮弱者,當以汗解,宜桂枝湯。

　　太陽病,失於解表,經熱不泄,則自表達裏。然裏證雖成,而外證不能自解,凡脈見浮弱者,猶當汗解,宜桂枝湯也。外解後,審有裏證,乃可議下耳。

　　脈浮弱,即前章陽浮陰弱之義。

桂枝證八太陽十二

太陽病,外證未解者,不可下也,下之為逆,欲解外者,桂枝湯主之。

　　太陽病,外證未解,雖有裏證,不可下也,下之衛陽內陷,此之為逆。欲解外者,不越桂枝也。外解已,然後裏證可議下否耳。

桂枝證九太陽十三

夫病脈浮大,問病者,言但便鞕耳,設利之,為大逆,鞕為實,汗出而解,何以故? 脈浮,當以汗解。

　　陽明府病脈浮大,陽明篇:二陽合病,脈浮大,上關上。病脈浮大,是有府證。乃問病者,言但[1]覺便鞕耳,未至痛滿也,則非急下之證。設遽利之,此為大逆,蓋便鞕雖內實,而表證尚在,猶須汗出而解,不宜下也。此何以故? 其脈大縱屬內實,

---

〔1〕言但　原作"但言",據宛鄰本、蜀本、集成本、石印本、本節經文乙轉。

而脈浮則當以汗解也。

桂枝證十 太陽十四

欲自解者，必當先煩，乃有汗[1]而解。何以知之？脈浮，故知汗[2]出解。

按[3]：宛鄰本原脱此一條，今補於此，文在太陽篇也。黃氏注，不可攷，大抵亦同[4]上條注。

桂枝證十一 太陽十五

太陽病未解，脈陰陽俱停，必先振慄，汗出而解。但陽脈微者，先汗出而解，但陰脈微者，下之而解。若欲下之，宜調胃承氣湯。方在陽明二十。

太陽表證未解，脈忽尺寸俱停止而不動者，此氣虛不能外發，營衛鬱閉之故也，頃之必先振慄戰摇，而後汗出而解。其未停止之先，尺寸之脈，必有大小不均。若但寸脈微弱者，是陽鬱於下，必陽氣升發，汗出而後解，此先振慄而後汗出者也。若但尺脈微弱者，是陰虛腸燥，下竅堵塞，得汗不解，必下之通其結燥，使胃熱下泄而後解。陽明病，府熱蒸發，則汗出表解，今太陽病表證未解，是内熱未實，此時若欲下之，宜於汗後用調胃承氣，硝、黃、甘草，調其胃府之燥熱也。

忌桂枝證[5]十二 太陽十六

酒客病，不可與桂枝湯，得湯則嘔，以酒客不喜甘故也。

大棗、甘草，甘味動嘔也。

---

〔1〕汗　原作"日"，據蜀本、集成本、石印本改。
〔2〕汗　原作"也"，據蜀本、集成本、石印本改。
〔3〕按　清代徐受衡(樹銘)按。
〔4〕同　原脱，據上下文義補。
〔5〕證　原脱，據蜀本、集成本、石印本補。

忌桂枝證十三太陽十七

凡服桂枝湯吐者,其後必吐膿血也。

大凡服桂枝湯即吐者,胸膈濕熱鬱遏,桂枝益其膈熱,下咽即吐。緣其胃氣上逆,心下痞塞,肺鬱生熱,無路下達,桂枝辛溫之性,至胸而出,不得入胃府而行經絡,是以吐也。其後濕熱瘀蒸,必吐膿血。此宜涼辛清利之劑,不宜辛溫也。

忌桂枝證十四太陽十八

桂枝本爲解肌,若其人脈浮緊,發熱,汗不出者,不可與也。常須識此,勿令誤也。

桂枝本解肌表,以散風邪,若其人脈浮而緊,發熱,汗不出者,是寒傷營血,營傷則束其衛氣,是當去芍藥之瀉營血,而用麻黃以瀉衛氣,桂枝不可與也。與之表寒不解,反益經熱,是謂之誤。

風家用桂枝,所以不助經熱者,以其皮毛無寒,孔竅不閉,無須麻黃發表,但以芍藥之酸寒瀉其營血,桂枝之辛溫通其經絡,血熱自能外達。若傷寒服之,衛鬱莫瀉,經熱愈增,是助邪也。

太 陽 傷 寒九章

寒者,天地閉藏之氣也。皮毛未合,寒氣內入,傷其營陰,則竅闔而營閉。營性升發,營欲泄而寒閉之,欲泄不能,則外乘陽位,而束衛氣,是以病也。

太陽傷寒一太陽十九

太陽病,或已發熱,或未發熱,必惡寒,體疼,嘔逆,脈陰陽俱緊者,名曰傷寒。

陽鬱則發熱,陰氣外束則惡寒。寒閉皮毛,經氣不得通達,則壅迫[1]而爲痛。經絡鬱閉,衛氣遏逼,濁陰上逆,則爲

---

〔1〕迫 原作“遏”,據宛鄰本、蜀本、集成本、石印本改。

嘔逆。經脈束迫，不得發越，則尺寸俱緊。

太陽傷寒麻黃湯證

肝藏營血，寒傷於營，行其閉藏之令，營血不宣，是以無汗。營愈閉而愈泄，泄而不通，則衛鬱而寒生。麻黃湯所以開皮毛而瀉衛鬱也。

太陽傷寒麻黃證一太陽二十

太陽病，頭痛，發熱，身疼，腰痛，骨節疼痛，惡寒，無汗而喘者，麻黃湯主之。

寒爲陰邪，營爲陰氣，寒[1]邪中人，則陰分受之，故傷營血。血秉肝氣，其性疏泄，寒閉營陰，失其疏泄之權，是以無汗。寒愈閉而營[2]愈泄，則外束衛氣，閉藏而爲寒。是營血被傷而衛氣受病者也，故病在營血而治在衛氣。麻黃湯，甘草保其中氣，桂枝發其營鬱，麻黃瀉其衛氣，杏仁利其肺氣，降逆而止喘也。九竅一開，而衛鬱外達，則傷寒愈矣。

衛氣爲陽，外行皮毛，營血爲陰，內行經絡。肺藏氣而主衛，肝藏血而司營，肺金收斂，肝木疏泄，陰陽自然之性也。肝性疏泄，而營血之內守者，肺氣斂之也，肺氣收斂，而衛陽之外發者，肝氣泄之也，收斂則無汗，疏泄則有汗。風傷衛氣，衛病而非營病也，然衛被風斂，則內閉營陰，營氣不通，是以發熱，故以桂枝泄經熱而達營鬱。氣病而用血藥者，以氣傷而累血也。寒傷營血，營病而非衛病也，然營爲寒束，則外閉衛陽，衛陽不宣，是以惡寒，故以麻黃瀉表寒而達衛鬱。血病而用氣藥者，以血傷而累氣也。桂枝瀉其肝血，麻黃瀉其肺氣，營衛分屬於肺肝，而統司於太陽，故太陽風寒之初治，首以桂枝、麻黃二方，爲定法也。

〔1〕寒　原作"陰"，諸本均同，據太陽中風桂枝證一黃解"風邪中人"改。
〔2〕營　原作"陰"，諸本均同，據太陽中風桂枝證一黃解"風愈泄而衛愈閉"改。

麻黃湯二

麻黃三兩,去節　桂枝二兩[1],去皮　甘草一兩,炙　杏仁七十枚,湯泡,去皮尖及兩仁者

右四味,以水九升,先煮麻黃,減二升,去上沫,内諸藥,煮取二升半,去渣,溫服八合。覆取微似汗,不須歠粥。餘如桂枝法將息。

麻黃證二太陽二十一

脈浮者,病在表,可發汗,宜麻黃湯。脈浮而數者,可發汗,宜麻黃湯。

　　浮爲在表,表被風寒,則宜汗。浮數即浮緊之變文,緊則必不遲緩,亦可言數,是傷寒之脈,當以麻黃發汗也。

麻黃證三太陽二十二

傷寒發汗已[2]解,半日許復煩,脈浮數者,可更發汗,宜桂枝湯。方在太陽五。

　　傷寒,服麻黃發汗已解,乃半日許復煩,脈見浮數,是衛鬱已瀉而營鬱不達,可更發汗以瀉其營,宜桂枝湯也。

麻黃證四太陽二十三

傷寒不大便六七日,頭痛有熱者,與承氣湯。太陽入陽明去路。其小便清者,知不在裏,仍在表也,當須發汗。此麻黃證。若頭痛者,必衄,宜桂枝湯。方在太陽五。此麻黃證中又有用桂枝者。

　　陽明府病,胃燥便難,傷寒不大便,至六七日,頭痛而有熱者,是有陽明裏證,宜與承氣湯,以瀉裏熱。然陽明病,小便當赤,若小便清者,則病不在裏,猶在表也,當須發汗,以解表寒。若頭痛不已者,是衛鬱不得旁泄,而逆衝頭面,故致頭痛。及其鬱迫莫容,自尋出路,必將衝突鼻竅,以瀉積鬱。衛氣上泄,

---

〔1〕二兩　原作"一兩",據蜀本、集成本、石印本、《傷寒論·辨太陽病脈證并治上》改。

〔2〕已　原作"宜",諸本均同,據《傷寒論·辨太陽病脈證并治中》及上下文義改。

升逼營血，是爲衄證。此宜以桂枝瀉其營鬱，使不閉束衛氣，衛氣鬆緩，則衄證免矣。

麻黃證五太陽二十四

太陽病，脈浮緊，發熱，身無汗，自衄者愈。

發熱無汗，而脈浮緊，是宜麻黃發汗，以瀉衛鬱。若失服麻黃，皮毛束閉，衛鬱莫泄，蓄極思通，勢必逆衝鼻竅，而爲衄證，自衄則衛泄而病愈矣。

麻黃證六太陽二十五

傷寒脈浮緊，不發汗，因[1]致衄者，宜麻黃湯主之。

浮緊之脈，應當發汗，失不發汗，衛鬱莫泄，因而致衄。是緣不早服麻黃，故至此，當先以麻黃發之，勿俟其衄也。

麻黃證七太陽二十六

太陽病，脈浮緊，無汗，發熱，身疼痛，八九日不解，表證仍在，此當發汗，麻黃湯主之。服藥已，微除，其人發煩目瞑，劇者必衄，衄乃解。所以然者，陽氣重故也。

發熱無汗，脈浮緊而身疼痛，此麻黃湯證。失不早服，至八九日不解，而表證仍在，此當發汗，宜麻黃湯。若衛氣閉塞，瀉之不透，服藥之後，病僅微除，其人猶覺煩躁昏暈，未能全解。劇者衛鬱升突，必至鼻衄，衄乃盡解。所以然者，久病失解，陽氣之鬱過太重故也。

忌麻黃證八太陽二十七

脈浮緊者，法當身疼痛，宜以汗解之。假令脈尺中遲者，不可發汗，何以知之？然：以營氣不足，血少故也。太陽入少陰去路。

衛候於寸，營候於尺，尺中遲者，營氣不足，以肝脾陽虛而

---

〔1〕因　原作"以"，據宛鄰本、本節黃解改。

血少故也。汗瀉營中温氣，則生亡陽諸變，故不可發汗。然
者，答辭，與《難經》然字同義。

太陽風寒雙感證四章

太陽病，風則桂枝，寒則麻黄，乃有風寒雙感之證，爰垂桂
麻各半之方，營衛兼發，風寒俱去。脈法：風則傷衛，寒則傷
營，營衛俱傷，當發其汗，此之謂也。若夫風多而寒少，則有桂
二麻一之劑，仍是各半法度，因病而小變者也。至於内熱微而
表寒輕，桂麻各半之法，不相合矣，用桂枝之二，越婢之一，微
宣表寒，而輕清裏熱。此頗似大青龍法，而實亦不同，義更妙
也。則桂麻各半，所以繼桂、麻二方之後，桂枝越婢，開青龍一
方之先也。

桂麻[1]各半證一太陽二十八

太陽病，得之八九日，如瘧狀，發熱惡寒，熱多寒少，其人不嘔，
清便欲自可，一日二三度發。脈微[2]緩者，爲欲愈也。脈微而惡
寒者，此陰陽俱虛，不可更發汗、更下、更吐也。面色反有熱色者，
未欲解也，以其人不得小汗出，身必癢，宜桂枝麻黄各半湯。清與
圊通。

如瘧狀者，營陰衛陽之相爭，陽鬱於内則發熱，陰鬱於外
則惡寒。蓋風寒雙感，營衛俱傷，寒傷營則營欲泄，風傷衛則
衛欲閉。營欲泄而不能泄，則斂束衛氣而爲寒，衛欲閉而不能
閉，則遏閉營血而爲熱。及其衛衰而營血外發，又束衛氣，營
衰而衛氣内斂，又遏營血。此先中於風而後傷於寒，營泄衛
閉，彼此交爭，故寒熱往來，形狀如瘧也。

太陽病，得之八九日之久，證如瘧狀，發熱惡寒，發熱多
而惡寒少，此風多於寒，衛傷頗重而營傷頗輕。如其寒熱不

---

〔1〕麻　原作“枝”，據宛鄰本、蜀本、集成本改。
〔2〕微　原作“浮”，諸本均同，據《傷寒論·辨太陽病脈證并治上》及上下文義改。

能頻作,是後章桂二麻一之證也。若其人上不嘔,下不泄,則中氣未傷,寒熱一日二三度發,則正氣頗旺,頻與邪爭,脈微和緩,則邪氣漸退,是爲欲愈,無用治也。若其脈微弱而又惡寒者,此衛陽營陰之俱虛,蓋營虛則脈微,衛虛則惡寒,後章:此無陽也,即解此句。虛故不可更以他藥發汗、吐、下也。如其發熱、脈浮,是後章桂枝越婢之證也。若外不惡寒,而面上反有熱色者,是陽氣蒸發,欲從外解,而表寒鬱迫,未欲解也。使得小汗略出,則陽氣通達,面無熱色矣。以其正氣頗虛,不得小汗,陽鬱皮腠,莫之能通,是其身必當發癢,解之以桂枝麻黃各半湯。

營衛俱傷,前後四章三證,而於首章內一證三變,伏下三章之綫。下三章,分承首章而發明之。

桂枝麻黃各半湯三

桂枝一兩十六銖 芍藥一兩 甘草一兩,炙 大棗四枚 生薑一兩 麻黃一兩 杏仁三十四枚,去皮尖及兩仁者

右七味,以水五升,先煮麻黃一二沸,去上沫,内諸藥,煮取一升八合,去滓,溫服八合。

桂枝越婢證二太陽二十九

形作傷寒,其脈不弦緊而弱,弱者,必渴,被火者,必譫語,弱者發熱脈浮,解之,當汗出愈。

此申明上章之義。前章發熱惡寒,發熱多而惡寒少,是形作傷寒也。傷寒脈當弦緊,乃脈微而惡寒,微即弱之變文。其脈不弦緊而弱,必緣血虛,血虛脈弱者,必滿。若被火薰,愈爍其血,不止渴也,必作譫語。脈弱是以發熱偏多,脈法:諸弱發熱是也。發熱是營氣之虛,而惡寒是衛氣亦虛也,故上章謂之陰陽俱虛。然虛而外見惡寒,非無表證,有表證,脈必浮。如其發熱而脈浮,則陰陽雖俱虛,而解之之法,究當令其汗出而愈。但發汗另有善方,不可以他藥發表耳,下章桂枝二越婢一湯,則美善而無弊矣。

桂枝越婢證三太陽三十

太陽病，發熱惡寒，熱多寒少，脈微弱者，此無陽也，不可更汗，宜桂枝二越婢一湯。

此申明上二章之義。前證發熱惡寒，熱多寒少，形作傷寒，而其脈不弦緊而微弱者，以血藏於肝而內胎君火，實以陰質而抱陽氣，血虛脈弱，是無陽也。其惡寒雖少，不可不解，發熱既多，不可不清，但不可更以他藥發汗，宜桂枝二越婢一湯，重瀉營血，輕瀉衛氣，而兼清內熱，則表裏全瘳矣。

此無陽也，即前章陰陽俱虛意。此不可更汗，發明前章不可更發汗、更下、更吐句義。言尋常汗、吐、下法，俱不可更用，當另有汗法，桂枝越婢是也。此章包上發熱脈浮意。二章是首章脈微惡寒一條治法。

桂枝二越婢一湯四

桂枝十八銖　芍藥十八銖　甘草十八銖　大棗四枚　生薑一兩三銖　麻黃十八銖　石膏十四銖

右七味，吹咀，以水五升，先煮麻黃一二[1]沸，去上沫，內諸藥，煮取二升，溫服一升。

桂二麻一證四太陽三十一

服桂枝湯，大汗出，脈洪大者，與桂枝湯，如前法。若形如瘧，日再發者，宜[2]桂枝二麻黃一湯。

此總申明上三章之義。如服桂枝湯，大汗出而表未解，而脈又洪大，洪大即脈浮之變文。是表有寒而裏有熱，此亦桂枝越婢證，可與桂枝湯，如前法而加越婢也。若前證之形如瘧狀，而無洪大之脈，寒熱日僅再發，不能二三度者，是正氣虛，不能頻與邪爭也。其風邪多而寒邪少，宜桂枝二麻黃一湯[3]，重瀉營

---

〔1〕一二　原作"三"，據宛鄰本、集成本改。
〔2〕宜　原脫，諸本均同，據《傷寒論·辨太陽病脈證并治上》及上下文義補。
〔3〕湯　原脫，諸本均同，據前後文例補。

血,而輕瀉衛氣,乃爲合法也。

此章是首章一日二三度發者一條治法,以其不能二三度發,是爲未欲愈故也。

前章脈微、脈弱、脈浮、脈微弱、脈洪大,總對弦緊言,微弱即不弦緊,洪大即浮意,勿泥。

桂枝二麻黃一湯五

桂枝一兩七銖　芍藥一兩六銖　甘草一兩二銖　大棗五枚　生薑一兩八銖　麻黃十六銖　杏仁十六枚,去皮尖

右七味,以水五升,先煮麻黃一二沸,去上沫,内諸藥,煮取二升,去滓,温服一升,日再服。

太陽傷寒大青龍證二章　太陽入陽明去路[1]

太陽中風,脈緩頭痛,汗出而不煩躁,此其脈緊身痛,無汗而煩躁者,衛閉而營不能泄也,故其脈證似傷寒,太陽傷寒,脈緊身疼,此其脈緩而身不疼者,營閉而衛不能泄也,故其脈證似中風。中風衛閉而營鬱,陽盛者固宜青龍,然當防其腎陰之旺,故立真武之法,傷寒營閉而衛鬱,陰盛者固宜真武,然當防其胃陽之旺,故垂青龍之方,靈通變化,玄妙無窮也。首章名曰中風,次章名曰傷寒,俗手妄繆,以爲風寒雙感,誤世非小也。

大青龍證一太陽三十二

太陽中風,脈浮緊,發熱,惡寒,身疼痛,不汗出而煩躁者,大青龍湯主之。太陽入陽明去路。若脈微弱,汗出惡風者,不可服也。服之則厥逆,筋惕肉瞤,此爲逆也,以真武湯救之。方在少陰十九。太陽入少陰去路。

營性發揚而寒性固濇,傷寒營欲發而寒閉之,故脈緊而無汗。衛性斂閉而風性疏泄,中風衛欲閉而風泄之,故脈緩而有

---

〔1〕太陽入陽明去路　原脱,諸本均同,據目録補。

汗。太陽中風，脈緊身痛，寒熱無汗，脈證悉同傷寒，此衛陽素旺，氣閉而血不能泄也。衛氣遏閉，營鬱熱甚，故見煩躁。大青龍湯，甘草、大棗，補其脾精，生薑、杏仁，降其肺氣，麻、桂，瀉其營衛之鬱閉，石膏清神氣之煩躁也。蓋氣欲閉而血欲泄，血強而氣不能閉，則營泄而汗出，氣強而血不能泄，則營閉而無汗。營熱內鬱，外無泄路，是以脈緊身痛，寒熱無汗，而生煩躁。異日之白虎、承氣諸證，皆此[1]經熱之內傳者也。早以青龍發之，則內熱不生矣。

若脈微弱而汗出惡風者，中風之脈證如舊，而陽虛陰旺，不可服此。服之汗出亡陽，則四肢厥逆，筋惕肉瞤，爲害非輕矣。蓋四肢秉氣於脾胃，陽亡土敗，四肢失溫，所以逆冷。筋司於肝，肝木生於腎水而長於脾土，水寒土濕，木鬱風動，故筋脈振惕而皮肉瞤動。真武湯，苓、术，燥土而瀉濕，附子溫經而驅寒，芍藥清肝[2]而息風也。

大青龍湯六

麻黃六兩　桂枝二兩　甘草二兩，炙　大棗十二枚　生薑三兩
杏仁五十枚　石膏雞子大一塊，打碎

右七味，以水九升，先煮麻黃，減二升，去上沫，内諸藥，煮取三升，溫服一升，取微似汗。汗出多者，溫粉撲之。牡蠣粉，止身汗。一服汗出者，停後服。汗多亡陽，遂虛，惡風，煩躁，不得眠也。

大青龍證二太陽三十三

傷寒，脈浮緩，身不疼，但重，乍有輕時，無少陰證者，大青龍湯主之。

傷寒，脈浮緊，身疼痛，緣表被寒束，而經氣壅塞也。此脈浮緩而身不痛，但覺體重而已，然亦乍有輕時，是非外寒之微，而實裏熱之盛，再於他處微之，別無少陰證者，宜大青

---

〔1〕此　原作“以”，據宛鄰本、蜀本、集成本、石印本改。
〔2〕肝　原作“肺”，據宛鄰本、蜀本、集成本、石印本改。

龍，外發表寒而内清裏熱也。

風脈浮緩，浮緊者，必傳入陽明，以營鬱而生裏熱，衛閉而不能泄也。寒脈浮緊，浮緩者，必傳入陽明，以衛鬱而生裏熱，營泄而不能外閉也。陽明府熱，則氣蒸汗泄，寒不能閉。中風多傳陽明，若其脈微弱，無陽明證，而將入少陰，則又用真武，傷寒[1]多傳少陰，若其脈浮緩，無少陰證，而將入陽明，又用青龍。風寒對舉，參伍盡變，立法精矣。

傷寒，陽明、太陰脈俱浮緩，陽明篇：脈浮而緩，手足自溫者，是謂繫在太陰，至七八日，大便鞕者，爲陽明病也。大青龍之浮緩，則陽明之緩，非太陰之緩也。脈法：寸口脈微而緩，緩者胃氣實，實則穀消而水化也。《靈樞·津液五別》：中熱則胃中消穀，腸胃充廓，故胃緩。胃緩是以脈緩，緩者，胃氣之脈也。或改此條作小青龍證，不通之極！脈法：緊則爲寒，小青龍證內外皆寒，其脈必緊，安有浮緩之理！

太陽傷寒小青龍證三章　太陽入太陰、少陰去路

中風大青龍之證，外有風而内有熱也，傷寒之小青龍證，表有寒而裏有水也。大小青龍，外之解表則同，而内之溫清大異，大青龍可以瀉裏熱而不可以溫内寒，小青龍所以佐大青龍之不逮也。

傷寒之人，或表邪外鬱而宿水裏發，或渴飲涼水而停留不消，是以多有水氣之證。以其熱渴，雙解表裏之寒，小青龍乃不易之法也。

小青龍證一太陽三十四

傷寒表不解，心下有水氣，乾嘔，發熱而咳，或渴，或利，或噎，或小便不利小腹滿，或喘者，小青龍湯主之。

傷寒表證不解，而水停心下，阻肺胃降路，胃氣上逆，而生

---

〔1〕傷寒　原作“陽明”，據宛鄰本、蜀本、集成本、石印本改。

乾嘔,肺氣上逆,而生咳嗽,或火升金燥而爲渴,或氣阻肺脹而爲喘,或濁氣上噯而爲噫,或清氣下泄而爲利,或小便不利而少腹滿急。凡此皆水氣瘀格之故,宜小青龍湯,甘草培其中氣,麻、桂,發其營衛,芍藥清其風木,半夏降逆而止嘔,五味、細辛、乾薑,降逆而止咳也。

小青龍湯七

麻黃三兩　　桂枝三兩　　芍藥三兩　　甘草二兩,炙　　半夏半升〔1〕,洗　　五味半升　　細辛三兩　　乾薑二兩

右八味,以水一斗,先煮麻黃,減二升,去上沫,内諸藥,煮取三升,去滓,温服一升。若微利者,去麻黃,加芫花,如雞子大,熬令赤色。下利者,水邪侮土,加芫花以瀉水也。若渴者,去半夏,加栝蔞根三兩。栝蔞根清金止渴也。若噫者,去麻黃、加附子一枚,炮。寒水侮土,濁氣上逆則爲噫,加附子煖水而降逆也。小便不利少腹滿者,去麻黃,加茯苓四兩。茯苓以瀉滿也。若喘者,加杏仁半斤,去皮尖。杏仁利肺而止喘也。

小青龍證二太陽三十五

太陽病,小便利者,以飲水多,必心下悸,小便少者,必苦裹急也。

　　申明上章小便不利少腹滿主義。小便利者,津液滲泄,則必發燥渴。渴而飲水多者,土濕木鬱,必心下動悸。木鬱不能泄水,而小便少者,水積少腹,必苦腹裹滿急也。

小青龍證三太陽三十六

傷寒,心下有水氣,咳而微喘,發熱不渴,小青龍湯主之。服湯已渴者,此寒去欲解也。

　　服湯已而渴者,表寒已解,裹水亦去,津液乍耗,是以作

---

〔1〕半升　原作"三兩",據蜀本、集成本、石印本、《傷寒論·辨太陽病脈證并治中》改。

渴。渴者,是表解寒去,積水化汗而外瀉也。

大青龍證是表陽之盛,內有火氣,小青龍證是裏陽之虛,內有水氣。陰陽一偏,逢鬱即發,大小青龍,外解風寒而內瀉水火,感證之必不可少者也。

太陽傷寒白虎證四章　太陽入陽明去路

陽盛之人,表寒裏熱,則用大青龍,表寒解而裏熱盛,於是有白虎清金之法。肺金清而胃熱消,可無異日陽明之證矣。至於汗後陽虛之渴,則於白虎而加人參,涼金益氣,生津化水,清滌煩渴之妙,超人巧而絕〔1〕天工,制方立法,神化難追。

然白虎湯證,雖皆傷寒之條,其實來自中風者多。如:服桂枝湯,大汗出後,大煩渴不解,脈洪大者,白虎加人參湯主之,其爲風證甚明。以中風多傳陽明,白虎湯證乃承氣證之初氣也。

白虎證一太陽三十七

傷寒脈滑而厥者,裏有熱也,白虎湯主之。

四肢厥逆,而脈見遲濇,是爲裏寒,厥而脈滑,是裏有熱也。蓋燥熱內鬱,侵奪陰位,陰氣浮散,外居肢節,故肢冷而脈滑。白虎湯,石膏清金而退熱,知母潤燥而瀉火,甘草、粳米,補中而化氣,生津而解渴也。

胃陽素盛之人,陰虛火旺,一被感傷,經熱內蒸,津液消爍,則成陽明下證。而胃火未盛,肺津先傷,是以一見渴證,先以白虎涼金瀉熱,滋水滌煩。膈熱肅清,則不至入胃,而致煩熱亡陰之害矣。

白虎證即將來之大承氣證,而裏熱未實,從前之大青龍證,而表寒已解者也。表寒已解,故不用麻黃,裏熱未實,故不用硝、黃。

---

〔1〕絕　越也。《荀子·勸學》:"假舟楫者,非能水也,而絕江河。"

白虎湯八

石膏一斤　知母六兩　甘草二兩　粳米六合

右四味，以水一升，煮米熟，湯成，去滓，溫服一升，日三服。

白虎證二太陽三十八

傷寒，脈浮滑，此裹有熱，表有寒也，白虎湯主之。

　　此申明上章未顯之義。脈滑者，裹有熱也，厥者，表有寒
也，此不言厥者，診脈浮滑，已知是表寒外束，裹熱內鬱，不必
問其肢節之厥熱矣。若裹熱外發，則脈變實緩，不復浮滑也，
浮滑者，陽氣鬱格之象也。此之表寒，乃陰氣之外浮，非寒邪
之外淫，不然，表寒未解，無用白虎之理。

白虎證三太陽三十九

傷寒，脈浮，發熱，無汗，其表不解者，不可與白虎湯。渴欲飲
水，無表證者，白虎加人參湯主之。

　　脈浮，發熱，無汗，是表未解也，此合用大青龍雙解表裹，
不可與白虎湯但清其裹。若渴欲飲水，而無表證者，是汗出而
熱退也。汗後陽泄，宜防知、膏伐陽，白虎而加人參，清金益
氣，生津化水，汗後解渴之神方也。

白虎加人參湯九

石膏一斤，碎　知母六兩　甘草二兩　粳米六合　人參三兩

於白虎湯內，加人參三兩。餘依白虎湯法。

白虎證四太陽四十

傷寒無大熱，口燥渴，心煩，背微惡寒者，白虎加人參湯主之。

　　表解故無大熱。背微惡寒，即前章表有寒也。陽乘陰位，
而生裹熱，則陰乘陽位，而生表寒。遠則客於肢節，近則浮於
脊背，脊背肢節，皆陽位也。

太陽風寒五苓散證三章　太陽入太陰去路

　　太陽表證未解，而裹有水氣，小青龍、五苓散皆解表瀉水

之劑。而小青龍之表藥，則用麻黃，五苓散之表藥，則用桂枝，其裏水則同，而表證之風寒則異也。小青龍但用麻黃發汗以瀉水，其於大便微利者方用芫花，小便不利者方用茯苓，五苓散則兼用二苓、澤瀉瀉水以發汗。以風家內熱，燥渴甚於傷寒，是以燥勝其濕，則火亦偏旺，濕勝其燥，則水亦偏多。其傳陽明而用白虎，燥盛者也，其傳太陰而用五苓，濕盛者也。傷寒多傳太陰，病水者固眾，中風多傳陽明，病水者亦繁，此燥證之所以少而濕證之所以多也。溫疫水證最多，亦以飲冷不消故也。

五苓證[1]一太陽四十一

中風發熱六七日，不解而煩，有表裏證，渴欲飲水，水入則吐者，名曰水逆，五苓散主之。

中風發熱六七日，經盡不解，而且煩渴思飲，外而發熱，是有表證，內而作渴，是有裏證。內渴欲飲水，而水入則吐者，是有裏水瘀停也，此名水逆。由舊水在中，而又得新水，以水濟水，正其所惡，兩水莫容，自當逆上也。五苓散，桂枝行經而發表，白朮燥土而生津，二苓、澤瀉，行水而瀉濕也。多服暖水，蒸瀉皮毛，使宿水亦從汗散，表裏皆愈矣。

五苓散十

茯苓十八銖　豬苓十八銖　澤瀉一兩六銖　白朮十八銖　桂枝半兩，去皮

右五味，爲末，以白飲和服方寸匕，日三服。多飲暖水，汗出愈。

五苓證二太陽四十二

傷寒，汗出而渴者，五苓散主之，不渴者，茯苓甘草湯主之。

傷寒汗後，陽虛濕動，君相二火浮升，故作燥渴。其渴者，濕邪較甚，故用五苓。不渴者，濕邪較輕，茯苓甘草湯，苓、桂、

---

〔1〕五苓證　原作"五苓散"，據蜀本、集成本、石印本改。

薑、甘，瀉水而疏木，和中而培土，防其濕動而生水瘀也。

茯苓甘草湯十一

茯苓二兩　桂枝二兩　生薑二兩　甘草一兩，炙

右四味，以水四升，煮取二升，去滓，分溫三服。

五苓證三太陽四十三

病在陽，應以汗解之，反以冷水噀之、灌之，其熱被卻不得去，彌更益煩，肉上粟起，意欲飲水，反不渴者，服文蛤散。若不差者，與五苓散。寒實結胸，無熱證者，與三物小陷胸湯，方在太陽一百十七。白散亦可服。

　　五苓散證，水飲在內，鬱格經陽，而生外熱。病在陽分，應當以汗解之，使裏水化汗，病可立愈。乃反以冷水噀之、灌之，皮膚得冷，汗孔皆闔，表熱被冷水卻逐，而不得外去，彌更益其煩躁。衛鬱欲發，升於孔竅，而外寒闔秘，不能透發，於是衝突皮膚，肉上如粟粒凝起。經熱內蒸，煩熱作渴，意欲飲水，而停水在內，其實反不渴者，宜服文蛤散，文蛤利水解渴也。若不差者，則是水旺濕多，文蛤不能勝任，仍與五苓散。若寒邪上逆，實結胸膈，肺鬱生熱，而外無熱證，則表邪已退，宜與小陷胸湯，黃連、栝蔞，瀉熱而滌鬱，半夏降逆而開結也。白散，桔梗、貝母，清降其虛熱，巴豆溫破其實寒，令其湧泄而去，以絕根株，亦可服也。

文蛤散十二

文蛤五兩

右一味，杵爲散，以沸湯五合，和服[1]方寸匕。

白散十三

桔梗三分　貝母三分　巴豆一分，去皮，煮，研如脂

右二味，爲末，內巴豆，更於臼中杵之，以白飲和服。強人

---

[1]　服　原脱，諸本均同，據《傷寒論·辨太陽病脈證并治下》補。

半[1]錢匕，弱者減之。病在膈上必吐，在膈下必利。不利，進熱粥一杯，利過不止，進冷粥一杯。身熱，皮粟不解，欲引衣自[2]覆者，若以水噀之，洗之，益令熱不得去。當汗而不汗，則煩。假令汗已出，腹中痛，與芍藥三兩，如上法。汗出腹痛者，血亡而木燥也，芍藥清風木而潤血燥。

太陽傷寒抵當證[3] 四章 太陽入陽明去路

風寒外感，有上焦之熱，有下焦之熱，有氣分之熱，有血分之熱。上焦氣分之熱，白虎可清，上焦血分之熱，承氣可下，而膀胱熱結，病在下焦血分，則於承氣而加破血之藥，於是有桃核承氣、抵當湯丸之設。

傷寒之病，在於衛氣，氣鬱則生寒，中風之病，在乎營血，血鬱則生熱，熱結血分，是中風之證，非傷寒之證也。至於陽盛之人，傷寒而有此，則抵當用丸而不用湯，以其下熱不如中風之甚也。

桃核承氣證一 太陽四十四

太陽病不解，熱結膀胱，其人如狂，血自下，下者愈。其外不解者，尚未可攻，當先解外，外解已，但小腹急結者，乃可攻之，宜桃核承氣湯。

太陽病，表證不解，經熱內蒸，而結於膀胱。膀胱者，太陽之府，水府不清，膀胱素有濕熱，一因表鬱，府熱內發，故表熱隨經而深結也。熱結則其人如狂，緣膀胱熱結，必入血室，血者心所主，胎君火而孕陽神，血熱則心神擾亂，是以狂作也。若使瘀血自下，則熱隨血泄，不治而愈，不下則宜攻之。如其外證不解者，尚未可攻，攻之恐表陽內陷。當先解外證，外證已除，但餘小腹急結者，乃可攻之。宜桃核承氣湯，桂枝、桃

---

[1] 人半　原脫，據宛鄰本、蜀本、集成本、石印本補。
[2] 自　原作"白"，據宛鄰本、蜀本、集成本、石印本改。
[3] 太陽傷寒抵當證　原作"太陽傷寒抵當湯證"，諸本均同，據前後文例改。

仁,通經而破血,大黃、芒硝,下瘀而瀉濕,甘草保其中氣也。

桃核承氣湯十四

桃仁五十枚,去皮尖　桂枝二兩,去皮　甘草二兩,炙　大黃四兩　芒硝二兩

右五味,以水七升,煮取二升半,去滓,内芒硝,更上火微沸,下火,先食温服五合,日三服。當微利。

抵當證二太陽四十五

太陽病六七日,表證猶存,脈微而沉,反不結胸,其人發〔1〕狂者,以熱在下焦,少腹當鞕滿,小便自利者,下血乃愈,所以然者,以太陽隨經,瘀熱在〔2〕裏故也,抵當湯主之。

　　六七日,經盡之期,表證猶存。脈微而沉,已無表脈。寸脈浮、關脈沉,當病結胸,乃反不結胸,而其人發〔3〕狂者,以熱不在上焦而在下焦也。熱結下焦,其少腹當鞕滿。若是小便自利,是熱結血分,下血乃愈。以太陽表邪,隨經内入,瘀熱在裏,宜抵當湯,水蛭、䗪蟲、桃仁、大黃,破瘀而瀉熱也。

抵當湯十五

大黃三兩,酒浸　水蛭三十枚,熬　䗪蟲三十枚,熬,去翅足　桃仁三十枚

右四味,爲末,水五升,煮取三升,去滓,温服一升。不下,再服。

抵當證〔4〕三太陽四十六

太陽病,身黃,脈沉結,少腹鞕,小便不利者,爲無血也,小便自利,其人如狂,血證諦也,抵當湯主之。

---

〔1〕發　原作“如”,據宛鄰本、蜀本、集成本,石印本,《傷寒論·辨太陽病脈證并治上》改。
〔2〕在　其下原衍“腹”,據宛鄰本、蜀本、集成本、石印本删。
〔3〕發　原作“如”,據宛鄰本、蜀本、集成本改。
〔4〕抵當證　原作“抵當湯證”,諸本均同,據前後文例改。

身黄，脈沉結，少腹鞕，是皆血瘀之脈證。血司於肝，血結木鬱，賊傷己土，則發黄色，緣木主五色，入土爲黄故也。然使小便不利，則三者乃膀胱濕熱之瘀，是茵陳五苓證，非血證也，小便自利，其人如狂，血證已諦，故宜抵當。

抵當證四太陽四十七

傷寒有熱，少腹滿，應小便不利，今反利者，爲有血也，當下之，不可餘藥，宜抵當丸。

身有熱而少腹滿，多是木鬱陽陷，疏泄不行，應當小便不利，今反利者，是有血瘀，當下。然滿而未鞕，下不必急，減抵當之分兩，變湯爲丸，緩攻可也。

抵當丸十六

大黄二兩　水蛭二十枚　䗪蟲二十五枚　桃仁二十五枚

右四味，杵，分爲四丸，以水一升，煎一丸，取七合服之，晬時當下血。若不下者，連服。

太 陽 傳 經 五章〔1〕

傷寒、中風，一日太陽，二日陽明，三日少陽，四日太陰，五日少陰，六日厥陰，日傳一經，六日而徧，此定數也。諸〔2〕所謂不傳者，言不傳藏府，並非不傳經絡。傷寒惟傳經一事，訛謬百出，道理未爲難解，自是醫法不明耳。

傳經一太陽四十八

大凡病，若〔3〕發汗，若吐，若下，若亡血，若亡津液，陰陽自和者，必自愈。

發汗、吐、下、亡血、亡津，不無損傷，而邪退正復，陰陽調和，不至偏勝，必自愈也。病，非陰勝，則陽勝，和而不偏，所以自愈。

---

〔1〕五章　原脱，據目録、宛鄰本、蜀本、集成本、石印本補。
〔2〕諸　原作“謂”，據宛鄰本、蜀本、集成本、石印本改。
〔3〕若　原作“者”，據宛鄰本、蜀本、集成本、石印本改。

傳經二太陽四十九

太陽病[1]，頭痛至七日以上自愈者，以行其經盡故也。若欲再作經者，鍼足陽明，使經不傳，則愈。

　　七日以上自愈者，即發於陽者七日愈之謂。六日六經俱盡，故至七日自愈，《素問·熱論》所謂七日太陽病衰，頭痛少愈也。陽莫盛於陽明，陽明之經，陽鬱熱盛，則六經俱遍。而鬱熱未衰，雖不入府，而經邪猶旺，不肯外發，勢必再傳六經。鍼足陽明之經，瀉其鬱熱，則經不再傳，自然愈矣。

傳經三太陽五十

風家，表解而不了了者，十二日愈。

　　《素問·熱論》：七日巨陽病衰，頭痛少愈。八日陽明病衰，身熱少愈。九日少陽病衰，耳聾微聞。十日太陰病衰，腹減如故，則思飲食。十一日少陰病衰，渴止不滿，舌乾已而嚏。十二日厥陰病衰，囊縱，少腹微下，大氣皆去，病已愈矣。中風表解，自當即愈，設不了了，則餘熱未盡，俟至十二日經邪盡解，無不愈矣。

　　風寒與溫熱之病，裏氣不同，而其經脈之絡屬，傷受之日期，無有不同也。

傳經四太陽五十一

傷寒二三日，陽明、少陽證不見者，爲不傳也。

　　傷寒，一日太陽，二日陽明，三日少陽，此定法也，二日、三日，無不傳陽明、少陽之理！若陽明、少陽之裏證不見者，是但傳三陽之經，而不傳陽明之府也。

　　陽明病，皆府病，非經病，故曰：陽明之爲病，胃家實也。胃家一實，則病邪歸府，終始不遷，雖未嘗不傳三陰之經，而不

―――――――――

〔1〕病　原脫，諸本均同，據《傷寒論·辨太陽病脈證并治上》及上下文義補。

復入三陰之藏，所謂陽明中土，萬物所歸，無所復傳，以其陽盡而陰退也。至於葛根湯證，則府病之連經，而胃熱之未實者。即其桂枝、麻黃二證，亦陽明之經病，未成陽實之府病者也。二三日中，不見陽明胃家實證，此爲不傳陽明之府也。

少陽病，小柴胡證，皆藏府病之連經，亦非但是經病。緣藏府經絡，表裏鬱迫，故柴胡諸證，久而不罷。有至八[1]九日，以及十三日，且有過經十餘日者。若不連藏府，但在經絡，則三日少陽，四日已見太陰經病證，五日已見少陰經病證，六日經盡而汗解。何得少陽一經之證，如此久遠，而不退乎？即其麻黃一證，亦少陽之經病，未成內連藏府之證者也。二三日中，不見少陽柴胡證，此亦爲不傳陽明之府也。

傳經五 太陽五十二

傷寒一日，太陽受之，脈若靜者，爲不傳，頗欲吐，若煩躁，脈急數者，爲傳也。

浮緊之脈，斷不能靜，設脈若安靜者，爲不內傳。若經邪鬱迫陽明、少陽之經，胃氣上逆，頗欲作吐，與夫煩躁不寧，脈候急數者，是其表邪束迫之重，與經氣鬱遏之極，此爲必將內傳也。

太陽經病，裏氣和平，陽不偏盛，則不內傳於府，陰不偏盛，則不內傳於藏。傷寒一日，太陽受之，脈若安靜者，爲不傳，謂不傳於藏府，非謂不傳於六經也。程氏以爲，溫病傳經，傷寒不傳經。果不傳經，是傷寒一日，病在太陽，若脈候安靜，則一日而汗解也。既是傷寒，安有一日即解之理。若不經汗解，六經部次相連，安有太陽既病，但在此經，絕不挨經而內傳者乎。其謂數日仍在太陽，數日方過陽明，支離不通矣。又言或從太陽而陽明，或從太陽而少陽。陽明在太陽、少陽之間，既過陽明而傳少陽，陽明何以不病？若不過陽明，何由而及少

---

〔1〕八　原作"乃"，據宛鄰本、蜀本、集成本、石印本改。

陽？後世庸妄，舊有直中陰經之説，未知三陽在表，何由超越三陽而内及陰經也。此皆下愚之胡談，不足深辨也。

太 陽 解 期 一章〔1〕　太陽五十三

太陽病，欲解時，從巳至未上。

　　巳、午、未，太陽得令之時，故解於此。

---

〔1〕一章　原脱，據目録及前後文例補。

太陽經中篇五十六章

太陽壞病

太陽風寒,有正治之法,桂枝、麻黃是也。陽偏盛者,恐異日之入陽明,則有大青龍、白虎湯,早清其燥熱。陰偏盛者,恐異日之入三陰,則有小青龍、五苓散,預去其濕寒。處治不差,病在太陽一經,自當應藥而解,不成壞病。

醫不知此,實其實而虛其虛,若汗、若吐、若下、若溫鍼,補瀉異施,遂成壞病,非復太陽本色矣。壞病者,即後日之陽明與三陰也。陽盛而瀉其陰,則入陽明,陰盛而亡其陽,則入三陰,桂枝、麻黃之證,變爲亢陽孤陰,是以曰壞。

至於陽明,俟其府熱內實,一下而愈,猶爲逆中之順。然而府邪傷陰,失於急下,亦伏死機,則順中之逆,正自不少。若夫三陰,陰盛陽負,動罹危亡,則逆居強半,而順不十三。仲景於是有救逆之法,隨證處治,轉逆爲從,玄通微妙,良工苦心矣。

提　綱二章[1]

桂枝、麻黃,太陽風寒主方也。若至三日之久,正將入陽明、太陰之期,業經汗、下、溫鍼,而病仍不解,則事當大壞,未必猶在太陽。即太陽未罷,而亦未

傷寒懸解卷四

昌邑黃元御坤載著

---

〔1〕提綱二章　原作"太陽壞病提綱一太陽一",諸本均同,據目錄改。

必尚屬太陽桂、麻之證。是宜審觀脈證，另立新法，故總立壞病之綱，詳開救逆之門也。

太陽壞病提綱一太陽五十四〔1〕

太陽病三日，已發汗，若吐，若下，若温鍼，仍不解者，此爲壞病，桂枝不中與也，觀其脈證，知犯何逆，隨證治之。

太陽病，治之得法，當解於本經，不至入府傳藏，而成壞病。若至三日之久，已經發汗、吐、下、温鍼諸治，而病不解，則不在太陽，定緣誤治，入別〔2〕經而成壞病。當觀其脈證，知其所犯何逆，隨證治之。曰壞病者，非太陽之本病故也。

壞病提綱二太陽五十五

本發汗，而復下之，此爲逆也，若先發汗，治不爲逆，先本下之，而復汗之，爲逆，若先下之，治不爲逆。

申明上章逆字之義。風寒外閉，宜辛温發散而不宜下，燥熱内結，宜苦寒攻下而不宜汗。若表邪未解，裏邪復盛，則宜先汗而後下，若裏邪急迫，表邪輕微，則宜先下而後汗，錯則成逆矣。若治法得宜，先後不失，不爲逆也。

太陽壞病入陽明去路十五章

陽明從燥金化氣，陽旺之人，表鬱則燥動。然不經誤治，津液未耗，燥氣之作，何至遽盛？及其汗、下、温鍼，傷津亡液，燥氣大發，經府合邪，乃成下證。雖不如三陰之險，然陰虧陽亢，亦伏危機，未可率然也。

太陽壞病入陽明桂枝證一太陽五十六

太陽病，先發汗不解，而復下之，脈浮者，不愈。浮爲在外，而

---

〔1〕太陽壞病提綱一太陽五十四　原脱，諸本均同，據前後文例，由"桂枝、麻黄，太陽風寒主方也"前移此。

〔2〕別　原作"則"，據宛鄰本、蜀本、集成本、石印本改。

反下之，故令不愈。今脈浮，故知在外，當須解外則愈，桂枝湯主之。方在太陽五。

　　太陽病，先發汗不解，而復下之，設內有府熱，則下之當愈，若使脈浮，則表邪未解，必不能愈。以浮爲邪在表，遺其外邪，而反下之，故令不愈。當須解外則愈，宜主桂枝也。

　　此太陽表證未罷，而內有府證，固當下也，然必外解，而後可下。若發汗未解，而遽下之，設脈猶見浮，則外必不愈，故仍以桂枝解外。

發汗亡津證二太陽五十七

大下之後，復發汗，小便不利者，亡津液故也。勿治之，得小便利，必自愈。

　　膀胱者，州都之官，津液藏焉，氣化則能出矣。土濕金鬱，氣不化水，土濕木鬱，不能行水，皆令小便不利。小青龍、五苓散證之小便不利，悉緣土濕而水停，則小便之不利，必因濕旺。若汗下之後，而見小便之不利，是津液亡泄，燥而非濕也。然別無熱渴之證，則其燥未甚，勿用治之，俟其津液續復，得小便一利，必自愈也。

　　汗下之後，小便不利，陽虛之人，則陽亡而病濕，陰虛之人，則陰亡而傷燥，此不見陽亡濕動之證，故知是亡津傷燥也。此亦人參白虎證，而燥熱未作，則病勢最輕，故不須治之。

麻杏甘石證三太陽五十八

發汗後，不可更行桂枝湯，若汗出而喘，無大熱者，可與麻黃杏仁甘草石膏湯主之[1]。

　　汗後表寒未解，鬱其肺氣，熱蒸皮毛，竅開而不能透泄，故汗出而喘。表得汗泄，故外無大熱。麻黃發表，杏仁降逆，石膏清金，甘草培土，則表裏俱解矣。此大青龍證之輕者，以在

---

〔1〕主之　諸本同，《傷寒論·辨太陽病脈證并治中》無此二字。

汗後,故不用青龍。

汗後不可更[1]行桂枝,亦大概言之。他如發汗已解,半日許復煩,可更發汗,宜桂枝湯,未嘗必禁桂枝也。

麻黄杏仁甘草石膏湯十七

麻黄四兩　杏仁五十枚　甘草二兩,炙　石膏半斤,碎,綿裹

右四味,以水七升,先煮麻黄,減二升,去上沫,内諸藥,煮取二升,去滓,温服一升。

汗後作喘證四太陽五十九

發汗後,飲水多者,必喘,以水灌之,亦喘。

推原上章喘字之義。汗出亡津液,燥渴飲水,飲水太多,而汗後陽虚,不能消散,水停則肺氣壅遏,故必喘。以水灌之,皮毛外閉,肺氣鬱阻,故亦喘也。

麻杏甘石證五太陽六十

下後,不可更行桂枝湯,若汗出而喘,無大熱者,可與麻黄杏仁甘草石膏湯主之[2]

下後表寒未解,鬱其肺氣,肺鬱生熱,蒸發皮毛,而不能透泄,故汗出而喘。表寒裏熱,宜麻杏甘石雙解之可也。

下後不可更[3]行桂枝,亦大概言之。他如傷寒,醫下之,續得下利清穀章,救表宜桂枝湯,又傷寒大下後,復汗,心下痞章,解表宜桂枝湯,太陽病,先發汗不解,而復下之,脈浮者,不愈章,當須解外則愈,桂枝湯主之,未嘗必禁桂枝也。

人參白虎證六太陽六十一

服桂枝湯,大汗出後,大煩渴不解,脈洪大者,白虎加人參湯主

---

〔1〕更　原脱,諸本同,據本節經文補。
〔2〕主之　諸本同,《傷寒論·辨太陽病脈證并治中》無此二字。
〔3〕更　原脱,諸本均同,據本節經文補。

之。方在太陽三十九

　　服桂枝湯後，汗出表解，而津液亡泄，裏熱則增，是宜白虎清裏，而大汗之後，大作煩渴，而脈又洪大，是亡津而氣亦泄也。津由氣化，《靈樞·決氣》：上焦開發，宣五穀味，薰膚，充身，澤毛，若霧露之溉，是爲氣。此當益氣以生津，故加人參。《素問·評熱論》：脈燥疾，不爲汗衰者死。以精氣消亡，無以滲灌其枯燥也。白虎而加人參，使清氣降灑，化而爲露，滋潤枯涸，滌洗煩躁，莫善於此矣。

人參白虎證七太陽六十二

傷寒，若吐若下後，七八日不解，熱結在裏，表裏俱熱，時時惡風，大渴，舌上乾燥而煩，欲飲水數升者，白虎加人參湯主之。方在太陽三十九

　　吐下之後，氣奪津傷，七八日不解，燥熱內盛，而自裏達表，表裏俱熱，熱蒸竅泄，時時惡風，舌上乾燥，而心內焦煩，欲飲水數升之多，主以人參白虎，清金而瀉熱，化氣而生津也。

表裏俱虛證八太陽六十三

太陽病，先下之而不愈，因復發汗，以此表裏俱虛，其人因致冒，冒家汗出則自愈，所以然者，汗出表和故也。得裏未和，然後下之。

　　太陽病，先下之而不愈，傷其陰液，因復發汗，傷其陽津，表陽裏陰，以此俱虛。表陽虛則陰氣外束，裏陰虛則陽氣內鬱，陽氣內鬱而不外達，其人因致昏冒，冒家汗出則自愈。所以然者，汗出則衛氣外達，經脈和暢，陰退而陽宣也。表和之後，得裏未和，然後下之。

調胃承氣證九太陽六十四

發汗後，惡寒者，虛故也。不惡寒，反惡熱者，實也，當和胃氣，

與調胃承氣湯。方在陽明二十。

　　陽虛之人，汗則亡陽，陰虛之人，汗則亡陰。汗後惡寒者，氣泄而陽虛故也，故防入少陰，不惡寒，反惡熱者，津傷而陽實故也，是已入陽明，將成大承氣證，宜早以調胃承氣和其胃氣，預奪其實也。

陰陽俱虛證十太陽六十五

　　太陽病中風，以火劫發汗，邪風被火熱，血氣流溢，失其常度，兩陽相熏灼，其身發黃，陽盛則欲衄，陰虛則小便難，陰陽俱虛竭，身體則枯燥，但頭汗出，劑頸而還，復滿微喘，口乾咽爛，或不大便，久則譫語，甚者至噦，手足躁擾，捻衣摸牀。小便利者，其人可治。

　　太陽中風，以火劫發汗，邪風一被火熱，血氣流溢，而失其常度。外劫之火與內鬱之陽，兩相薰灼，其身發黃。上之陽盛則欲衄，下之陰虛則小便難，陰液陽津，俱至虛竭，身體則枯燥不潤。陽氣上燔，但頭汗出，際頸而還。裏氣膹鬱，而爲脹滿。肺氣壅阻，而爲微喘。火炎於上，口乾而咽爛，其時或不大便。久則衛鬱莫泄，濁氣熏心，而爲譫語。甚者胃氣衝逆，而爲噦嘔噦，或手足躁擾，捻衣摸牀。凡此諸證，總以表裏壅遏，熱無泄路，故鬱悶懊憹煩亂如是。宜以辛涼之藥，雙泄表裏。若小便利者，是陰氣未絕，其人可治也。

　　此證濕熱鬱蒸，宜以麻黃、石膏，瀉其表熱，大黃、芒硝，瀉其裏熱，半夏、生薑降其逆，豬苓、滑石滲其濕，表裏雙清，則神氣慧爽矣。

火熱入胃證十一太陽六十六

　　太陽病二日，反躁，反熨其背，而大汗出，火熱入胃，胃中水竭，躁煩，必發譫語。十餘日，振慄自下利者，此爲欲解也。故其汗，從腰以下不得汗，欲小便不得，反嘔，欲失溲，足下惡風，大便鞕，小便當數而反不數，及大便已，頭卓然而痛，其人足心必熱，穀氣下流故也。

太陽病，皮毛被感，表鬱爲熱，内尚無熱。俟其表熱傳胃，日久失清，乃見煩躁。今二日之内，方入陽明，不應躁而反躁，其胃陽素盛可知。乃不用清涼，反熨其背，而大汗出。火炎就燥，邪熱入胃，胃中水竭，乃生煩躁。燥熱熏心，必發譫語。若十餘日後，微陰内復，忽振慄而自下利，則胃熱下泄，此爲欲解也。方其熨背取汗，火熱蒸騰，上雖熱而下則寒，故從腰以下絕無汗意。外寒鬱其内熱，故膀胱閉澀，欲小便而不得。陽氣升泄，不根於水，膀胱無約，時欲失溲，如此則小便當數而反不數者，津液枯也。水枯則大便乾鞕。便乾腸結，胃熱不得下達，故氣逆作嘔。火熱上逆，故足下逆冷而惡風寒。及振慄下利，大便已行，則穀氣宣暢四達，頭痛而火從上散，足熱而陽從下達，胃中燥熱解散無餘，緣穀氣以便通而下流故也。便通而頭痛者，如爐[1]底壅塞，火熠不升，一通則火即上炎也。

火邪圊血證十二太陽六十七

太陽病，以火薰之，不得汗，其人必躁，到經不解，必清血，名爲火邪。清與圊同。

太陽病，當以汗解，乃以火薰之，又不得汗，内熱愈增，其人必躁。到經盡之期，當解而不解，熱傷血分，必當圊血，此名火邪也。

火逆助邪證十三太陽六十八

脈浮，宜以汗解，用火灸之，邪無從出，因火而盛，病從腰以下必重而痹，名火逆也。

脈浮，宜以汗解，乃用火灸之，邪無從出，因外火而更盛，病從腰以下必重濁而痹塞，此名火逆。

火逆吐血證十四太陽六十九

脈浮熱甚，反灸之，此爲實，實以虛治，因火而動，故咽燥吐血。

---

〔1〕爐　原作"鑪"，據宛鄰本、蜀本、集成本、石印本改。

脈浮熱甚,當汗之以瀉其熱,反灸之,此爲實證。實證而用灸,是實以虛治也,內之實熱,因外火而大動,必傷陰氣,故咽燥而吐血。

火邪内攻證十五太陽七十

微數之脈,慎不可灸,因火爲邪,則爲煩逆,追虛逐實,血散脈中。火氣雖微,內攻有力,焦骨傷筋,血難復也。

微數之脈,營血虛虧,慎不可灸,誤灸而因火爲邪,則爲煩躁而氣逆。追陰氣之已虛,逐陽火之原實,因令血散脈中,耗亡失守。一灸之火雖微,而其煎熬內攻,則甚有力,焦骨傷筋,日就枯槁,營血消爍,終難復舊也。

太陽壞病入太陰去路二十一章

太陰以濕土主令,陰盛之人,病在太陽,表鬱則濕動。然不經誤治,則胃陽未虧,濕氣之作,猶俟漸成。及夫汗、下、溫鍼,陽亡陰旺,濕邪勃興,土敗水侮,危證疊出。防微杜漸之法,不可不亟講也。

太陽壞病入太陰五苓散證一太陽七十一

太陽病,發汗後,大汗出,胃中乾燥[1],煩不得眠,欲得飲水者,少少與之,令胃氣和則愈。此太陽入陽明去路,將成白虎證者。若脈浮,小便不利,熱微消渴者,五苓散主之。方在太陽四十一。

發汗後,陽盛之人,陰亡土燥,則入陽明,而成白虎證,陰盛之人,陽亡土濕,則入太陰,而成五苓證。如汗後胃中乾燥,煩不得眠,欲得飲水,此將來之人參白虎證也,宜少少與飲,以在大汗之後,陽氣新虛也。設燥熱已甚,少水不救盛火,則用白虎,若燥熱未甚,得少水和胃,則煩渴自愈,無事白虎也。若

---

〔1〕燥　原作"躁",據宛鄰本、蜀本、集成本、石印本改。

汗後脈浮，小便不利，熱微消渴，則太陰之象已見端倪[1]，宜以五苓燥土而行水。蓋陽格於外，表證未解，是以脈浮。濕動於內，木氣不達，是以小便不利。木鬱風動，耗傷肺津，是以消渴。此之消渴，消少水而頻飲，不能大消，以其濕盛而熱微也。

五苓散證二太陽七十二

發汗已，脈浮數，煩渴者，五苓散主之。方在太陽四十一。

　　發汗已，熱隨汗散，乃脈見浮數而證見煩渴，是汗出陽虛，土濕而火升也。蓋火秘陽蟄，全恃乎土，陽亡濕動，肺胃不降，君火升炎，故脈證如此，宜以五苓燥土瀉濕。若未汗而見浮數煩渴之脈證，則宜大青龍而不宜五苓矣。

甘草乾薑證三太陽七十三

傷寒脈浮，自汗出，小便數，心煩，微惡寒，腳攣急，反與桂枝湯，欲攻其表，此誤也。得之便厥，咽中乾，躁煩吐逆者，作甘草乾薑湯與之，以復其陽。若厥愈足溫者，更作芍藥甘草湯與之，其腳即伸。若胃氣不和，讝語者，少與調胃承氣湯。若重發汗，復加燒鍼者，四逆湯主之。方在太陰三。

　　脈浮自汗，裏熱外泄也。小便數，則大便必鞕。心煩者，胃熱之熏衝也。陽明病，雖得之一日。惡寒將自罷，即自汗出而惡熱。微惡寒者，表未全解，自汗雖出，而未能遽發也，亦是調胃承氣證。陽明篇上：太陽病，若吐，若下，若發汗，微煩，小便數，大便因鞕，與小承氣湯和之愈，陽明病，不吐不下，心煩者，可與調胃承氣湯，即此證。醫以脈浮自汗，病象太陽中風證，反與桂枝湯加附子而增桂枝，以攻其表，此大誤也。得之汗多陽亡，使手足厥冷，咽喉乾燥，陽氣離根而生煩躁，胃氣上逆而作嘔吐。作甘草乾薑湯與之，甘草培土而補中，乾薑溫胃而降逆，陽回肢煖，是以厥愈足溫。其腳之攣急，緣其木燥而筋縮也。更作芍藥

---

[1] 端倪　微始也。《莊子·大宗師》：“反覆終始，不知端倪。”

甘草湯與之，甘草舒筋而緩急，芍藥清風而潤燥，其脚自伸。
若胃氣不和，土燥讝語，少與調胃承氣，則胃氣調和矣。桂枝
發汗，是爲一逆，若不以薑甘回陽，而重發其汗，或復加燒鍼，
以大亡其陽，是爲再逆。當速用四逆以回陽，薑甘加附子，水
土雙溫也。

甘草乾薑湯十八

甘草四兩，炙　乾薑二四，炮

右㕮咀，以水三升，煮取一升五合，去滓，分溫再服。

芍藥甘草湯十九

芍藥四兩　甘草四兩，炙

右㕮咀，以水三升，煮取升半，去滓，分溫再服。

甘草乾薑證四 太陽七十四

問曰：證象陽旦，按法治之而增劇，厥逆，咽中乾，兩脛拘急而
讝語。師言：夜半手足當溫，兩脚當伸。後如師言。何以知此？答
曰：寸口脈浮而大，浮則爲風，大則爲虛，風則生微熱，虛則兩脛
攣。病證象桂枝，因加附子參其間，增桂令汗出，附子溫經，亡陽故也。
厥逆，咽中乾，煩躁，陽明內結，讝語煩亂。更飲甘草乾薑湯，夜半
陽氣還，兩足當溫。脛尚微拘急，重與甘草芍藥湯[1]，爾乃脛伸，
以承氣湯微溏，則止其讝語，故知病可愈。

　　此復述上章，設爲問答。證象陽旦，即證象桂枝之互文。
《金匱》：産後中風，數十日不解，頭痛，惡寒，時時有熱，乾嘔，汗出，雖
久，陽旦證續在耳，可與陽旦湯。林億以爲即桂枝湯，按證是桂枝湯無
疑。按法治之，即上章以桂枝攻其表，及此章因加附子增桂令
汗出也。寸口脈浮而大，浮則爲風，大則爲虛，載在脈法，脈
法：寸口脈浮而緊，浮則爲風，緊則爲寒，脈弦而大，大則爲芤，芤則爲虛
也。所謂風則浮虛也。脈法語。風則生其微熱，虛則兩脛攣
急，病與桂枝湯證形象符合，而熱微足攣，又似陽虛，因增桂枝

---

〔1〕甘草芍藥湯　諸本同，《傷寒論·辨太陽病脈證并治上》及上下文均作"芍藥甘
　草湯"。

而加附子，以發其表。附子溫經，汗多亡陽，是以厥逆咽乾，而生煩躁，汗出津枯，胃府燥結，是以讝語煩亂。不知寸口脈浮大，是陽明之裏實，陽明篇：大便鞕者，脈浮而緩，爲陽明病。傷寒二日，陽明脈大。三陽合病，脈浮而大。而非太陽之表虛，誤以桂附發汗，重亡其陽，裏實變而爲裏虛。更飲甘草乾薑，陽回足溫，重與芍藥甘草湯，即脛伸，少與調胃承氣，變結糞爲微溏，止其讝語，藥良法精，應手愈矣，何不可知之有！喻嘉言誤會[1]陽旦、陰旦二湯，謂桂枝加黃芩爲陽旦湯，加桂枝爲陰旦湯。按法用之，即桂枝加黃芩之法，所以得之便厥，誤在黃芩。仲景即行桂枝之法，增桂枝令其汗出，更加附子溫經，悖繆極矣！嗣後醫書俱襲其説，皆載陽旦、陰旦二方，不通之至！仲景自有桂枝加桂湯，不名陰旦。陰旦之名，荒唐怪誕，所謂不知而妄作也。

汗後吐逆證五太陽七十五

發汗後，水藥不得入口爲逆，若更發汗，必吐下不止。

　　汗出陽泄，土敗胃逆，水藥不得入口，是謂逆治。若更發汗，陽敗土崩，太陰吐利之證，必將俱作，無有止期矣。

汗後吐逆證六太陽七十六

病人脈數，數爲熱，當消穀引食，而反吐者，此以發汗令陽氣微，膈氣虛，脈乃數也。數爲客熱，不能消穀，以胃中虛冷，故吐也。

　　陰陽互根，陽虛脱根，升浮於上，是以脈數。數爲客熱升浮，不能消化水穀，故作嘔吐，緣其陽亡而胃中虛冷也。

吐後生煩證七太陽七十七

太陽病，吐之，但太陽病，當惡寒，今反不惡寒，不欲近衣，此爲吐之內煩也。

　　太陽病，傷寒、中風，表邪外閉，營衛不達，當見惡寒。吐

---

〔1〕會　成也。《周禮·食醫》：“凡會膳食之宜。”

傷胃氣，裹陽上逆，外達皮毛，故反不惡寒而欲去衣被。此爲吐之令陽火離根，而內煩故也。

吐後作吐證八太陽七十八

太陽病，當惡寒發熱，今身自汗出，不惡寒發熱，關上脈細數者，以醫吐之過也。一二日吐之者，腹中飢，口不能食，三四日吐之者，不喜糜粥，欲食冷食，朝食暮吐，以醫吐之所致也，此爲小逆。

吐傷胃陽，虛浮無根，故關脈細數。一二日胃病尚淺，吐則傷輕，胃中虛餒，故飢。而胃氣上升，故不能食。三四日胃病頗深，吐則傷重，陽火虛浮，故不喜糜粥，欲食冷食。而胃中虛冷，不能化穀，故朝食暮吐。此亦過吐傷胃，是謂小逆，遲則微陽續復，逆氣乃下也。

汗、吐、下、溫鍼諸逆之中，惟吐爲輕。凡胸腹之內，腐敗壅塞，隔硋真陽，鬱悶懊憹，頭痛心煩，吐之清氣通暢，即刻輕安，最妙之法也。即吐之過當，中虛內煩，亦無汗下亡陽諸禍，一溫中氣，虛煩立止，最易治療，故曰小逆也。

身疼下利證九太陽七十九

傷寒，醫下之，續得下利清穀不止，身疼痛者，急當救裹，後身疼痛，清便自調者，急富救表，救裹宜四逆湯，方在太陰三。救表宜桂枝湯。方在太陽五。

傷寒表病，下之敗其裹陽，續得下利清穀不止，已成太陰自利，而身體疼痛，表證未解，是表裹皆病。然急當救裹，不暇及表也，救裹之後，利止便調，然後表之。身疼痛者，急當救之，蓋表邪不解，恐裹陰復鬱而生寒，故救之宜急。救裹宜四逆以溫中，救表宜桂枝以解外。傷寒而不用麻黃者，裹陽既虛，不敢過汗也。此與太陰下利腹脹滿章彼此互文。救表即攻表，攻表即發表。

新加湯證十太陽八十

發汗後，身疼痛，脈沉遲者，桂枝加芍藥生薑各一兩人參三兩新加湯主之。

汗泄血中溫氣,陽虛肝陷,故脈沉遲。經脈凝濇,風木鬱遏,故身疼痛。新加湯,甘草補其脾精,桂枝達其肝氣,芍藥清風木之燥,生薑行經絡之瘀,人參補肝脾之陽,以溫營血而充經脈也。

新加湯二十

桂枝三兩　甘草二兩,炙　大棗十二枚　芍藥四兩　生薑四兩
人參三兩

於桂枝湯內,加芍藥、生薑各一兩,人參三兩,餘依前法。

葛根連芩證十一太陽八十一

太陽病,桂枝證,醫反下之,利遂不止。脈促者,表未解也,喘而汗出者,葛根黃連黃芩湯主之。

太陽病,桂枝證,有表邪而無裏邪,醫反下之,敗其中氣,利遂不止,此當溫裏。若脈促者,是表未解也。蓋病在經絡,不解表而攻裏,表陽乘[1]裏虛而內陷,爲裏陰所拒,不得下達,表裏束迫,故見促象。脈來數,時一[2]止復來者,曰促。若喘而汗出者,是胃氣上逆,肺阻而爲喘,肺鬱生熱,氣蒸而爲汗也。雖內有四逆證,外有桂枝證,而熱在胸膈,二方俱不能受,宜葛根連芩湯主之。葛根達陽明之鬱,芩、連清君相之火,胸膈肅清,然後中下之寒,徐可議溫也。

桂枝證,解表而用葛根,以喘而汗出,胸膈鬱蒸,宜葛根之辛涼,不宜桂枝之辛溫也。

葛根黃連黃芩湯二十一

葛根半斤　黃連三兩　黃芩二兩　甘草二兩,炙

右四味,以水八升,先煮葛根,減二升,入諸藥,煮取二升,去滓,分溫再服。

---

〔1〕乘　原作"承",據蜀本、集成本、石印本改。
〔2〕一　原脫,諸本均同,據"脈法三十四"補。

桂枝去芍藥證十二太陽八十二

太陽病,下之後,脈促胸滿者,桂枝去芍藥湯主之。若微惡寒者,桂枝去芍藥方中加附子湯[1]主之。

　　　下後脈促,表邪未解,是宜桂枝,而益以胸滿,則陽衰胃逆,濁氣衝塞,去芍藥之酸寒,以解表邪。若微惡寒者,則不止脾陽之虛,而腎陽亦敗,加附子之辛溫,以驅裏寒也。

桂枝去芍藥湯二十二

桂枝三兩　甘草二兩　生薑三兩　大棗十二枚

於桂枝方內去芍藥,餘依前法。

桂枝去芍藥加附子湯二十三

桂枝三兩　甘草二兩　大棗十二枚　生薑二兩　附子一枚,炮,去皮

於桂枝湯方內去芍藥,加附子一枚,去皮,破八片,餘依前法。

桂枝厚朴杏子證十三太陽八十三

太陽病,下之微喘者,表未解故也,桂枝加厚朴杏子湯主之。

　　　表病而攻其裏,裏陰上逆,而表邪未解,肺氣鬱阻,是以發喘。桂枝加厚朴、杏子,降衝逆而破壅塞也。

桂枝加厚朴杏子湯二十四

桂枝三兩　芍藥三兩　甘草二兩　大棗十二枚　生薑三兩　厚朴二兩　杏仁五十枚,去皮尖

於桂枝湯方內加厚朴二兩,杏仁五十枚,去皮尖,餘依前法。

桂枝厚朴杏子證十四太陽八十四

喘家,作桂枝湯,加厚朴杏子仁。

　　　平素喘家,胃逆肺阻,作桂枝湯解表,宜加朴、杏,降逆而

---

〔1〕桂枝去芍藥方中加附子湯　諸本同,《傷寒論·辨太陽病脈證并治上》及下文均作"桂枝去芍藥加附子湯。"

破壅也。

桂枝去桂加茯苓白术證十五太陽八十五

服桂枝湯,或下之,仍頭項强痛,翕翕發熱,無汗,心下滿,微痛,小便不利者,桂枝去桂加茯苓白术湯主之。

服桂枝湯後,或又下之,仍復頭項强痛,發熱無汗,甚似表證未解,而加以心下滿痛,小便不利,是非風邪之外束,實緣濕邪之内動也。蓋土虚濕旺,脾陷而肝鬱,不能泄水,故小便不利。胃逆而膽鬱,不能降濁,故心下滿痛。濁氣衝塞,故頭痛發熱。桂枝去桂枝之解表,加茯苓、白术,瀉濕而燥土也。

桂枝去桂加茯苓白术湯二十五

芍藥三兩　甘草二兩　大棗十二枚　生薑三兩　茯苓二兩　白术三兩

於桂枝湯方内去桂枝,加茯苓、白术各三兩,餘依前法煎服。小便利則愈。

厚朴薑夏參甘證十六太陽八十六

發汗後,腹脹滿者,厚朴生薑甘草半夏人參湯主之。

胃不偏燥,脾不偏濕,脾升胃降,中氣轉運,胸腹沖和,故不脹滿。汗泄中氣,陽虚濕旺,樞軸不運,脾陷胃逆,則生脹滿。厚朴生薑甘草半夏人參湯,人參、甘草補中而扶陽,朴、夏、生薑降濁而行鬱也。

厚朴生薑甘草半夏人參湯二十六

厚朴一斤,去皮　生薑半斤　甘草二兩,炙　半夏半升,洗　人參一兩

右五味,以水一斗,煮取三升,去滓,溫服一升,日三服。

栀子厚朴證十七太陽八十七

傷寒下後,心煩腹滿,臥起不安者,栀子厚朴湯主之。

下傷中氣,樞軸不運,是以腹滿。陽明上逆,濁陰不降,腐

敗壅塞，宮城不清，是以心煩。煩極則臥起不安。梔子厚朴湯，厚朴、枳實瀉滿而降逆，梔子吐濁瘀而除煩也。

梔子厚朴湯二十七

梔子十四枚，劈　厚朴四兩，薑炙　枳實四枚，水浸，去穰，炒

右〔1〕三味，以水三升半，煮取一升半，去滓，分二服，溫進一服。得吐者，止後服。

梔子乾薑證十八太陽八十八

傷寒，醫以丸藥大下之，身熱不去，微煩者，梔子乾薑湯主之。

大下敗其中氣，濁陰上逆，瘀生腐敗，阻格君火，不得下秘，故身熱而心煩。梔子乾薑湯，乾薑降逆而溫中，梔子吐瘀而除煩也。

梔子乾薑湯二十八

梔子十四枚　乾薑二兩

右二味，以水三升半，煮取升半，去滓，分三服，溫進一服。得吐者，止後服。

梔子香豉證十九太陽八十九

發汗，若下之，而煩熱胸中窒者，梔子豉湯主之。

汗下敗其中氣，胃土上逆，濁氣填瘀，君火不得下行，故心宮煩熱，胸中窒塞。梔子豉湯，香豉調中氣而開窒塞，梔子吐濁瘀而除煩熱也。

梔子豉湯二十九

梔子十四枚，劈　香豉四兩，綿裹

右二味，以水四升，先煮〔2〕梔子，得二升半，內豉，煮取一升半，去渣，分二服，溫進一服。得吐者，止後服。

---

〔1〕右　原作"以上"，諸本均同，據《傷寒論·辨太陽病脈證并治中》及本書前後文例改。

〔2〕煮　原作"煎"，據宛鄰本、蜀本、集成本、石印本、《傷寒論·辨太陽病脈證并治中》改。

栀子香豉證二十太陽九十

發汗、吐、下後,虛煩不得眠。若劇者,必反覆顛倒,心中懊憹者,栀子豉湯主之。若少氣者,栀子甘草豉湯主之。若嘔者,栀子生薑豉湯主之。

發汗、吐、下,土敗胃逆,君火不降,故虛煩不得臥眠。劇則陳菀填塞,濁氣熏心,故反覆顛倒,心中懊憹,栀子豉湯吐其瘀濁,則陽降而煩止矣。若少氣者,加甘草以益氣。若嘔者,加生薑以止逆也。

栀子甘草豉湯三十

栀子十四枚　香豉四兩,綿裹　甘草二兩

於栀子豉湯內加甘草二兩,餘依前法。得吐者,止後服。

栀子生薑豉湯三十一

栀子十二枚　香豉四兩,綿裹　生薑五兩

於栀子豉湯加入生薑五兩,餘依前法。得吐,止後服。

忌栀子證二十一太陽九十一

凡用栀子湯,病人舊微溏者,不可與服之。

栀子苦寒之性,瀉脾胃而滑大腸,凡用栀子諸湯,設病人舊日脾陽素虛,大便微溏者,不可與服也。

太陽壞病入少陰去路十七章

少陰以寒水而化君火,平人水火交則腎水溫。陰盛之人,水旺火衰,腎氣原寒。病在太陽,表陽外鬱,內寒已動。一有汗、下、溫鍼之逆,陽亡土敗,寒水無制,水邪泛溢,死不旋踵。扶陽明而抑少陰,良工當思患而預防也。

太陽壞病入少陰桂枝附子證一太陽九十二

太陽病,發汗,遂漏不止,其人惡風,小便難,四肢微急,難以屈伸者,桂枝加附子湯主之。

　　衛陽汗泄,皮毛失斂,是以汗漏不止。表虛,是以惡風。
汗亡血中温氣,木鬱不能行水,是以小便難。陽亡土敗,不能
温養四肢,是以四肢微急,難以屈伸。腎主五液,入心爲汗,腎
氣者,諸陽之本,汗漏不止,則腎中陽根,泄而不藏。桂枝加附
子湯,桂枝達肝木之鬱陷,芍藥斂風氣之疏泄,薑、甘、大棗,補
脾精而和中氣,附子煖腎水以益陽根也。

桂枝加附子湯三十二

　　桂枝三兩　芍藥三兩　甘草二兩　大棗十二枚　附子一枚,炮,破
八片　生薑三兩
　　於桂枝湯内加附子一枚,破八片,餘依前法。

芍藥甘草附子證二太陽九十三

　　發汗病不解,反惡寒者,虛故也,芍藥甘草附子湯主之。

　　　　汗泄血中温氣,木鬱陽陷,故表病不解,而反加惡寒。芍
藥甘草附子湯,芍藥清風而斂營血,甘草培土而榮木氣,附子
煖水以補温氣也。

芍藥甘草附子湯三十三

　　芍藥三兩　甘草三兩,炙　附子一枚,炮,破八片
　　右〔1〕三味,以水五升,煮取一升五合,去滓,温服。

内外俱虛證三太陽九十四

　　下之後,復發汗,必振寒,脈微細,所以然者,以内外俱虛故也。

　　　　申明上章惡寒之義。汗下亡陽,必身體振寒,而經脈細
微。所以然者,以下傷其内,汗瀉其外,内外之陽俱虛故也。

苓桂术甘證四太陽九十五

　　傷寒,若吐,若下後,心下逆滿,氣上衝胸,起則頭眩,脈沉緊,
發汗則動經,身爲振振搖者,茯苓桂枝白术甘草湯主之。

─────────

〔1〕右　原作"以上",諸本均同,據《傷寒論·辨太陽病脈證并治中》、前後文例改。

吐傷胃陽，則病上逆，濁氣衝塞，故心下[1]逆滿。陽氣浮升而無根，故起則頭眩。下瀉脾陽，則病下陷，風木抑鬱，故脈沉緊。木愈鬱而愈升，升發太過，而不得平，故氣上衝胸。又復發汗，以亡經中之陽，溫氣脫瀉，木枯風動，於是身體振搖，勢如懸旌。此緣於水旺土濕而風木鬱動也，苓桂朮甘湯，苓、朮瀉水，桂枝疏木，而甘草補中也。

茯苓桂枝白朮甘草湯[2]三十四

茯苓四兩　甘草二兩，炙　桂枝一兩　白朮二兩

右四味，以水六升，煮取三升，去滓，分溫三服。

真武證[3]五太陽九十六

太陽病，發汗，汗出不解，其人仍發熱，心下悸，頭眩，身瞤動，振振欲擗地者，真武湯主之。方在少陰十九。

陽虛之人，發汗過多，土敗陽飛，則頭目眩暈。風木動搖，則心悸肉瞤。蓋木生於水而長於土，水寒土濕，木鬱風生，是以悸動。根本搖撼，則悸在臍閒，枝葉振搖，則悸在心下。振振欲擗地者，風動神搖，欲穴地以自安也。木鬱風動，原於土濕而水寒，真武湯，生薑降濁而止嘔，苓、朮瀉水而燥土，芍藥清風而安振搖，附子溫腎水以培陽根也。真武湯，治少陰病，內有水氣，腹痛下利，小便不利，四肢沉重疼痛，或嘔者。

桂枝甘草證六太陽九十七

發汗過多，其人叉手自冒心，心下悸，欲得按者，桂枝甘草湯主之。

汗亡心液，火瀉神虛，故叉手自冒其心。冒者，覆也。汗多陽亡，溫氣瀉脫，風木不寧，而土敗胃逆，濁氣填塞，風水上行，

---

〔1〕下　原脱，諸本均同，據本節經文補。

〔2〕茯苓桂枝白朮甘草湯　原作“茯苓白朮桂枝甘草湯”，諸本均同，據本節經文、黃解、宛鄰本目錄改。

〔3〕真武證　原作“真武湯證”，諸本均同，據前後文例改。

升路鬱阻，故心下動悸，欲得手按，以寧神宇。桂枝甘草湯，桂枝疏木而安動搖，甘草補土以培根本也。

桂枝甘草湯三十五

桂枝四兩　甘草二兩，灸

右二味，以水二升，煮取一升，去滓，頓服。

陽虛耳聾證七太陽九十八

未持脈時，病人叉手自冒心，師因教試令咳，而不咳者，此必兩耳聾無聞也。所以然者，以重發汗，虛故如此。

　　五藏陰也，陰中有陽，清陽升發，開竅五官，濁陰下降，七竅空靈，故能聞見。汗傷中氣，肝脾不升，肺胃不降，清陽下陷，濁陰上逆，濁氣堙塞，聽官障蔽，是以聾也。

身重心悸證八太陽九十九

脈浮數者，法當汗出而愈，若下之，身重心悸者，不可發汗，當〔1〕自汗出乃解。所以然者，尺中脈微，此裏虛，須表裏實，津液自和，便自汗出愈。

　　浮數之脈，當以汗解，設在下後，而見身重心悸之證，雖有浮數之脈，不可發汗，當使其自汗出乃愈。蓋水旺土濕，則身體重濁，木鬱風生，則心下悸動，以其傷肝脾之陽故也。所以然者，寸口雖見浮數，而尺中則脈微弱，寸口主表，尺中主裏，寸口浮數，雖爲表實，而尺脈微弱，則爲裏虛，須裏氣漸復，表裏俱實，則裏氣內拒，表氣外發，邪無內陷之慮，便自汗出而愈。醫家於此，貴有實裏解表之法，雖汗出而無虛虛之嫌，則以人巧而代天工矣。

苓桂甘棗證〔2〕九太陽一百

發汗後，其人臍下悸者，欲作奔豚，茯苓桂枝甘草大棗湯主之。

---

〔1〕當　原作“乃”，據《傷寒論·辨太陽病脈證并治中》、本節黃解改。
〔2〕苓桂甘棗證　原作“桂苓甘棗證”，諸本均同，據本節經文、黃解改。

汗亡血中溫氣，風木鬱動，是以振悸。枝葉不寧，則悸在心下，根本不安，則悸在臍間，臍下振悸，根本撼搖，則奔豚欲作矣。奔豚者，風木奔騰，狀如驚豚，上衝胸膈，及乎咽、喉、腹、脇、心、首，諸病皆作，喘呼閉塞，七竅火生，病勢凶惡，莫此爲劇。仲景、扁鵲，以爲腎邪，仲景霍亂：臍下築者，腎氣動也。扁鵲《難經》：腎之積，曰奔豚。其實純是肝氣。蓋木氣奔衝，原於陽亡而水寒也，苓桂甘棗湯，茯苓、桂枝，瀉癸水而疏乙木，甘草、大棗，補脾精以滋肝血也。

茯苓桂枝甘草大棗湯三十六

茯苓半斤　桂枝四兩　甘草二兩，炙　大棗十二枚

右四味，以甘瀾水一斗，先煮茯苓，減二升，内諸藥，煮取三升，去滓，溫服一升，日三服。

作甘瀾水法：取水二斗，置大盆内，以杓揚之，水上有珠子五六千顆相逐，取用之。

桂枝加桂證十太陽一百一

燒鍼令其汗，鍼處被寒，核起而赤者，必發奔豚，氣從少腹上衝心者，灸其核上各一壯，與桂枝加桂湯，更加桂二兩。

汗後陽虛脾陷，木氣不舒，一被外寒，閉其鍼孔，風木鬱動，必發奔豚。若氣從少腹上衝心胸，便是奔豚發作，宜先灸核上各一壯，散其外寒，即以桂枝加桂湯，更加桂枝，以疏風木而降奔衝〔1〕也。桂枝加桂者，於桂枝湯内，更加桂枝也。

桂枝加桂湯三十七

桂枝五兩　芍藥三兩　甘草二兩　大棗十二枚　生薑三兩

於桂枝湯内，更加桂枝二兩，共五兩，餘依前法。

桂枝加桂證十一太陽一百二

太陽病，下之後，其氣上衝者，可與桂枝湯，用前法。若不上衝

---

〔1〕衝　原作“豚”，諸本均同，據下節黃解“疏風木而降奔衝”、上下文義改。

者,不可與之。

下後其氣上衝,是奔豚發作也,可與桂枝湯,用如前法,疏風木而降奔衝。若不上衝者,奔豚未作,不可與前湯也。

桂枝去芍藥加蜀漆龍骨牡蠣證十二太陽一百三

傷寒脈浮,醫以火迫劫之,亡陽,必驚狂,起臥不安者,桂枝去芍藥加蜀漆龍骨牡蠣救逆湯[1]主之。

汗多亡陽,君火飛騰,神魂失歸,是以驚生。濁氣上逆,化生敗濁,迷塞心宮,是以狂作。桂枝去芍藥加蜀漆龍骨牡蠣救逆湯[2],桂枝、甘草,疏木而培中,生薑、大棗,補脾而降逆,蜀漆吐腐瘀而療狂,龍骨、牡蠣,斂神魂而止驚也。

桂枝去芍藥加蜀漆龍骨牡蠣救逆[3]湯三十八

桂枝三兩,去皮　甘草二兩,灸　大棗十二枚　生薑三兩　蜀漆三兩,洗去腥　龍骨四兩　牡蠣五兩,熬

右爲末,以水一斗二升,先煮蜀漆,減二升,内諸藥,煮取三升,去滓,溫服一升。

溫鍼亡陽證十三太陽一百四

太陽傷寒者,加溫鍼必驚也。

溫鍼發汗亡陽,土敗胃逆,神魂無歸,必生驚悸也。

桂枝甘草龍骨牡蠣證十四太陽一百五

火逆下之,因燒鍼煩躁者,桂枝甘草龍骨牡蠣湯主之。

火劫發汗,是爲火逆。火逆之證,下之亡其裏陽,又復燒鍼發汗,亡其表陽,神氣離根,因而煩躁不安。桂枝甘草龍骨

---

〔1〕桂枝去芍藥加蜀漆龍骨牡蠣救逆湯　原作"桂枝湯去芍藥加蜀漆龍骨牡蠣救逆湯",諸本均同,據《傷寒論·辨太陽病脈證并治中》改。

〔2〕桂枝去芍藥加蜀漆龍骨牡蠣救逆湯　原作"桂枝加蜀漆龍骨牡蠣湯",諸本均同,據本節經文改。

〔3〕救逆　原脫,諸本均同,據本節經文、黄解補。

牡蠣湯，桂枝、甘草，疏乙木而培中土[1]，龍骨、牡蠣，斂神氣
而除煩躁也。

桂枝甘草龍骨牡蠣湯三十九

桂枝一兩　甘草二兩　龍骨二兩　牡蠣三兩

右爲末，以水五升，煮取[2]二升半，去滓，溫服八合，日三服。

茯苓四逆證十五太陽一百六

發汗，若下之，病仍不解，煩躁者，茯苓四逆湯主之。

　　汗下亡陽，土敗水侮，陽氣拔根，擾亂無歸，故生煩躁。茯
苓四逆湯，茯苓、參、甘，瀉水而補土，乾薑、附子，溫脾而煖腎也。

茯苓四逆湯四十

茯苓六兩　人參一兩　甘草二兩，灸　乾薑一兩五錢　附子一枚，
去皮

右五味，以水五升，煮取二升，去滓，溫服七合，日三服。

乾薑附子證十六太陽一百七

下之後，復發汗，晝日煩躁不得眠，夜而安靜，不嘔，不渴，無表
證，脈微沉，身無大熱者，乾薑附子湯主之。

　　汗下亡陽，上敗水侮，微陽拔根，不得下秘，故晝日煩躁不
得眠。夜而陽氣歸根，是以安靜。溫氣脫瀉，乙木鬱陷，故脈
象沉微而身無太熱。乾薑附子湯，乾薑溫中以回脾胃之陽，附
子溫下以復肝腎之陽也。

乾薑附子湯四十一

乾薑一兩　附子一枚，生用，去皮，破八片

右二味，以水三升，煮取一升，去滓，頓服。

禹餘糧證十七太陽一百八

汗家，重發汗，必恍惚心亂，小便已陰疼，與禹餘糧丸。方闕。

---

〔1〕土　原作“脘”，諸本均同，據上文“乙木”改。
〔2〕取　原脫，據宛鄰本、蜀本、集成本、石印本補。

平素汗家,液亡神虛,重發其汗,陽亡神敗,必恍惚心亂。濕動木鬱,小便後陰痛。以木鬱於水,疏泄不暢,便後滯氣凝澀,故尿孔作痛。禹餘糧斂陽神於陰精,蟄君火而達風木也。

太陽壞病入厥陰去路—章

厥陰以風木主令,陰盛之人,病在太陽,木鬱將發。一有汗、下、溫鍼之逆,陽敗水寒,乙木失溫,生氣不遂,厥陰之病,相繼作矣。

太陽壞病入厥陰胃冷吐蚘證—太陽一百九

病人有寒,復發汗,胃中冷,必吐蚘。

藏府素有積寒,復發汗以亡胃陽,胃冷不能安蚘,必吐蚘蟲。

蟲因木化,厥陰木鬱,則生蚘蟲。《素問》:厥陰者,陰之絕陽。厥陰以至陰之藏,寒極吐蚘,則水騰而火不能復,中伏死機,是以內外感傷諸病,一見吐蚘,便屬險證。陽絕則死,陽復則生,惟溫病吐蚘,是熱非寒,與餘證不同也。

太陽經下篇二十五章

太陽壞病結胸痞證

太陽之病，不解於太陽，而入陽明之府，太陰之藏，寒熱之偏勝，危機伏藏，是皆太陽之壞病也。然悠忽失治，離表傳裏，俟其入於陽明而用承氣，入於太陰而用四逆，猶有救壞之方。至於未成陽明，下早而爲結胸，將成太陰，誤下而爲痞，則陽明不成爲陽明，太陰不成爲太陰，承氣、四逆方俱不可用，是爲壞中之壞，莫可救挽者也。仲景於此，變承氣、四逆而爲陷胸、瀉心法，挽逆爲順，至德神功，無以加矣！

太陽壞病結胸痞證提綱—章〔1〕

病發於陽者，多入陽明而爲熱，病發於陰者，多入太陰而爲寒。病發於陽，俟其表證已解，內熱既實而用下，乃不爲早，下早則表陽陷而爲結胸，此陽明之壞病也。病發於陰，始終不可用下，誤下則裏陰升而爲痞，此太陰之病也。

太陽壞病結胸痞證提綱一太陽一百十〔2〕

病發於陽，而反下之，熱入因作結胸，病發於陰，而反下之，因作痞，所以成結胸者，以下之太早故也。

傷寒懸解卷五

昌邑黃元御坤載著

---

〔1〕太陽壞病結胸痞證提綱一章　原作"太陽壞病結胸痞證提綱一太陽一百十"，諸本均同，據前後文例改。

〔2〕太陽壞病結胸痞證提綱一太陽一百十　原脫，諸本均同，據前後文例，由"病發於陽者"前移此。

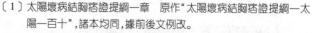

119

　　承病有發熱惡寒者，發於陽也，無熱惡寒者，發於陰也來。在太陽首篇。

　　病發於陽，風傷衛也。風傷衛氣，遏逼營血，而生內熱，藏陰衰者，多傳於陽明。當其經熱方盛，法宜解表，俟至表熱傳胃，乃可攻下。邪之內傳，府熱未成，胸熱先作，以陽盛於上也。熱未入府，下之若早，中氣受傷，升降倒置。胃土上逆，膽木不得下行，君相合邪，刑剋肺金，肺熱愈隆。而皮毛不泄，經絡之熱，遂內入胸膈。經府之氣，兩相拒格，鞕滿作痛，是爲結胸。

　　病發於陰，寒傷營也。寒傷營血，束閉衛氣，而生外寒，府陽弱者，多傳於太陰。誤下則脾陽下陷，陰邪上填，堵塞心下，是謂痞證。

　　未下之前，經熱非盛，故下後原無熱入，但痞滿不消，久而鬱甚，則生熱耳。內傷脾虛之證，往往心下痞滿，誤投寒涼，其痞愈甚，即此病也。

　　結胸上熱下寒，而下寒不甚，故用陷胸湯瀉上焦之濕熱。痞證亦上熱下寒，而下寒較重，故用瀉心湯清上而溫下。結胸證惟陽明、少陽有之，以陽旺而生上熱也。陽明上逆，則少陽不降，二氣鬱升，膈熱壅逼，皮毛不泄，故經熱內入。痞證惟太陰有之，以陰旺而生下寒也。結胸因於下早，痞證因於誤下，大不同也。結胸、痞證，總因胃氣不舒，甲木上逆，但有陰陽之分。

太陽壞病結胸證十二章

　　結胸者，異日之陽明，今日下早而成者也。胃府燥熱，汗亡其陰，則成陽明，胸膈濕熱，下陷其陽，則成結胸。若遲延數日，濕被燥奪，表寒已解，府熱旣實，一下而愈，何至於此。故太陽而見陽明之證，寧遲遲而用承氣，勿匆匆而用陷胸。蓋結胸乃陽明之壞病也，陽明之病在腹，結胸之病在胸。承氣瀉下焦之燥熱，陷胸瀉上焦之濕熱，高下不同，燥濕亦異也。

太陽壞病結胸大陷胸證一 太陽百十一

　　太陽病，脈浮而動數，浮則爲風，數則爲熱，動則爲痛，數則爲

虛，頭痛發熱，微盜汗出，而反惡寒者，表未解也。醫反下之，動數
變遲，膈內拒痛，胃中空虛，客氣動膈，短氣煩躁，心中懊憹，陽氣內
陷，心下因鞕，則爲結胸，大陷胸湯主之。若不結胸，但頭汗出，餘
處無汗，劑頸而還，小便不利者，身必發黃也。

　　太陽病，脈浮而兼動數，浮則爲表中於風，數則爲營鬱發
熱，動則爲經氣莫泄，鬱迫而生疼痛，數從浮見，尚非內實，是
以曰虛。其證頭痛發熱，微盜汗出，而反惡寒者，表邪未解故
也。醫不解表，而反下之，動數之脈，變而爲遲，則胃氣敗矣。
陽敗胃逆，硪膽木降路，逆衝胸膈，膽胃相拒，則膈內疼痛。甲
木下行，化相火而歸癸水，相火在水，是爲下焦主氣。今陽敗
胃虛，甲木逆行，以下焦主氣，客居膈上，衝動不已，此拒痛所
由來也。心肺之氣，以下降爲順，胃膽逆阻，心肺莫降，相火上
炎，助君火而刑辛金，則煩躁懊憹，氣短胸盈。膈熱鬱發，皮毛
不開，經中陽氣，亦遂內陷。經府之熱，彼此壅塞，心中堅凝，
是爲結胸。肺金鬱遏，霧氣淫蒸，津液淤濁，化生痰涎。大陷
胸湯，硝、黃清其鬱熱，甘遂決其痰飲，胸中邪熱，推蕩無餘矣。

　　若其不成結胸，但頭上汗出，餘處無汗，劑頸而還，下見小
便不利者，是苦寒瀉其脾陽，濕氣內鬱，而無降路，身必發
黃也。

　　表熱傳胃，則爲陽明證，陽明有陽而無陰，故病燥熱，表熱
入膈，則爲結胸證，結胸上陽而下陰，故病濕熱。藏氣發舒，則
津液流溢，藏氣埋塞，則痰涎凝結，無二理也。

　　按：大陷胸證，表陽即[1]陷，而經邪未解，是宜內清胸膈
之熱，外解皮毛之邪，使上鬱之裏熱，固自裏散，內陷之表陽，
還從表出。仲景用大陷胸湯，但瀉上焦濕熱，而不用表藥，是
救急之法。此處尚可變通，愚意用石膏、甘遂、枳實、麻黃，雙
解表裏，得仲景法外之意矣。

　　程氏曰：結胸證，用枳實理中丸甚效。欲破其結，而頓其

---

〔1〕即　半也。見《方言》。

堅,則黃芩、栝蔞、牡蠣爲佳。

大陷胸湯四十二

大黃六兩　芒硝一升　甘遂一錢匕

右三〔1〕味,以水六升,先煎大黃,取二升,去滓,内芒硝,煮一二沸,内甘遂末,溫服一升。得快利,止後服。

大陷胸證二太陽百十二

傷寒六七日,結胸熱實,脈沉而緊,心下痛,按之石鞕者,大陷胸湯主之。

傷寒六七日後,結胸而膈熱内實,心下滿痛,按之如石之鞕者,是真大陷胸證也。

結胸之脈,寸浮而關沉,後章寸脈浮,關脈沉,名曰結胸是也。脈沉而緊,指關上言,抵當湯證,脈微而沉,反不結胸,蓋結胸之脈,關上必沉也。後章:小結胸病,正在心下,脈浮滑者,太陽病下之,脈浮者,必結胸也,皆指寸脈言。

大陷胸證三太陽百十三

太陽病,重發汗,而復下之,不大便五六日,舌上燥而渴,日晡時小有潮熱,從心下至少腹鞕滿而痛不可近者,大陷胸湯主之。

結胸證,攻下後,下寒逼熱在上,病但在胸,不至少腹。此從心下至於少腹,鞕滿而痛,是結胸而兼陽明府證也。合之舌上燥渴,日晡潮熱,全是胃府燥熱。但小有潮熱,府邪尚輕,故用陷胸而不用承氣也。

大陷胸丸證四太陽百十四

結胸者,項亦強,如柔痙狀,下之則和　宜大陷胸丸。

胸膈痞塞,濕熱薰衝,俯則病甚,故項常反折,狀如柔痙。大陷胸丸,硝、黃蕩其結熱,杏仁破其滯氣,葶藶瀉其水飲。變

---

〔1〕三　原作“二”,據蜀本、集成本、石印本、《傷寒論·辨太陽病脈證并治下》改。

湯爲丸,病連項頸,恐湯之速下也。

大陷胸丸四十三

大黄半斤　芒硝半升　葶藶半升,熬　杏仁半升,去皮,熬

右四味,搗篩二味,内杏仁、芒硝,合研如脂,合散。取如彈丸一枚,別搗甘遂末一錢匕,白密二合,水二升,煮取一升,温頓服之,一宿乃下。如不下,更服,取下爲效。禁如藥法。

結胸忌下證五太陽百十五

結胸證,其脈浮大者,不可下,下之則死。

結胸之脈,寸浮關沉,寸浮則上熱,關沉則中寒。上熱甚而中寒不甚,則浮多而沉少,是以可下。若其脈浮大,絶無沉意,是非無中寒也,乃中寒之極。陽氣全格於上,是以但見浮大,而不見其沉,下之中氣敗竭,必死無疑也。

結胸可以下愈者,下焦之陽,未至絶根,故推陷其上鬱之陽,使之通達於下,以接下焦之根,是以愈也。其脈浮大,則陽已絶根於下,是中虚外寒之診,下之所以速其死也。

結胸煩躁證六太陽百十六

結胸證悉具,煩躁者,亦死。

遷延日久,結胸證無一不具,若見煩躁,則熱極矣。上熱極者,下寒必極,如是者,雖不下,而亦死。非死於上熱,非死於下寒,乃死於中氣之敗也。

小結胸證七太陽百十七

小結胸病,正在心下,按之則痛,脈浮滑者,小陷胸湯主之。

小結胸病,正在心下,位與大結胸同,但按之則痛,未如大結胸之不按亦痛也。脈則浮滑,亦不如大結胸之寸浮關沉。白虎湯證,脈浮滑者,此裏有熱,表有寒也。此雖不如大結胸之熱實,而亦有裏熱,較之大結胸證,同而病輕。小陷胸湯,黄連泄熱,半夏降逆而滌飲,栝蔞清金而去垢,是即大陷胸之制,

變而從輕者也。

小陷胸湯四十四

黃連一兩　半夏半升,洗　栝蔞實大者一枚

右三味,以水六升,先煮栝蔞,内諸藥,煮取〔1〕三升,去滓,分溫三服。

藏結證八太陽百十八

問曰:病有結胸,有藏結,其狀何如? 答曰:按之痛,寸脈浮,關脈沉,名曰結胸也。何謂藏結? 答曰:如結胸狀,飲食如故,時時下利,寸脈浮,關脈細小沉緊,名曰藏結。舌上白胎滑者,難治。

結胸證,不按亦痛,前章膈内拒痛,從心下至小腹鞕滿而痛,心下不按亦痛也,此曰按之痛者,按之則痛劇耳。寸脈浮者,膈上有熱也。關脈沉者,腹中寒也。藏結,如結胸狀,病因陰邪逆衝,即太陰之胸〔2〕下結鞕而上無熱者也。其脈寸浮關沉,亦與結胸無異,加以脈小細緊,則陰邪獨結而無陽也。關主中焦,人之衛氣,出於下焦,升清陽於濁陰者,中焦也,宗氣出於上焦,降濁陰於清陽者,中焦也。今關脈細小沉緊,則積寒内結,有陰無陽,是謂死陰,故名藏結。心竅於舌,白胎滑者,心火敗而肺津凝也。金性收斂,得火以溫之,則霧氣飄灑而不凝,所謂相剋而實相成也。火衰則肺氣不布,而津液鬱濁,膠塞心宮,故舌上胎生。滑者,氣滯而津凝也。土燥則津枯而黃澀,金濕則液凝而白滑,寒熱之分也。舌胎白滑,火敗金鬱,是以難治。

藏結證九太陽百十九

病,脅下素有痞,連在臍旁,痛引少腹,入陰筋者,此名藏結,死。

---

〔1〕取　原作"出",據蜀本、集成本、石印本、《傷寒論·辨太陽病脈證并治下》改。

〔2〕胸　原作"心",諸本均同,據本書"卷十太陰經提綱"、《傷寒論·辨太陰病脈證并治》改。

肝脈行於兩脇，素有痞者，肝氣之鬱結也。臍當脾胃之交，中氣所在，脇下之痞，連在臍旁，土敗木鬱，肝邪之乘脾也。肝主筋，自少腹而結陰器，前陰者，宗筋之聚，肝氣鬱結，則痛引少腹，而入陰筋。土木鬱迫，痞塞不開，此名藏結。久而木賊土崩，必主死矣。

藏結證十太陽百二十

藏結，無陽證，不往來寒熱，其人反靜，舌上胎滑者，不可攻也。

　　藏結之證，陰勝則寒，陽復則熱，寒爲死機，熱則生兆。陰陽相爭，多見煩躁。復之過者，邪熱如焚，亦有下證。若絶無陽證，不往來寒熱，其人反靜，舌上胎滑者，是爲絶陰，不可攻也。

　　肝膽同氣，寒熱往來，而生煩者，膽木之陽復也，寒熱不作，而反靜者，肝木之陰勝也。

結胸脈法十一太陽百二十一

太陽病，下之，其脈促，不結胸者，此爲欲解也。脈浮者，必結胸也。脈緊者，必咽痛。脈弦者，必兩脇拘急。脈細數者，頭痛未止。脈沉緊者，必欲嘔。脈沉滑者，協熱利。脈浮滑者，必下血。

　　太陽病，下之，裏邪旣去，經熱不得內傳，而表邪未解，經熱不能外達，表裏迫束，故脈見促象。而不結胸者，則表陽未陷，經氣鬱勃，必當外發爲汗，此爲欲解也。若寸脈浮者，陰邪逆衝，膈熱鬱迫，必作結胸。脈緊者，表熱被束，邪火上燔，必苦咽痛。肝膽之經，傍循脇肋，其脈象爲弦，脈弦者，木氣不舒，必兩脇拘急。脈細數者，陽虛不能下秘，爲濁陰衝逼，升浮無根，頭痛發作，必當未止。脈沉緊者，胃氣鬱迫，容納失職，必作嘔吐。脈沉滑者，脾陽鬱陷，肝木疏泄，必協熱下利。脈浮滑者，乙木升發，而生氣不暢，鬱而生風，疏泄失藏，必病下血也。

結胸變證十二 太陽百二十二

太陽病，二三日，不得臥，但欲起，心下必結，脈微弱者，此本有寒分也，反下之，若利止，必作結胸，未止者，四日復下之，此作協熱利也。

太陽病，二三日，正傳陽明、少陽之時，但欲起，不能臥，外煩如是，知其心下必結。蓋病入陽明、少陽，胃逆膽壅，經氣鬱迫，故心下結鞕，相火上炎，是以煩生。若脈見微弱，此必有寒氣在內，格其陽火。乃反下之，寒盛脾虧，必當下利。若下利已止，脾氣不陷，而寒邪在中，不得下泄，必當上逆，膽胃壅塞，則病結胸。若下利未止，脾氣方陷，四日見其外熱愈甚，而復下之，則裏寒益增，外熱更劇，寒益增而利益甚，此作協熱利也。

結胸與協熱利，皆有寒分之邪在內。寒邪上衝，則胃逆而爲結胸，寒邪下泄，則脾陷而爲協熱利，其病標異而本同。協熱利者，內寒協合外熱而下利也。

太陽壞病痞證十二章

痞者，異日之太陰，今日誤下而成者也。陽性虛而陰性實，人之心下虛空者，清陽升而濁陰降也。升降清濁之權，在乎中氣，下傷中氣，升降失職，濁氣上逆，則生填脹，清氣下陷[1]，則生飧泄。故痞證與下利兼見，悉因中氣之敗也。

太陰之證，腹滿自利。腹滿者，痞之根本，而未至成痞，下之而陶下結鞕，乃成痞焉，痞乃太陰之壞病也。太陰藏寒，溫宜四逆，陽旺寒消，自無餘事。及其成痞，則下寒而兼上熱，四逆不受，故變爲瀉心，清上溫下，寒熱並用，靈思妙解，神化無窮矣。

---

〔1〕陷　原作“降”，據蜀本、集成本、石印本改。

太陽壞病痞證桂枝人參湯證〔1〕一太陽百二十三

太陽病，外證未解，而數下之，遂協熱而利。利下不止，心下痞
鞕，表裏不解者，桂枝人參湯主之。

太陽病，外證不解，而數下之，外熱不退，而內寒亦增，遂
協合外熱，而爲下利。利而不止，清陽既陷，則濁陰上逆，填於
胃口，而心下痞鞕。緣中氣虛敗，不能分理陰陽，升降倒行，清
濁易位，是裏證不解，而外熱不退，是表證亦不解。表裏不解，
當內外兼醫，桂枝人參湯，桂枝通經而解表熱，參、朮、薑、甘，
溫補中氣，以轉升降之機也。

太陰之胸下結鞕，即痞證也。自利益甚〔2〕即下利不止
也。中氣傷敗，痞與下利兼見，人參湯即理中湯。助中氣之推
遷，降陽中之濁陰則痞消，升陰中之清陽則利止，是痞證之正
法。諸瀉心則因其下寒上熱，從此而變通者也。

桂枝人參湯四十五

桂枝四兩　人參三兩　白朮三兩　甘草四兩〔3〕　乾薑三兩

右五味，以水九升，先煮四味，取五升，內桂，更煮取三升，溫服
一升，日再夜一服。

大黃黃連瀉心湯證二太陽百二十四

傷寒，大下後，復發汗，心下痞，惡寒者，表未解也，不可攻痞，
當先解表，表解方可攻痞，解表宜桂枝湯，方在太陽五。攻痞宜大黃
黃連瀉心湯。

傷寒下後復汗，陽亡土敗，遂成痞證。而外見惡寒者，
表未解也，蓋陰氣外束，陽鬱不達，則見惡寒。外見惡寒，則

---

〔1〕太陽壞病桂枝人參湯證　原作"太陽壞病人參桂枝湯證"，諸本均同，據本節經
文改。

〔2〕甚　原作"盛"，據宛鄰本、蜀本、集成本、石印本改。

〔3〕四兩　原作"三兩"，據蜀本、集成本、石印本、《傷寒論·辨太陽病脈證并治
下》改。

内必發熱，内熱痞鬱，法應攻之。而表未解者，不可攻也，當先解表，表解乃可攻痞。解表宜從中風例，用桂枝湯，病在汗下後，是以不用麻黄，攻痞宜大黄黄連瀉心湯，去其痞鬱之上熱也。

　　上章用桂枝人參湯雙解表裏，此用桂枝湯解表，大黄黄連攻痞者，以上則外熱而内寒，此則外寒而内熱，攻補不同也。温中解表，可以並用，攻裏發表，不可雙行，故仲景於宜攻之病而有表證，皆先表而後下。

大黄黄連瀉心湯四十六

大黄二兩　黄連一兩

右二味，以麻沸湯二升〔1〕漬之，去滓，分温再服。

附子瀉心證三太陽百二十五

脈浮而緊，而復下之，緊反入裏，則作痞，按之自濡，但氣痞耳。心下痞，按之濡，其脈關上浮者，大黄黄連瀉心湯主之。心下痞，而復惡寒汗出者，附子瀉心湯主之。

　　脈浮而緊，應以汗解，而復下之，緊反入裏，浮緊變爲沉緊，則作痞證。痞證陽氣格鬱，必生上熱，陰氣凝塞，必生下寒。寒熱相逼，二氣搏結，則心下石鞕。而關脈沉緊，是當用諸瀉心清上温下之法。若按之心下自濡，診之關上脈浮者，是下寒未生，但是陽氣痞塞，鬱生上熱，宜用大黄黄連瀉其上熱，無用温藥也。若下寒已生，則心下不濡而關上不浮，其上熱逼蒸，別無去路，是必開其皮毛，泄而爲汗。如是心下痞鞕，而復惡寒汗出者，是其下寒已動，宜附子瀉心湯，大黄、芩、連，瀉其上熱，附子實温其下寒也。此以下傷其中氣，土敗胃逆，膽心不降，君相二火皆升，大黄瀉胃而降逆，黄連瀉其心火，黄芩瀉其膽火。第曰瀉心者，相火以君火爲主也。

---

〔1〕二升　原脱，諸本均同，據《傷寒論·辨太陽病脈證并治下》此方方後語及前後文例補。

附子瀉心湯四十七

附子一枚,炮,去皮,破,別煮取汁　大黃二兩　黃連一兩　黃芩一兩

右四味,下三味以麻沸湯二升漬之,須臾絞去滓,內附子汁,分溫再服。

十棗湯證四太陽百二十六

太陽中風,下利嘔逆,表解者,乃可攻之。其人漐漐汗出,發作有時,頭痛,心下痞鞕滿,引脅下痛,乾嘔短氣,汗出不惡寒者,此表解裏未和也,十棗湯主之。

太陽中風,下利嘔逆,是有水濕在內,於法可攻,然必表邪外解,乃可攻之。其人內有水氣,格陽於外,氣蒸竅泄,漐漐汗出者,而陰陽勝復,發作有時。水飲阻格,濁氣不降,頭為之痛。陰邪上填,心下痞結鞕滿,而引脅下疼痛。胃氣上逆,而生乾嘔。肺氣上逆,而苦短氣。使非水飲鬱格,何以至此！若其漐漐汗出而不復惡寒者,是表邪已解而裏氣未和也,宜十棗湯,大棗保其脾精,芫、遂、大戟,瀉其水飲也。

十棗湯四十八

大棗十枚　芫花　甘遂　大戟

右三味,等分,各搗篩為散,以水一升半,先煮大棗肥者十枚,取八合,去滓,內諸藥末,強人服一錢匕,羸人服半錢,平旦溫服。若下少病不除者,明日更服,加半錢。得快下利後,糜粥自養。

生薑瀉心湯證〔1〕五太陽百二十七

傷寒,汗出解之後,胃中不和,心下痞鞕,乾噫食臭,脅下有水氣,腹中雷鳴下利者,生薑瀉心湯主之。

傷寒,汗出解後,胃中不和,心下痞鞕。水穀不消,陳宿停

---

〔1〕生薑瀉心湯證　原作“生薑瀉心證”,諸本均同,據前後文例改。

留，濁氣衝胸，而乾嘔食臭。膽邪剋土，土虛不能制水，水鬱膽
部，而積於脅下。土敗木賊，陰氣激宕〔1〕，腹中雷鳴，而病下
利者。生薑瀉心湯，生薑、半夏，降其濁陰，黃芩、黃連，清其心
膽，薑、甘、參、棗，溫補中氣，以轉樞軸也。

生薑瀉心湯四十九

生薑四兩　半夏半升　黃芩三兩〔2〕　甘草三兩，炙　黃連一兩
人參三兩　乾薑一兩　大棗十二枚

右八味，以水一斗，煮取六升，去滓，再煎取三升，溫服一升，日
三服。

甘草瀉心湯證六　太陽百二十八

傷寒、中風，醫反下之，其人下利日數十行，穀不化，腹中雷鳴，
心下痞鞕而滿，乾嘔，心煩不得安，醫見其心下痞，謂病不盡，復下
之，其痞益甚，此非結熱，但以胃中虛，客氣上逆，故使鞕也，甘草瀉
心湯主之。

　　傷寒、中風，應當解表，醫反下之，敗其中氣，水穀不化，土
木皆鬱，升降倒行。脾陷而賊於乙木，則腹中雷鳴而下利。胃
逆而迫於甲木，則心下痞鞕而乾嘔。君相二火皆升而心煩。
醫以痞爲結熱，而復下之，其痞益甚。不知此非結熱，但以胃
中陽虛，不能隄障陰邪，陰中客氣上逆陽位，故使心下結鞕也。
甘草瀉心湯，甘草、薑、棗，補中而溫下寒，半夏、芩、連，降逆而
清上熱也。

甘草瀉心湯五十

甘草四兩　大棗十二枚　乾薑三兩　半夏半升，洗　黃芩三兩
黃連一兩

右六味，以水一斗，煮取六升，去滓，再煎取三升，溫服一升，日
三服。

---

〔1〕宕　通"蕩"。《正字通》："宕，與蕩通。"
〔2〕三兩　原作"一兩"，據宛鄰本、蜀本、集成本、石印本改。

赤石脂禹餘糧湯證[1]七太陽百二十九

傷寒，服湯藥，下利不止，心下痞鞕，服瀉心湯已，復以他藥下之，利不止，醫以理中與之，利益甚，理中者，理中焦，此利在下焦，赤石脂禹餘糧湯主之。復利不止者，當利其小便。

　　傷寒，誤服寒涼湯藥，傷其中氣，利下不止，心下痞鞕。服瀉心湯已，下利未止，謂其中有積熱，復以他藥下之，陽氣脫陷，下利不止。醫又意中寒，以理中與之，其利益甚。理中者，但理中焦，此之下利，在於下焦滑脫，何以能止？宜赤石脂禹餘糧湯，固下焦之滑脫，利乃可止也。若使復利不止者，必由土濕水停，前竅不通，而後注二腸，當利其小便，水道開而穀道合矣。

赤石脂禹餘糧湯五十一

赤石脂一斤，碎[2]　　禹餘糧一斤，碎

右二味，以水六升，煮取二升，去滓，三服。

五苓散證八太陽百三十

本以下之，故心下痞，與瀉心湯，痞不解，其人渴而口燥煩[3]，小便不利者，五苓散主之。方在太陽四十二。

　　本以攻下之，故得心下痞證，是宜服瀉心。乃與瀉心湯，而痞不解，其人土濕水停，口渴心煩，小便不利者，宜五苓散，泄水燥土，以利小便。土燥則中氣轉運，濁降清升，痞鞕自消也。

　　痞證必兼下利，上章復利不止者，當利其小便，利小便之法，五苓散是也。五苓證痞與下利兼醫，此但言痞而不言下利者，省文也。

---

〔1〕赤石脂禹餘糧湯證　原作"石脂禹餘糧證"，諸本均同，據前後文例改。
〔2〕碎　原脫，據宛鄰本、蜀本、集成本、石印本補。
〔3〕燥煩　原作"煩躁"，據蜀本、集成本、石印本、本節黃解"口渴心煩"改。

旋覆代赭證九太陽百三十一

傷寒，發汗，若吐，若下解後，心下痞鞕，噫氣不除者，旋覆花代
赭石湯主之。

傷寒，汗、吐、下解後，心下痞鞕，噫氣不除，以外證雖解，
而汗下傷中，土敗胃逆，礙膽經降路，胃口痞塞，肺氣鬱蒸，而
化痰飲，胃土壅遏，而生噦噫。旋覆花代赭石湯，參、甘、大棗，
補其中脘，半夏、薑、赭，降其逆氣，旋覆花行痰飲而開鬱濁也。

濁氣上填，痞悶噫氣，以旋覆花、代赭石補虛降逆，噫氣立
除。若除後再用，則病下陷，不可常服也。

旋覆花代赭石湯五十二

旋覆花三兩　代赭石一兩　生薑五兩　半夏半升〔1〕，洗　甘草
三兩，炙　人參二兩　大棗十二枚

右七味，以水一斗，煮取六升，去滓，再煎取三升，溫服一升，日
三服。

瓜蒂散證十太陽百三十二

病如桂枝證，頭不痛，項不强，寸脈微浮，胸中痞鞕，氣上衝
咽喉，不得息，此爲胸有寒也，當吐之，宜瓜蒂散。諸亡血家，不
可與。

病如桂枝湯證，但頭不痛，項不强，寸脈微浮，其內則心中
痞鞕，氣上衝於咽喉，不得喘息，此爲心有寒痰，阻塞竅隧，故
令肺氣壅塞，不得布散也。法當吐之，宜瓜蒂散，香豉行其滯，
小豆瀉其濕，瓜蒂湧其寒痰。若諸亡血之家，血慣上逆，不可
與也。

瓜蒂散五十三

瓜蒂一分，熬　赤小豆一分

右二味，各別搗篩，爲散已，合治之，取一錢匕，以香豉一合，用

---

〔1〕半升　原作“半斤”，據蜀本、集成本、《傷寒論·辨太陽病脈證并治下》改。

熱湯七合，煮作稀糜，去滓，取汁合散，溫頓服之。不吐者，少少加，得快吐〔1〕乃止。

經脈動惕證十一太陽百三十三

傷寒吐下後，發汗，虛煩〔2〕，脈甚微，八九日，心下痞鞕，脇下痛，氣上衝咽喉，眩冒，經脈動惕者，久而成痿。

吐下而又發汗，陽虛生煩，脈甚微弱，至八九日，心下痞鞕，脇下疼痛，緣陽亡土敗，胃氣上逆，破膽經降路，膽脈自胃口而循兩脇，膽經壅塞，故心下痞而脇下痛。胃口堵塞，肺氣不得下行，故上衝咽喉。肺胃上逆，陽氣升浮，旋轉不寧，故頭目眩冒。濁氣鬱蓄，而不疏通，經脈莫容，故動惕不安。如是者，久而成痿。蓋肝司營血，而主筋脈，血旺筋柔，是以不痿。甲木逆升，相火上炎，乙木下陷〔3〕，鬱而生風，營血瘀澀，經氣不暢，風木抑遏，是以動搖。久而經脈失養，故成痿病也。

《素問·痿論〔4〕》：治痿獨取陽明。陽明者，五藏六府之海，主潤宗筋，宗筋主束骨而利機關也。衝脈者，經絡之海，主滲灌谿谷，與陽明合於宗筋。陰陽總宗筋之會，會於氣衝，而陽明爲之長，皆屬於帶脈，而絡於督脈。故陽明虛而宗筋縱，帶脈不引，故足痿不用也。陽明下降，則化金水，金水收藏，相火下秘，而溫腎肝，木氣滋榮，故筋脈輕健而不痿鞕。陽明不降，胃逆膽升，火瀉而水寒，生氣枯槁，筋脈不榮，是以成痿。

表裏俱虛證十二太陽百三十四

太陽病，醫發汗，遂發熱惡寒，因復下之，心下痞。表裏俱虛，陰陽氣並竭，無陽則陰獨，復加燒鍼，因胸煩。面色青黃，膚瞤者，難治。令色微黃，手足溫者，易愈。

---

〔1〕吐 原作“利”，據蜀本、《傷寒論·辨太陽病脈證并治下》改。
〔2〕虛煩 其上原衍“陽”，據宛鄰本、蜀本、《傷寒論·辨太陽病脈證并治下》刪。
〔3〕陷 原作“降”，諸本均同，據上文“甲木逆升”改。
〔4〕痿論 原作“痿病”，諸本均同，據《素問》篇名改。

太陽病，醫發其汗，營衛俱虛，衛氣內陷則發熱，營血外束則惡寒。醫見汗之不愈，因復下之，陽亡土敗，心下痞結。汗泄其表，下泄其裏，表裏俱虛，內外之氣並竭。表裏陽亡，但有獨陰，復加燒鍼，以瀉心肺之氣，因而胸膈生煩。若面色青黃，皮膚瞤動者，是土敗木賊，風動而經鬱也，其病難治。若色微黃而不青，手足溫暖而不冷，是土氣續復而無木邪，四末陽回而非獨陰，其病易愈也。

陽明經上篇五十章

陽　明　實　證

陽明以戊土而化氣於燥金，陽明者胃之經，胃者陽明之府。陽明病，有經、有府，經主傳輸而府主受盛。病在太陽之經，若胃陽非旺，則二日陽明，三日少陽，六日經盡汗解，不入陽明之府。此總統於太陽一經，不論二三四日，俱係桂枝、麻黃之證。雖二日陽明之時，亦不得謂之陽明病，以其明日則傳少陽，後日則傳太陰，非陽明中土，無所復傳之證也。若胃陽素盛，經邪內傳，此方謂之陽明病。蓋正陽當令，則太少無權，而三陰退避，自此而永留胃府，終始不遷，所謂陽明中土，無所復傳也。

方其府熱未實，經病不罷，是爲葛根湯證。及其胃熱鬱蒸，汗出表解，潮熱痛滿，但用承氣攻下，別無餘事。使非下早裏虛，萬無意外之變，感病之百不一失，甚可慶慰者也。

然而物忌盛滿，亢則害生，於此遷延失下，久而陰爲防併，精液消亡，上焦水涸，亦歸於死。仲景所以示早攻之戒，而又垂急下之條，早攻則陽去而入陰，緩下則陰盡而陽亢，遲速均失也。是故承氣之法，妙在緩急恰宜之交，使夫病去而人存，是在良工焉。

提　　綱二章[1]

胃爲燥土，燥則生熱，病在三陽，不論何經之感，鬱

昌邑黃元御坤載著

傷寒懸解卷六

---

〔1〕提綱二章　原作"陽明經提綱一陽明一"，諸本均同，據目錄改。

其內熱,胃病即作,以胃家之陽實也。顧[1]陰易盛而陽易虧,故胃有實熱而非無虛冷。實熱則陽神用事,併陰而歸陽,虛冷則陰邪司權,出陽而入陰,非一致也。然名爲陽明,以其兩陽合明而盛極也。居陽實之名而有陽虛之實,則陽明不成爲陽明,徒負虛聲[2]矣。是以胃家之實,可曰陽明之爲病,至於胃中之虛,是名爲陽明而實爲太陰,尚可曰陽明之爲病乎。

　　仲景於陽明之爲病,冷熱虛實,兩立而俱存之。而提綱則曰胃家實也,其崇陽黜陰之意,具見於文字之外矣。

陽明提綱一陽明一[3]

陽明之爲病,胃家實也。

　　胃者,陽明之府,陽明之爲病,全緣胃家之陽實。陽實則病至陽明,府熱鬱發,病邪歸胃,而不復他傳,非他經之不病也。三陽之陽,莫盛於陽明,陽明之邪獨旺,不得屬之他經也。胃家之實,而病歸胃府,終始不遷,故曰陽明之爲病。若胃陽非實,則今日在陽明之經,明日已傳少陽之經,後日已傳太陰之經,未可專名一經,曰陽明之爲病也。

陽明提綱二陽明二

傷寒三日,陽明脈大。

　　傷寒一日太陽,二日陽明,三日少陽。陽明之脈大,少陽之脈弦細,若三日正傳少陽之時,不見少陽弦細之脈,而見陽明之大脈,知其傳於陽明之府矣。

---

〔1〕顧　猶但也。《禮·祭統》:"上有大澤,則惠必及下,顧上先下後耳。"
〔2〕虛聲　虛名。《韓非子·六皮》:"布衣循私利而譽之,世主聽虛聲而禮之。"
〔3〕陽明提綱一陽明一　原脫,諸本均同,據前後文例,由"胃爲燥土,燥則生熱"前移此。

外　證五章[1]

陽明外證一 陽明三

問曰：陽明病，外證云何？答曰：身熱，汗自出，不惡寒，反惡熱也。

> 裏熱外發，則身熱。熱氣薰蒸，則汗自出。汗出表解，但熱無寒，故不惡寒，反惡熱。此後全是內熱爲害，與外寒無關也。

陽明外證二 陽明四

問曰：病有得之一日，不發熱而惡寒者，何也？答曰：雖得之一日，惡[2]寒將自罷，即自汗出而惡熱也。

> 得陽明病之一日，太陽表證未罷，則猶見惡寒，以胃熱未盛故也。遲則胃熱隆盛，孔竅蒸泄，惡寒將自罷，即自汗出而惡熱也。

陽明外證三 陽明五

問曰：惡寒何故自罷？答曰：陽明居中，土也，萬物所歸，無所復傳。始雖惡寒，二日自止，此爲陽明病也。

> 感傷三陽則爲熱，傳之三陰則爲寒，以陽盛於府，陰盛於藏，府病則熱，藏病則寒也。感證一傳胃府，則胃熱日增，不復再傳三陰而爲寒。緣陰盛之人，三陽方病於外，三陰即應於中，傳陰則後之惡寒，無有止期，此但入三陰爲寒，不入胃府爲熱者也。陽盛之人，太陽被感，府熱鬱生，其始熱未極盛，猶見惡寒，俟至二日，熱盛之極，氣蒸汗泄，則惡寒自止，此但入胃府爲熱，不入三陰爲寒者也。
>
> 陽盛則生，陰盛則死，陰莫盛於少陰，陽莫盛於陽明。病

---

〔1〕外證五章　原脫，諸本均同，據目錄補。
〔2〕惡　原作"而"，據宛鄰本、蜀本、集成本、石印本、本節黃解改。

入三陰，死多生少，雖用薑附回陽，難保十全無失，最可慮也。一傳胃府，則正陽司氣，三陰無權，萬不一死，至爲吉兆，俟其胃熱盛實，一用承氣攻下，自無餘事。陽貴陰賤，正爲此也。

陽明外證四陽明六

傷寒，發熱無汗，嘔不能食，而反汗出濈濈然者，是轉屬陽明也。

太陽傷寒，經證未解，發熱無汗，嘔不能食，緣寒邪束迫，胃氣壅逆，故無汗而嘔，食不能下也。而反汗出濈濈然者，必因胃府有熱，蒸其皮毛，是爲轉屬陽明也。

陽明外證五陽明七

傷寒，脈浮而緩，手足自溫者，是爲繫在太陰。太陰者，身當發黃，若小便自利者，不能發黃。至七八日，大便鞕者，爲陽明病也。傷寒轉繫陽明者，其人濈濈然微汗出也。

太陽傷寒，陽旺則傳陽明，陰旺則傳太陰。若脈浮而緩，手足自溫，是陽明、太陰所同，且以繫之太陰。然太陰身當發黃，緣濕土被鬱，必見黃色。雖脾胃俱有黃證，而胃之發黃，乃太陰濕土所傳也。若小便自利者，則濕去，又不能發黃。太陰、陽明，何從別之？必驗之大便，太陰之大便自利，陽明之大便則鞕。至七八日，大便鞕者，此爲陽明病也。又太陰無汗，傷寒轉繫陽明者，其人濈濈然微汗出也。此與太陰至七八日，暴煩下利條，彼此互文。

來　　路四章〔1〕

陽明來路一陽明八

問曰：病有太陽陽明，有正陽陽明，有少陽陽明，何謂也？答曰：太陽陽明者，脾約是也。正陽陽明者，胃家實是也。少陽陽明

---

〔1〕來路四章　原脱，諸本均同，據目録補。

者,發汗利小便已,胃中燥煩熱,大便難是也。

陽明之病,或自太陽傳來,或自少陽傳來,或由本經自入。自太陽來者,謂之太陽陽明。太陽陽明者,小便數而大便難,膀胱津涸,脾胃失潤,因而脾氣約結,糞粒堅小也。本經自入者,謂之正陽陽明。正陽陽明者,胃家陽實,不俟別經之傳,一有表邪外鬱,府熱自發也。自少陽來者,謂之少陽陽明。少陽陽明者,發汗利水,膽液枯槁,因而胃中燥熱,大便艱難也。太陽陽明者,寒水之枯,少陽陽明者,相火之旺,正陽陽明者,燥金之盛也。

陽明來路二陽明九

問曰:何緣得陽明病? 答曰:太陽病,若發汗,若下,若利小便,此亡津液,胃中乾燥,因轉屬陽明。不更衣,內實,大便難者,是名陽明也。

陽明病,來自太陽者多,少陽者少。陽盛之人,太陽病感,汗、下、利水,亡其津液,以致胃中乾燥,因而轉屬陽明。燥熱內實,大便堅鞕,此名爲陽明也。

陽明來路三陽明十

本太陽病,初得時,發其汗,汗先出不徹,因轉屬陽明也。

太陽病,汗出透徹,則表解而裏氣亦達。若汗出不徹,表邪未解,府熱鬱生,因而轉屬陽明也。

陽明來路四陽明十一

二陽併病,太陽初得病時,發其汗,汗先出不徹,因轉屬陽明,續自微汗出,不惡寒。若太陽病證不罷者,不可下,下之爲逆,如此可小發汗。設面色緣緣正赤者,陽氣拂鬱在表,當解之、薰之。若發汗不徹,不足言,陽氣拂鬱不得越,當汗不汗,其人煩躁,不知痛處,乍在腹中,乍在四肢,按之不可得,其人短氣,但坐[1]以汗出不

---

〔1〕坐 因也,由於也。《漢書·賈誼傳》:"古者大臣,有坐不廉而廢者。"

徹故也，更發汗則愈。何以知汗出不徹？以脈濇故知也。

　　病傳陽明之府，而太陽表證未罷，謂之二陽併病。以太陽初病，發汗不徹，經熱內蒸，因而轉屬陽明。續自微汗出，而不惡寒，便是府熱作矣。府熱宜下，若太陽表證不罷者，不可下，下則表陽內陷，此之謂逆。如此可小發汗，以瀉其表。設表邪外盛，面色緣緣正赤者，此陽氣拂鬱在表，不得出路，鬱蒸頭面之故。當內解外薰，令其透徹，不得小汗，以致邪留。若發汗不徹，陽氣拂鬱，不得外越，其人胃氣內遏，必至煩躁，又覺疼痛，其痛不知其處，或在腹中，或在四肢，按之絕不可得，而且隧路壅阻，呼吸短氣。凡此諸證，皆坐以汗出不徹故也，更發其汗則愈。此何以知是汗出之不徹？以其脈濇，故知之也。濇者，陽鬱而不滑利也。拂鬱，抑鬱之意，《漢書·鄒陽傳》：太后拂鬱泣血，《楚辭·七諫》：沉江心拂鬱而內傷。

　　薰法：以盆盛滾水，入被熱薰，取汗最捷，宜於下部用之。

陽明經病府病汗下總綱一章〔1〕陽明十二

病人煩熱，汗出則解，又如瘧狀，日晡時發熱者，屬陽明也。脈實者，宜下之，脈浮虛者，宜發汗，下之與大承氣湯，發汗宜桂枝湯。方在太陽五。

　　太陽表證未解，而生煩熱，汗出則煩熱解矣。乃汗後又如瘧狀，每日日晡時發熱者，此屬陽明也。日晡，申戌之交，陽明旺盛之時也。《漢書·天文志》：正月旦決八風，旦至食爲麥，食至昳爲稷，昳至晡爲黍，晡至下晡爲菽，下晡至日入爲麻。各以其時，用雲色占種所宜。按：日晡在日昳之後，下晡在日入之前，正申酉戌，燥金得令之時也。陽明有經證，有府證，經證表熱外發，其脈浮虛，府證裏熱內結，其脈實。脈實者，宜下之，以瀉其裏熱，脈浮虛者，宜發汗，以瀉其表熱。下之與大承氣湯，大黃、芒硝，破結而瀉熱，厚朴、枳實，降濁而消滿也，發汗宜桂枝湯，薑、甘、大棗，補脾精

―――――――――――

〔1〕一章　原作“一”，諸本均同，據目録及前後文例補“章”字。

而和中氣,桂枝、芍藥,通經絡而瀉營鬱也。

陽 明 經 病 七章 府病連經

陽明自太陽傳來,未入於府,全是經病。經病宜汗,其未離太陽之經,則用麻、桂,其將入陽明之府,則加葛根。陽明一見吐利,雖未是裏實可下之證,然而經迫府鬱,已是胃熱將成之根,故用葛根雙解經府之鬱。此證得法,自無離經入府之患矣。

陽明經病桂枝證一陽明十三

陽明病,脈遲,汗出多,微惡寒者,表未解也,可發汗,宜桂枝湯。方在太陽五。

脈遲,汗出,惡寒,是太陽中風脈證,故宜桂枝。而汗多已屬胃陽之盛,故曰陽明病也。

麻黃證二陽明十四

陽明病,脈浮,無汗而喘者,發汗則愈,宜麻黃湯。方在太陽二十。

脈浮,無汗而喘,是太陽傷寒脈證,故宜麻黃。

太陽經病,內傳陽明之府,陽明之府邪未實,太陽之經邪未罷,是宜用太陽表藥。即裏有下證,而表病不解,亦不可下,當先以麻、桂表其風寒,然後議下也。

風脈浮緩,寒脈浮緊,遲者,緩之變文也。風脈不言緩〔1〕,寒脈不言緊,省文也。太陽傳陽明,緩緊之中,必兼大象,以傷寒三日,陽明脈大,前章已經提明,故此不及。

麻黃證三陽明十五

太陽與陽明合病,喘而胸滿者,不可下,麻黃湯主之。

---

〔1〕緩 原作"浮",諸本均同,據上文"風脈浮緩,寒脈浮緊"、下文"緩緊之中"之文義改。

太陽與陽明合病，經迫府鬱，胃逆肺脹，故喘而胸滿。宜麻黃湯，麻黃發表而散寒[1]，杏仁降逆而止喘，不可下也。

桂枝葛根證四陽明十六

太陽病，項背强几几，反汗出惡風者，桂枝加葛根湯主之。

陽明經行身之前，自頭下膈而走足，太陽經行身之後，自頭下項，循背而走足，太陽經病，頭痛項强而已，不至几几。緣太陽表病不解，鬱遏陽明經府之氣，不得順降，逆衝胸膈。背者，胸之府也，胸膈脹滿，則項背壅阻，愈格太陽下行之路，故几几不柔。葛根瀉陽明之經氣，降逆而達鬱也。

桂枝加葛根湯五十四

桂枝三兩　葛根四兩　甘草二兩，炙　大棗十二枚　生薑三兩，切
芍藥二兩

右六味，以水一斗，先煮葛根，減二升，去上沫，內諸藥，煮取三升，去滓，溫服一升。覆取微似汗，不須啜粥。

葛根證五陽明十七

太陽病，項背强几几，無汗惡風者，葛根湯主之。

營爲寒傷，閉束二陽衞氣，葛根湯，葛根瀉陽明之衞，麻黃瀉太陽之衞，桂枝、芍藥，通經絡而清營血，薑、甘、大棗，和中氣而補脾精也。

葛根湯五十五

葛根四兩　麻黃二兩　桂枝二兩　芍藥二兩　甘草二兩　生薑
三兩　大棗十二枚

右七味，㕮咀，以水一斗，先煮麻黃、葛根，減二升，去上沫，內諸藥，煮取三升，去滓，溫服一升。覆取微似汗，不須啜粥，餘如桂枝法將息及禁忌。

---

〔1〕寒　原作“汗”，據蜀本、集成本、石印本改。

葛根證六陽明十八

太陽與陽明合病者,必自下利,葛根湯主之。

太陽表寒外束,經絡壅迫,鬱遏陽明胃氣,不能容納水穀,已化之食,必當注泄而下,葛根、麻黃,瀉二陽之衛鬱,以鬆裏氣也。

葛根半夏證七陽明十九

太陽與陽明合病,不下利,但嘔者,葛根加半夏湯主之。

二陽合病,經迫府鬱,不能容納水穀,未化之食,必當湧吐而上,半夏降胃逆而止嘔吐也。

葛根加半夏湯五十六

葛根四兩　麻黃三兩,炮[1],去黃汁,焙　桂枝二兩　芍藥二兩　甘草二兩　生薑三兩　大棗十二枚　半夏半升,洗

右八味,以水一斗,先煮葛根、麻黃,減二升,去上沫,内諸藥,煮取二升,去滓,溫服一升。覆取微似汗。

陽明府病二十七章

陽明病,自經傳府,府病宜下。其經證未罷,猶見惡寒,則宜先汗而後下。經證已解,惡寒不作,而潮熱汗出,全是府證,當相[2]其緩急而用下法也。

陽明府證調胃承氣證一陽明二十

太陽病三日,發汗不解,蒸蒸發熱者,屬胃也,調胃承氣湯主之。

太陽病,二日陽明,三日少陽,此但傳經絡而不入藏府,發汗則解矣。乃當三日少陽之期,發汗不解,而反蒸蒸發熱者,

---

〔1〕泡　原作"炮",據蜀本、集成本、石印本改。
〔2〕相(xiàng象)　視也。觀察也。《左傳·隱公十一年》:"量力而行之,相時而動。"

此不在經而在胃也。宜早以調胃承氣調之，免後此之用大承氣。此大承氣之初證也。

調胃承氣湯五十七

大黃三兩，清酒浸，去皮　甘草二兩，炙　芒硝半斤

右三味，㕮咀，以水三升，煮取一升，去滓，内芒硝，更上火微煮，令沸，少少温服。

大承氣證二陽明二十一

二陽併病，太陽證罷，但發潮熱，手足漐漐汗出，大便難而讝語者，下之則愈，宜大承氣湯。

　　二陽併病，太陽經證既罷，但有陽明府證。潮熱汗出，大便難而讝語，全是胃府燥熱，閉塞不通。下之瀉其胃熱則愈，宜大承氣湯也。

　　潮熱即日晡發熱，按時發作，期如潮信也。

大承氣湯五十八

大黃四兩　芒硝三兩　枳實五枚，炙　厚朴半斤，炙，去皮

右四味，以水一斗，先煮枳、朴，取五升，去滓，内大黃，煮取二升，去滓，内芒硝，更上火，微一兩沸，分温再服。得下，餘勿服。

小承氣證[1]三陽明二十二

陽明病，脈遲，雖汗出，不惡寒者，其身必重，短氣，腹滿而喘，有潮熱者，此外欲解，可攻裹也。手足濈然而汗出者，此大便已鞕也，大承氣湯主之。若汗多，微發熱惡寒者，外未解也，其熱不潮，未可與承氣湯。若腹大滿不通者，可與小承氣湯，微和胃氣，勿令大泄下。

　　陽明病而見脈遲，是濕旺之診。雖汗出，不惡寒者，表證已解，然而裹熱未成。以其土濕也，其身必重濁濡滯。迨至胃熱已盛，燥奪其濕，肺府壅遏，短氣，腹滿而喘，有潮熱者，此外

---

〔1〕小承氣證　原作“小承氣湯證”，諸本均同，據前後文例改。

證已欲解，可攻裏也。再驗其手足，濈然而汗出者，此胃熱盛實，大便已鞕也，宜以大承氣瀉之。蓋四肢秉氣於胃，胃寒則四肢厥冷，胃熱則四肢氣蒸汗泄，故手足汗出，是爲胃熱之極，大便鞕也。若汗雖多，猶微發熱而惡寒者，外未解也，不可攻裏。即外已解，而其熱不潮，尚非可下之時，未可與承氣湯。若腹中大滿不通者，急不能待，可與小承氣湯，微和胃氣，通其大滿而止，勿令〔1〕大泄下也。

小承氣湯五十九

大黃四兩　厚朴二兩　枳實三〔2〕枚，炙〔3〕

右〔4〕三味，以水四升，煮取一升二合，去滓，分溫二〔5〕服。初服湯，當更衣，不爾者，盡飲之。若〔6〕更衣者，勿服也。

小承氣證四陽明二十三

太陽病，若吐，若下，若發汗，微煩，小便數，大便因鞕者，與小承氣湯和之愈。

吐、下、發汗，傷其津液，微覺心煩，小便數行，大便因鞕者，此將來之大承氣證。宜早以小承氣湯和之，即愈也。

調胃承氣證五陽明二十四

陽明病，不吐，不下，心煩者，可與調胃承氣湯。

不因吐下，而心煩者，胃陽原盛，所謂正陽陽明也。燥土耗傷津液則煩，心煩即譫語之根，甚則譫語，此亦大承氣之初證也。

---

〔1〕今　原作“合”，據蜀本、集成本、石印本改。

〔2〕三　原作“二”，據蜀本、集成本、石印本、《傷寒論·辨陽明病脈證并治》改。

〔3〕炙　原作“煮”，諸本均同，據《傷寒論·辨陽明病脈證并治》改。

〔4〕右　原作“以上”，諸本均同，據《傷寒論·辨陽明病脈證并治》此方方後語、前後文例改。

〔5〕二　原作“三”，諸本均同，據《傷寒論·辨陽明病脈證并治》、下文“盡飲之”改。

〔6〕若　原脫，據宛鄰本、蜀本、集成本、石印本改。

亡津便鞕證六陽明二十五

陽明病，本自汗出，醫更重發汗，病已差，尚微煩不了了者，此大便必鞕故也。以亡津液，胃中乾燥，故令大便鞕。當問其小便日幾行，若本小便日三四行，今日再行，故知大便不久出，今爲小便數少，以津液當還胃中，故知不久必大便也。

本自汗出，又重發其汗，熱隨汗泄，病已差矣。尚微煩而不了了者，此過汗亡津，胃中乾燥，大便必鞕。當問其小便一日幾行，若小便前多而今少，則大便必不久出，以津液還入胃中，腸胃滋潤故也。

蜜煎導證七陽明二十六

陽明病，自汗出，若發汗，小便自利者，此〔1〕爲津液內竭，雖鞕不可攻之，當須自欲大便，宜蜜煎導而〔2〕通之，若土瓜根及與大豬膽汁皆可爲導。

本自汗出，若又發其汗，或小便自利者，此爲津液內竭，非胃熱土燥可比。大便雖鞕，不可攻之，當須自欲大便，結而不下，宜蜜煎導而通之，若土瓜根土瓜根汁，入少水，筒吹入肛門，大便立通。及與大豬膽汁，皆可爲導也。

蜜煎導方六十

蜜七合

右一味，入銅器中，微火煎之，稍凝似飴狀，攪之，勿令焦著，欲可丸，併手捻作挺，令頭銳，大如指，長二寸許。當熱時急作，冷則鞕。以内穀道中，以手急抱，欲大便時去之。

豬膽方六十一

大豬膽一枚

右一味，瀉汁，和醋少許，以灌穀道中。如一食頃，當大便出。

---

〔1〕此　原作“以”，據宛鄰本、蜀本、集成本、石印本改。
〔2〕而　原作“之”，據宛鄰本、蜀本、集成本、石印本及本節黄解改。

麻仁丸證八陽明二十七

趺陽脈浮而濇,浮則胃氣强,濇則小便數,浮濇相搏,大便則難,其脾爲約,麻仁丸主之。

> 陽明胃經,自頭走足,行於足趺,動脈曰衝陽,故名趺陽。陽盛則脈浮,浮則胃氣强壯也。血虛則脈濇,濇則風木疏泄而小便數也。浮濇相合,土燥水枯,大便則難,其脾氣約結而糞粒堅小。此太陽陽明之證也,八章:太陽陽明者,脾約是也。宜麻仁丸,麻仁、杏仁,潤燥而滑腸,芍藥、大黄,清風而瀉熱,厚朴、枳實,行滯而開結也。

麻仁丸〔1〕六十二

麻子二升　芍藥半斤　杏仁一升,熬,別作脂　大黄一斤,去皮
厚朴一斤　枳實半斤,炙

右六味,爲末,煉蜜丸,桐子大,飲服十丸,日三服。漸加,以利〔2〕爲度。

大承氣證九陽明二十八

得病二三日,脈弱,無太陽、柴胡證,煩躁,心下鞕。至四五日,雖能食,與小承氣湯,少少與,微和之,令小安。至六日,與承氣湯一升。若不大便六七日,小便少者,雖不能食,但初頭鞕,後必溏,未定成鞕,攻之必溏,須小便利,屎定鞕,乃可攻之,宜大承氣湯。

> 得病二三日,脈弱而無太陽、少陽表證,乃煩躁而心下鞕滿,是非少陽之證,而實陽明之證也。蓋膽胃之經,自頭走足,悉由胃口下行,少陽病則以甲木而迫戊土,陽明病則以戊土而遏甲木,經氣不降,痞結胃口,皆有心下鞕滿之證。而此則無少陽表證,而見煩躁,故定屬陽明,而不關少陽也。至四五日,雖猶能食,然府邪已成,可以小承氣湯,少少與和之,令其煩躁

---

〔1〕麻仁丸　原作"麻仁丸方",諸本均同,據目録、本節經文改。
〔2〕利　原作"和",形近之誤,據閩本、集成本、石印本改。

少安。至六日，邪實之時，與承氣湯一升以利之，則府熱泄矣。若不大便六七日，計期可下，而小便少者，則大便必不鞕。便鞕腸結，胃熱不得下泄，濁氣薰衝，必不能食。此證雖不能食，然胃非乾燥，其大便初頭結鞕，阻濁氣下泄之路，故不能食。其後必是稀溏，未至結鞕，而遽攻之，必成溏泄。須小便利後，津亡土燥，屎定全鞕，乃可攻之，宜大承氣湯也。

小承氣證十 陽明二十九

陽明病，潮熱，大便微鞕者，可與大承氣湯，不鞕〔1〕者，不可〔2〕與之。若不大便六七日，恐有燥屎，欲知之法，少與小承氣湯，湯入腹中，轉失氣者，此有燥屎，乃可攻之，若不轉失氣，此但初頭鞕，後必溏，攻之必脹滿不能食也。欲飲水者，與水則噦，其後發熱者，必大便復鞕而少也，以小承氣和之。不轉失氣者，慎不可攻也。

　　燥屎阻硋，滯氣之鬱遏者多，小承氣瀉其壅滯，隧道略通，故轉失穢氣，此當以大承氣攻之。若不轉失氣，則胃無燥屎，攻之敗其中氣，必脹滿不能食也。與水則噦，亦不能飲，雖其後陽回發熱，大便堅矣，而糞必少也。以其不能食，故亦止可以小承氣湯和之，不可攻也。

小承氣證十一 陽明三十

陽明病，讝語，發潮熱，脈滑而疾者，小承氣湯主之。因與承氣一升，腹中轉失氣，更服一升，若不轉失氣，勿更與之。明日不大便，脈反微濇者，裏虛也，爲難治，不可更與承氣湯也。

　　脈滑而疾者，血熱而陽旺也。脈反微濇者，血寒而陽虛也。

大承氣證十二 陽明三十一

傷寒，若吐若下後不解，不大便五六日，上至十餘日，日晡所發

---

〔1〕鞕　原作"便"，據宛鄰本、蜀本、集成本、石印本改。
〔2〕可　原作"無"，據宛鄰本、蜀本、集成本、石印本改。

潮熱，不惡寒，獨語如見鬼狀。若劇者，發則不識人，循衣摸牀，惕而不安，微喘直視，脈弦者生，濇者死。微者，但發熱讝語耳，大承氣湯主之。若一服利，止後服。

　　煩躁之極，則循衣摸牀。木燥風生，則惕而不安。氣阻肺熱，則微喘。血枯系結，則直視。弦則木氣猶存，故生。濇則營血已槁，故死。

亡津讝語證十三陽明三十二

傷寒四五日，脈沉而喘滿，沉爲在裏，而反發其汗，津液越出，大便爲難，表虛裏實，久則讝語。

　　熱在裏，則脈沉。胃氣壅遏，則肺阻而爲喘，氣滯而爲滿。誤汗亡津，表陽虛而裏熱實，久則神氣煩亂，而爲讝語。

大承氣證十四陽明三十三

汗出讝語者，以有燥屎在胃中，此爲風也，須下之，過經乃可下之，下之若早，語言必亂，以表虛裏實故也，下之則愈，宜大承氣湯。

　　汗多耗其胃津，糟粕失潤，結爲燥屎，阻塞胃氣，胃熱不泄，消耗心液，故作讝語，此爲木燥而風生也。胃熱宜下，俟六日之外，已過經期，而後下之。下之若早，裏熱未實，語言必亂，而爲鄭聲。以其汗多津亡，表虛裏實，經中清氣不敵府中邪火之旺，原有讝語之根，裏實未至，而遽下之，故實家之讝語，變爲虛家之鄭聲也。

調胃承氣證十五陽明三十四

傷寒十三日不解，過經讝語者，以有熱也，當以湯下之。若小便利者，大便當鞕，而反下利，脈[1]調和者，知醫以丸藥下之，非其治也。若自下利者，脈當微厥，今反和者，此爲內實也，調胃承氣湯主之。

────────────

〔1〕脈　其上原衍"胃"字，據《傷寒論·辨太陽病脈證并治中》、本節黃解删。

十三日,已過再經之期,而作讝語,是有內熱,當下。若小便利者,其大便當鞕,而反下利,而脈又調和者,知醫以丸藥下之,內熱未泄,非其治也。若內虛而自下利者,脈當微厥而不調,脈法:厥者,初來大,漸漸小,更來漸漸大是也。今反調和者,此爲內實也。內實宜湯不宜丸,當服調胃承氣湯也。

大承氣證十六 陽明三十五

陽明病,下之,心中懊憹而煩,胃中有燥屎者,可攻。腹微滿,初頭鞕,後必溏,不可攻之。若有燥屎者,宜大承氣湯。

下之而心中懊憹而煩,胃中有燥屎者,可再攻也。平人燥屎俱在大腸,陽明病,熱盛津枯,糟粕在胃,已成結燥,不須至腸,故曰胃中有燥屎。內無燥屎,胃氣未至鬱遏,故腹不大滿也。

大承氣證十七 陽明三十六

陽明病,讝語,有潮熱,反不能食者,胃中必有燥屎五六枚也,宜大承氣湯下之。若能食者,但鞕耳。

燥屎結塞,濁氣上衝,則不能食。

大承氣證十八 陽明三十七

病人小便不利,大便乍難乍易,時有微熱,喘冒不得臥者,有躁屎也,宜大承氣湯。

土燥水枯,則小便不利。氣有通塞,則大便乍難乍易。胃熱內燔,則肌表時有微熱。胃氣鬱遏,則喘阻昏冒,不得寢臥。此有燥屎堵塞之故也。《素問·腹中論》:不得臥而息有音者,是陽明之逆也。足三陽者下行,今逆而上行,故息有音也。陽明者,胃脈也,胃者,六府之海,其脈亦下行,陽明逆,不得從其道,故不得臥也。

大承氣證十九 陽明三十八

病人不大便五六日,繞臍痛,煩躁,發作有時者,此有燥屎,故使不大便也。

　　胃氣鬱遏，無下[1]泄之竅，故繞臍作痛。

大承氣證二十陽明三十九

大下後，六七日不大便，煩不解，腹滿痛者，此有燥屎也，所以
然者，本有宿食故也，宜大承氣湯。

　　本有宿食未消，被胃火煉成燥屎，阻礙腸胃之竅。胃氣以
下行爲順，下竅不通，胃氣壅遏，不得降泄，逆爲[2]上行，故生
煩躁而滿痛也。

大承氣證二十一陽明四十

陽明少陽合病，必下利，其脈不負者，順也，負者，失也，互相剋
賊，名爲負也。脈滑而數者，有宿食也，當下之，宜大承氣湯。

　　陽明少陽合病，膽經鬱迫，胃氣壅遏，失其受盛之職，故必
下利。甲木爲賊，土氣未敗，則脈不負，不負爲順。負則木賊
土敗，是之爲失。負者，互相剋賊之名。宿食阻礙，經氣浮蕩，
故脈[3]滑而數。胃主受盛，脾主消化，水穀入胃，以脾土之
濕，濟胃土之燥，燥濕互濟，陰陽交蒸，是以消爛腐化，中無宿
物。陽明病，胃强脾弱，燥奪其濕，未及腐化，已成結鞕，是宿
食者，雖太陰之咎，而實陽明之過也。

三陽合病證二十二陽明四十一

三陽合病，脈浮大，上關上，但欲眠睡，目合則汗。

　　太陽傳陽明、少陽，陽明府病，而太、少之經邪未解，是爲
三陽合病。太陽之脈浮，陽明之脈大，膽氣候於左關，胃氣候
於右關，膽胃不降，二氣逆行，故脈上關上。膽熱則甲木剋土，
土氣困乏，故欲眠睡。平人寐則陽氣內蟄，三陽合病，陽盛於

---

〔1〕下　原脱，據宛鄰本、蜀本、集成本、石印本補。

〔2〕爲　猶而也。《史記·信陵君傳》：“乃裝爲去。”

〔3〕脈　原作“振”，據宛鄰本、蜀本、集成本、石印本改。

外，寐時陽氣不斂，鬱蒸而開皮毛，故目合則汗也。

汗多亡津證[1]二十三陽明四十二

脈陽微而汗出少者，爲自和[2]也，汗出多者，爲太過。陽脈實，因發其汗，多出者，亦爲太過，太過爲陽絕於裏，亡津液，大便因鞭也。

脈陽微寸爲陽。而汗出少，是陽不亢而津未耗，故爲自和。陽脈實而汗出多，是陽既亢而津又泄，故爲太過。陽絕於裏者，極盛而無其匹也。

胃熱陽絕證二十四陽明四十三

脈浮而芤，浮爲陽，芤爲陰，浮芤相摶，胃氣生熱，其陽則絕。

浮者，陽盛而不藏也。芤者，陰虛而內空也。外實中空，謂之芤。浮芤相合，陽亡陰枯，是[3]以胃氣生熱，其陽獨絕而無倫也。

大承氣證二十五陽明四十四

發汗不解，腹滿痛者，急下之，宜大承氣湯。

發汗不解，是非表證，乃胃氣之實也。汗之愈亡其陰，燥屎阻其胃火，傷及太陰，故腹滿而痛。陽亢陰亡，則成死證，故當急下之。

此下三章與少陰急下三章，彼此互文，是陽明之陽亢而傷陰者。陽未盛而下早，則亡其陽，陽已亢而下遲，則亡其陰，故有緩攻之法，又有急下之條。

此與少陰六七日，腹脹，下大便章義同。

大承氣證二十六陽明四十五

陽明病，發熱汗多者，急下之，宜大承氣湯。

---

〔1〕證 原脫，據宛鄰本、蜀本、集成本、石印本及前後文例補。
〔2〕和 原作“利”，據宛鄰本、蜀本、集成本、石印本及本節黃解改。
〔3〕是 原作“定”，據宛鄰本、蜀本、集成本、石印本改。

腎主五液,入心爲汗,發熱汗多,木枯土燥,傷及少陰,故當急下。

此與少陰口燥咽乾章義同。

大承氣證二十七陽明四十六

傷寒六七日,目中不了了[1],睛不和,無表裏證,大便難,身微熱者,此爲實也,急下之,宜大承氣湯。

肝竅於目,目中不了了,睛不和,是胃火傷及厥陰,血亡木枯,目系乾鞕,是以睛直。無表裏證,表無寒熱,裏無滿痛也[2]。身熱雖微,而府熱則劇,故當急下。

此與少陰自利清水,色純青章義同。

陽明之病,胃家實也。篇中脈實者下之,以表虛裏實故也。此爲内實也,此爲實也,皆發明胃家實之義。

陽明瘀血證三章[3]

陽明瘀血抵當證一陽明四十七

陽明病,其人喜忘者,必有畜[4]血,所以然者,必有久瘀血,故令喜忘,屎雖鞕,大便反易,其色必黑,宜抵當湯下之。方在太陽四十五。

魂知來,魄藏往,以肺主魄而生水,腎水蟄藏,陽神下秘,故往事藏畜而不忘。燥熱傷血,瘀結不流,阻格陽神下蟄之路,陽泄神飛,水精失藏,是以喜忘。此必有瘀血在下,傷其冬藏之氣。熱在血室,不及大腸,是以便易。血海熱結,不歸於下,故不及腸。黑者,水氣之鬱,腎水下鬱,故糞見黑色。宜抵當湯,下其畜血也。

---

〔1〕不了了　原作“不能了了”,諸本均同,據《傷寒論·辨陽明病脈證并治》、本節黃解删“能”字。

〔2〕也　原作“者”,據宛鄰本、蜀本、集成本、石印本改。

〔3〕陽明瘀血證三章　原脱,諸本均同,據前後文例補。

〔4〕畜(xù 蓄)　通“蓄”。《易·序卦》:“此必有所畜。”《釋文》:“畜,本亦作蓄。”

抵當證二陽明四十八

病人無表裏證，發熱七八日，雖脈浮數者，可下之。假令已下，脈數不解，合熱則消穀善飢，至六七日不大便者，有瘀血也，宜抵當湯。方在太陽四十五。若脈數〔1〕不解，而下利不止，必協熱而便膿血也。

　　病人無表證之惡寒，無裏證之滿痛，乃發熱至七八日之久，是必有裏熱，雖脈見浮數者，亦可下之。蓋浮數雖是表脈，而外無表證，則不得作表脈論也。假令已下，而脈數不解，表裏合熱，消穀善飢，至六七日不大便者，此非胃熱，必有瘀血也。緣脈數係有裏熱，下之而脈數不解，裏熱不清，是裏熱不在中焦氣分，而在下焦血分，宜抵當湯下其瘀血。若服抵當，脈數猶然不解，而加以下利不止，此血分傷深，必將協合外熱而便膿血也。

熱入血室證三陽明四十九

陽明病，下血讝語者，此爲熱入血室，但頭汗出者，刺期門，隨其實而泄之，濈然汗出則愈。

　　心藏神，而神之魂藏於血，血熱則心神昏亂，而作讝語。但頭汗出者，陽盛於上，而表不能閉也。身上無汗，則熱鬱血分，不得外泄，宜刺期門，以瀉血熱，隨其實處而瀉之，令其濈然汗出則愈也。期門，肝脈之穴，在於乳上，肝藏血，故刺厥陰之期門。此婦人病，《金匱》入婦人雜病中。

陽明解期一章〔2〕陽明五十

陽明病，欲解時，從申至戌上。

　　申、酉、戌，陽明得令之時，故解於此。

陽明虛證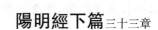陽明入太陰去路〔1〕

陽明從燥金化氣,是爲燥土,太陰以濕土主令,是爲濕土。脾胃以膜相連,《素问》語。感應最捷,胃家實則燥土司氣而濕土〔2〕以化燥,胃中虛則濕土主令而燥土亦化濕。燥則陽明之證也,濕則太陰之證也,而化氣之燥,究不敵主令之濕,雜證濕居其九,而燥不得一。蓋胃家之陽實,非風寒鬱爲內熱,則不病也。惟傷寒有胃家實證,乃胃家之實者,未能強半,而胃中之虛者,不止十三。實則始終於陽明,所謂陽明中土,無所復傳,承氣之的證也。虛則病在陽明而陽衰氣退,太陰脾藏將起而代秉其權,是名爲陽明而實則太陰〔3〕。自此而傳變無窮,四逆、真武之證,悉伏於此矣。

陽明爲陽盛之經,猶且虛實之相半,況乎太陽爲三陽之終,少陽爲三陽之始。此將〔4〕盛方長之氣,則動入三陰,未可屈指也。

蓋脾陰胃陽勝負之機,在乎中氣,臨病而不知中氣,見陽明之經熱,昧陽明之府冷,汗、下、燒鍼,孟浪錯繆,中氣一敗,禍生不測。雖胃家之實,攻瀉之早,

〔1〕陽明入太陰去路　原脫,諸本均同,據目錄補。

〔2〕土　原脫,諸本均同,據下文"燥土亦化濕"補。

〔3〕太陰　其下原衍"無所復傳者"五字,諸本均同,與上下文義不相連屬,因删。

〔4〕此將　原作"曲汗",據宛鄰本、蜀本、集成本、石印本改。

猶且陽去而入陰,矧〔1〕胃中之虛,汗下一誤,有不亡神失國,而登鬼錄〔2〕者哉!《老子》有言:治人事天莫若嗇〔3〕。醫家寶嗇中氣,不肯孟浪輕瀉,則燥濕移易,虛實貿遷,金書玉訣,盡在此矣。

提　　綱一章〔4〕

飲食者,胃家之能事也。胃氣右降,上脘清虛,而善容受,是以能食。陽莫盛於陽明,陽盛而土燥,則胃降而善納,陽虛而土濕,則胃逆而不食。不能食者,是胃土濕而腎水寒也。土剋水,土性濕而水寒,陽盛則土燥而剋水,陰盛則水寒而侮土。以腎家之寒,移於土位,則病中寒。中寒者,水勝而土負,胃敗而氣逆,故不能食。

胃主受盛,脾主消剋,食穀不化者,脾家之弱,絕粒不食者,胃家之虛。凡病一見不食,則責陽明而不責太陰,以其受盛之失職也。

陽明虛證提綱陽明五十一〔5〕

陽明病,若能食。名中風,不能食,名中寒。

陽明之爲病,胃家實也,胃實則當能食。若能食者,名爲中風,是風中於表也,不能食者,名爲中寒,是寒生於裏也。陽明承氣之證,來自中風者多。能食者,府中陽旺,乃異日胃家燥熱之根,不能食者,是陽虛而中寒,胃陽已不用事,脾陰將司其權,不得與實家之中風並論也。

---

〔1〕矧(shěn 審)　《玉篇》:"矧,況也。"《書·大禹謨》:"至誠感神,矧茲有苗。"

〔2〕鬼錄　死者之名册。《文選·與吳質書》:"觀其姓名,已爲鬼錄,追思昔遊,猶在心目。"

〔3〕嗇　節省也。《老子》:"治人事天莫若嗇。"《韓非子·解老》:"少費之謂嗇。"

〔4〕提綱一章　原作"陽明虛證提綱陽明五十一",諸本均同,據目錄及前後文例改。

〔5〕陽明虛證提綱陽明五十一　原脫,諸本均同,據前後文例,由"飲食者,胃家之能事也"前移此。

下篇胃中虛冷與上篇胃中實也，虛實相對。實者，陽明之始基，虛者，太陰之初氣也。

中風瘕泄證一陽明五十二

陽明病，若中寒，不能食，小便不利，手足濈然汗出，此欲作固瘕，必[1]大便初鞕後溏。所以然者，胃中冷，水穀不別故也。

陽明病，若中寒不能食，土濕而小便不利，手足陽泄而濈然汗出，此寒氣凝結，欲作堅固之瘕癥，大便必初鞕後溏。所以然者，胃中寒冷，不能蒸化水穀，水穀不別，俱入二腸，而成泄利故也。

凡水寒土濕，陰氣凝結，瘕塊堅鞕，多病溏泄。服暖水燥土之劑，陽回泄止，寒消塊化，續從大便而出，滑白黏聯，狀如痰涕，是即固瘕之泮解[2]而後行者也。五十七難所謂大瘕泄者，即此。

四逆證二陽明五十三

脈浮而遲，表熱裏寒，下利清穀者，四逆湯主之。方在太陰三。若胃中虛冷，不能食者，飲水則噦。

水寒侮土，胃中虛冷，不能食者，飲水則以水濟水，必發噦也。

胃中虛冷證三陽明五十四

陽明病，不能食，攻其熱必噦，所以然者，胃中虛冷故也。以其人本虛，故攻其熱必噦。

外熱內寒，誤謂內熱而攻之，土敗胃逆，必發嘔噦。

胃中寒冷證四陽明五十五

傷寒，大吐大下之，極虛，復極汗出者，以其人外氣拂鬱，復與

---

[1] 必　原脫，諸本均同，據《傷寒論·辨陽明病脈證并治》、本節黃解補。

[2] 泮(pàn 判)解　"泮"，散也。《詩·邶風·匏有苦葉》："迨冰未泮。""泮解"，散解。

之水,以發其汗,因得噦。所以然者,胃中寒冷故也。

吐下亡陽,中氣極虛,而衛泄失斂,復極汗出者,以其人表陽拂鬱,離根外浮,誤謂表邪,復與之水,以發其汗,土敗胃逆,故作嘔噦。

噦而腹滿證五陽明五十六

傷寒噦而腹滿,視其前後,知何部不利,利之則愈。

噦而腹滿,陽明之濁氣不降,太陰之清氣不升也,前後二陰,必有不利之部。前部不利,利其水道,後部不利,利其穀道,腹滿之病,不過氣水停鬱二者而已。

身癢無汗證六陽明五十七

陽明病,法多汗,反無汗,其身如蟲行皮中狀者,此以久虛故也。

氣虛不能透發,鬱於皮腠,故癢如蟲行也。

咳嘔厥逆證七陽明五十八

陽明病,反無汗而小便利,二三日,咳而嘔,手足厥者,必苦頭痛。若不咳,不嘔,手足不厥者,頭不痛。

無汗則陽氣內虛,小便利則陽氣下虛,經所謂水泉不止者,是膀胱不藏也。《素問》語。二三日後,胃陽愈虛,氣逆咳嘔,手足厥冷,濁氣上壅,必苦頭痛。不咳,不嘔,手足不厥逆者,濁氣未逆,故頭不痛。

咳逆咽痛證八陽明五十九

陽明病,但頭眩,不惡寒,故能食而咳,其人必咽痛。若不咳者,咽不痛。

陽明以下行爲順,上行爲逆,胃土上逆,陽氣不降,浮越無根,是以頭眩。表解,故不惡寒。胃陽未敗,故能食。胃土上逆,肺金壅礙則爲咳。咳則相火逆衝,是以咽痛。不咳者,相火未衝,故咽不痛。

吳茱萸證九 陽明六十

食[1]穀欲嘔者,屬陽明也,吳茱萸湯主之。得湯反劇者,屬上焦。

土敗胃逆,則作嘔吐,食穀欲吐者,屬陽明也。吳茱萸湯,人參、大棗,培土而補中,茱萸、生薑,溫胃而降逆。若得湯反劇者,則由上焦之瘀熱,非關中焦之虛寒也。

吳茱萸湯 六十三

吳茱萸一升,洗　生薑六兩　人參三兩　大棗十二枚

右四味,以水七升,煮取二升,去滓,溫服七合,日三服。

嘔多忌攻證十 陽明六十一

傷寒嘔多,雖有陽明證,不可攻也。

傷寒經府鬱迫,不能容受,是以作嘔。嘔緣土虛胃逆,雖有陽明裏證,不可攻之也。

五苓散證十一 陽明六十二

太陽病,寸緩、關浮、尺弱,其人發熱汗出,復惡寒,不嘔,但心下痞者,此以醫下之也。如其不下者,病人不惡寒而渴者,此轉屬陽明也。小便數者,大便必鞕,不更衣十日,無所苦也。渴欲飲水,少少與之,但以法救之。渴者,宜五苓散。方在太陽四十一。

太陽病,寸緩關浮,猶是中風之脈,而尺弱,則腎氣不充。其人發熱汗出,復惡寒,不嘔,太陽表證未解,而但有心下痞者,此以醫誤下而成痞,非陽明也。如其心下痞[2]不因攻下,外不惡寒而內有渴證者,此是太陽表解,轉屬陽明也。蓋太陽之病,表未解而誤下,則成痞,陽明之病,不俟攻下,而胃氣上

---

〔1〕食　原脱,據宛鄰本、蜀本、集成本、石印本補。
〔2〕心下痞　原作"心痞",諸本均同,據本節經文改。

逆,壅砭膽經降路,亦成痞。而胃逆必嘔,土燥必渴,胃熱外
蒸,必不惡寒,合觀諸證,故知是轉屬陽明。若其小便數者,其
大便必鞕,然尺弱腎寒,原非陽旺,雖不更衣十日,亦無所苦
也。其渴欲飲水,止可少少與之,但以法稍救其口舌乾燥而
已。緣其渴是土濕,而非火升,非土燥而水涸,宜以五苓散瀉
水而燥土也。

心下鞕滿證十二陽明六十三

陽明病,心下鞕滿者,不可攻之。攻之利遂不止者死,利止
者愈。

　　心下痞者,太陰之證,太陰病,腹滿而吐,自利益甚,下之
必胸下結鞕是也。陽明之病,而見太陰心下鞕滿之證,陰盛陽
弱,故不可攻之。攻之脾陽陷敗,利遂不止者死,陽回利止者,
則愈也。

寒熱脈緊證十三陽明六十四

陽明中風,口苦咽乾,復滿微喘,發熱惡寒,脈浮而緊,若下之,
則腹滿小便難也。

　　陽明中風,而口苦咽乾,是有少陽證,腹滿,是有太陰證,
發熱惡寒,脈浮而緊,脈證又與傷寒太陽中風大青龍湯相似。
此在陽明,府熱外蒸,應當汗出而脈緩,乃脈緊而惡寒者,是衛
氣外斂,胃家陽虛而不能發也。外有甲木之剋,裏有太陰之
侵,而經府雙鬱,不得發越,陽明至此,困憊極矣。若復下之,
則遂成太陰之證,腹滿而小便難也。法詳下章豬苓湯一段。

梔子白虎豬苓證十四陽明六十五

陽明病,脈浮而緊,咽燥口苦,腹滿而喘,發熱汗出,不惡寒,反
惡熱,身重。若發汗,則躁,心憒憒,反讝語。若加燒鍼,必怵惕煩
躁,不得眠。若下之,則胃中空虛,客氣動膈,心中懊憹,舌上胎者,
梔子豉湯主之。方在太陽八十九。若渴欲飲水,口乾舌燥者,白虎加

人參湯主之。方在太陽三十九。若脈浮發熱,渴欲飲水,小便不利者,豬苓湯主之。

　　陽明病,脈浮而緊,有〔1〕太陽證,咽燥舌乾,有少陽證,腹滿,有太陰證。發熱汗出,不惡寒,反惡熱,則胃熱外發矣,但有太陰腹滿,則土濕頗旺,未免身重耳。濕盛陽虛,汗、下、燒鍼,俱屬不可。若發汗,則陽亡躁生,神敗心憒,而反譫語。若加燒鍼,汗去陽亡,必怵惕煩躁,不得眠臥。若下之,則陽亡土敗,胃中空虛,不能隄防陰邪,下焦客氣,遂逆動於膈下,拒格胸中之陽,心中懊憹,而生瘀濁。心竅於舌,瘀濁在心,舌上胎生者,宜梔子豉湯,湧瘀濁而清煩熱也。若下後陰亡,渴欲飲水,口乾舌燥者,宜白虎加人參湯,清金而瀉熱,益氣而生津也。若下後陽敗〔2〕而土濕,脈浮發熱,渴欲飲水,小便不利者,宜豬苓湯,二苓、滑、澤,利水而瀉濕,阿膠潤木而清風也。土濕木遏,鬱生下熱,是以發熱。木氣埋塞,疏泄不行,故小便不利。木鬱風生,肺津傷耗,是以發渴。風氣發揚,是以脈浮。腹滿身重之人,下之陽敗濕增,故見證如此。

　　此申明上章腹滿,小便難之義。

豬苓湯六十四

豬苓去皮　茯苓　澤瀉　滑石碎　阿膠各一兩

右五味,以水四升,先煎四味,取二升,去滓,内〔3〕阿膠,烊消,溫服七合,日三服。

汗多亡陽證十五陽明六十六

發汗多,若重發汗者,亡其陽,譫語,脈短者,死,脈自和者,不死。

　　汗多亡陽,神敗而發譫語,脈短者,陽絕乃死,脈自和者,陽復則生。

---

〔1〕有　猶爲也。《國語·晉語》:"克國得妃,其有吉孰大焉?"
〔2〕敗　原作"旺",據蜀本、下文"下之陽敗濕增"改。
〔3〕内　其下原衍"下",諸本均同,據《傷寒論·辨陽明病脈證并治》刪。

此申明上章發汗則躁，心憒憒，反讝語之義。

讝語喘滿證十六陽明六十七

直視讝語，喘滿者死，下利者，亦死。

　　直視讝語，陽亡而神敗也。喘滿則胃逆而陽上脫，下利則
脾陷而陽下脫，是以皆死。

讝語鄭聲證十七陽明六十八

夫實則讝語，虛則鄭聲，鄭聲，重語也。

　　陽實則爲讝語，陽虛則爲鄭聲。鄭聲之義，語之繁絮重複
者。實者，上篇之胃家實是也，虛者，本篇之胃中虛冷是也。

　　此申明上章〔1〕亡陽讝語之義。

梔子豉證十八陽明六十九

陽明病，下之，其外有熱，手足溫，不結胸，心中懊憹，飢不能
食，但頭汗出者，梔子豉湯主之。方在太陽八十九。

　　下傷中氣，陽浮於表，故外有熱而手足溫。胃中空虛，客
氣動膈，故成結胸。義在結胸。今不成結胸，只覺心中懊憹，飢
不能飲食者，膈下之陰與膈上之陽逼迫鬱蒸，而生瘀濁故也。
膈熱薰騰，故頭上汗出。此宜梔子豉湯，吐瘀濁而清煩熱也。

　　此申明六十五章若〔2〕下之，胃中空虛，客氣動膈，心中懊
憹，舌上胎者，梔子豉湯主之一段之義。

白虎證十九陽明七十

三陽合病，腹滿身重，難以轉側，口不仁而面垢，讝語，遺尿，發
汗則讝語，下之則額上生汗，手足逆冷，此陽明入太陰去路。若自汗
者，白虎湯主之。方在太陽三十七。此陽明承氣初證。

---

〔1〕章　原脫，據蜀本、集成本、石印本補。
〔2〕若　原脫，據宛鄰本、蜀本、集成本、石印本補。

六十五章：脈浮而緊，爲太陽證，咽燥口乾，爲少陽證，發熱汗出，不惡寒，反惡熱，爲陽明證，是三陽合病也。而其腹滿身重，以至難以轉側，則太陰證。脾竅於口，陽虛濕盛，開闔塞濇，故口不仁。木主五色，土濕木鬱，氣色晦暗，是以面垢。神明不慧，是以讝語。膀胱失約，是以遺尿。此補六十五章未詳之義也。若發汗，則爲鄭聲之讝語。此復申明若發汗，則心憒憒，反讝語一段。若下之，則額上生汗，手足厥冷，陽泄而土敗。此復申明上章手足溫，頭汗出之義，而推廣之。頭汗肢溫，是陽虛而上熱，額汗肢冷，是陽泄而外寒也。若汗不止頭額，而通身自汗者，則津亡而土燥，宜白虎湯瀉熱而清金也。

此復申六十五章白虎湯之義。

汗多胃燥證二十陽明七十一

陽明病，汗出多而渴者，不可與豬苓湯，以汗多胃中燥，豬苓湯復利其小便故也。

六十五章：渴而小便不利者，乃與豬苓湯。若汗出多而渴者，則應白虎，不可與豬苓湯。以汗多則胃中已燥，豬苓湯復利其小便以亡津也。

此申明上章及六十五章豬苓湯之義。

口燥欲衄證二十一陽明七十二

陽明病，口燥，但欲漱水，不欲嚥，此必衄。

口乾而漱水不嚥，以熱在經而不在府。經熱不泄，此必衄也。

鼻燥欲衄證二十二陽明七十三

脈浮發熱，口乾鼻燥，能食者，則衄。

脈浮發熱，表寒外束，口乾鼻燥，經熱內蒸，能食則熱不在府，經熱不能旁泄，則上衄也。

脈浮盜汗證二十三_{陽明七十四}

陽明病,脈浮而緊者,必潮熱,發作有時,但浮,必盜汗出。

　　脈浮而緊,太陽之脈,陽明得之,必潮熱,按時而發,以表寒鬱其府熱也。若但浮而不緊,則外無表寒而內無裏熱,寐時衛氣不入陰分,皮毛失斂,經熱蒸泄,必盜汗出。凡盜汗之家,皆陰盛藏寒,陽不內交者也。

汗解緊愈證二十四_{陽明七十五}

陽明病,初欲食,小便反不利,大便自調,其人骨節疼,翕翕如有熱狀,奄然發狂,濈然汗出而解者,此水不勝穀氣,與汗共併,脈緊則愈。

　　初欲食,是有穀氣。小便不利,大便自調,骨節疼,濕流關節,故疼。是土濕而水停也。穀氣勝則汗出,水氣勝則汗不出,乃翕翕如有熱狀,忽然發狂,濈然汗出而解者,此穀氣欲發,水氣鬱熱而不能發,是以躁亂發狂,究之水氣不勝穀氣,故濈然汗出,汗出而水氣亦隨汗泄,與汗共併於外,表寒與裏水皆去,脈緊自愈也。

發熱色黃證二十五_{陽明七十六}

陽明病,面合赤色,不可攻之,必發熱,色黃,小便不利也。

　　表寒外束,鬱其經熱,則面見赤色,此可汗而不可攻。以面之赤色,是經熱而非府熱,府熱則毛蒸汗泄,陽氣發越,而無赤色。攻之則陽敗濕作,而表寒未解,濕鬱經絡,必發熱色黃,小便不利也。

無汗發黃證二十六_{陽明七十七}

陽明病,無汗,小便不利,而心中懊憹者,身必發黃。

　　飲入於胃,胃陽蒸動,化而爲氣,氣降則水化。陽氣升發,則化水之氣外泄而爲汗,陽氣收藏,則氣化之水下注而爲尿。

汗出水利，濕熱發泄，故不發黃。無汗而小便不利，濕氣莫泄，鬱而生熱，薰蒸於上，則心中懊憹，身必發黃也。

微汗發黃證二十七_{陽明七十八}

陽明病，被火，額上微汗出，小便不利者，必發黃。

　　陽明病，無汗，是陽虛而土濕者。以火薰發汗，但額上微汗出，而身上無汗，小便不利者，濕無泄路，鬱而生熱，必發黃也。

茵陳蒿證二十八_{陽明七十九}

陽明病，發熱汗出者，此爲熱越，不能發黃也。但頭汗出，身無汗，劑頸而還，小便不利，渴飲水漿者，此爲瘀熱在裏，身必發黃，茵陳蒿湯主之。方在太陰十二。

　　汗出而濕熱發泄，則不發黃。但頭汗而身無汗，濕熱莫泄，而小便又復不利，故身必發黃。茵陳蒿湯，茵陳利水而瀉濕，梔子、大黃，除煩而蕩熱也。

脈遲發黃證〔1〕二十九_{陽明八十}

陽明病，脈遲，食難用飽，飽則微煩頭眩，必小便難，此欲作穀疸。雖下之，腹滿如故，所以然者，脈遲故也。

　　陰盛〔2〕則脈遲。陽虛胃逆，飲食不甘，故難以至飽。飽則脾不能化，中焦鬱滿，濁氣不降，故心煩頭眩。土濕木鬱，必小便艱難。此欲作穀疸，緣穀氣陳宿，是以鬱而發黃也。雖下之，而腹滿不減，以其陰盛而脈遲故也。

柴胡麻黃證三十_{陽明八十一}

陽明中風，脈弦浮大，而短氣，腹都〔3〕滿，脇下及心痛，久按之氣不通，鼻乾，不得汗，嗜臥，一身及面目悉黃，小便難，有潮熱，時

〔1〕證　原脫，據石印本及前後文例補。
〔2〕盛　原作“勝”，據蜀本、集成本、石印本、本節黃解“陰盛而脈遲”改。
〔3〕都　大也。《廣雅·釋詁》：“都，大也。”

時噦，耳[1]前後腫，刺之小差，外不解，病過十日，脈續浮者，與小
柴胡湯。方在少陽二。脈但浮，無餘證者，與麻黃湯。方在太陽二十。
若不尿，腹滿加噦者，不治。

　　陽明病，脈弦浮大，弦爲少陽，浮爲太陽，大爲陽明脈，是
以[2]三陽合病。而氣短，腹都滿，則太陰證。少陽之脈，自
胃口而布脇肋，膽胃鬱遏，故脇下及心作痛。經氣痞塞，故
久按之而氣不通。表寒外束，相火鬱升，而刑肺金，故鼻乾，
不得汗。肺竅於鼻。膽木刑胃，土氣困乏，故嗜臥。濕土賊於
甲木，土木皆鬱，故一身及面目悉黃。土濕木鬱，疏泄不行，
故小便難。胃氣壅遏，故發潮熱。胃府鬱迫，濁氣上逆，故
時嘔噦。少陽脈循兩耳，經氣逆行，壅塞不降，故耳前後腫。
經鬱熱盛，故刺之小差，而外證不解。病過十日之外，脈自
裏達表，續續外浮者，是未傳陽明之府、太陰之藏，猶在少陽
之經也。宜小柴胡湯，柴胡、黃芩，清半表之火，參、甘、大
棗，補半裏之陽，生薑、半夏，降胃逆而止嘔噦也。若脈但浮
而不弦，又無少陽諸證者，則全是太陽病，與麻黃湯以瀉表
鬱。中風而用麻黃者，發汗以瀉太陰之濕也。《金匱》風濕諸
證，俱用麻黃。若不尿，腹滿而愈加嘔噦者，水賊土敗，不可
治也。

小柴胡證三十一陽明八十二

陽明病，發潮熱，大便溏，小便自可，胸脇滿不去者，小柴胡湯
主之。方在少陽二。

　　陽明胃府，爲少陽經邪所鬱，陽氣遏逼，故發潮熱。糟粕
莫容，故便滑溏。胃逆膽壅，經氣不降，故胸脇滿結。宜小柴
胡湯，半補陽明之裏氣，半瀉少陽之表邪也。

---

〔1〕耳　原作“二”，據宛鄰本、蜀本、集成本、石印本改。
〔2〕以　猶謂也。《禮記·檀弓》：“吾以將爲賢人也。”

小柴胡證三十二陽明八十三

陽明病，脅下鞕滿，不大便而嘔，舌上白胎者，可與小柴胡湯。方在少陽二。上焦得通，津液得下，胃氣因和，身濈然而汗出解也。

陽明爲少陽所遏，下脘之氣陷，則病溏泄，上〔1〕脘之氣逆，則病嘔吐。胃逆而津液不降，心部瘀濁，故舌起白胎，由肺壅塞，而上焦不通也。柴、芩瀉少陽經邪，鬆其鬱迫，故上焦通而津液下，胃氣和而汗出解也。

---

〔1〕上　原作“土”，據閩本、蜀本、集成本、石印本改。

少陽經上篇二十二章

少陽本病_{府病藏病連經〔1〕}

少陽以甲木而化氣於相火，經在二陽、三陰之間，陰陽交爭，則見寒熱。久而陽勝陰敗，但熱而無寒，則入陽明，陰勝陽敗，但寒而無熱，則入太陰。小柴胡清解半表而杜陽明之路，溫補半裏而閉太陰之門，使其陰陽不至偏勝，表邪解於本經，是謂和解。

少陽之經，自頭走足，下行則相火蟄藏而溫腰膝，上逆則相火燔騰而焚胸膈。相火升炎，津血易耗，是以少陽之病，獨傳陽明者多。大柴胡湯治少陽之經而兼陽明之府者，以此溫鍼、汗、下亡津耗血之法，俱少陽之所切忌，恐其陰傷而入陽明也。然太陽少陽合病，則有嘔利之條，嘔利者，非太陽、少陽之病，而實陽明之病也。緣甲木鬱則剋戊土，胃以倉廩之官而被甲木之邪，經迫府鬱，不能容納，故病上嘔而下利。究之胃病則氣逆，逆則爲嘔，脾病則氣陷，陷則爲利。嘔多者，少陽傳陽明之病，利多者，少陽傳太陰之病也。

然則少陽之傳太陰者，正自不乏，其義見於第十八章，曰：傷寒六七日，其人煩躁者，陽去入陰也。則篇中不必瑣及，而大旨炳然矣。

傷寒懸解卷八

昌邑黃元御坤載著

---

〔1〕府病藏病連經　原脱，諸本均同，據目録補。

提　綱一章〔1〕

少陽之氣，化於相火，其經自頭走足，病則氣逆而火炎，升燎咽喉而上燔頭目。少陽之兼證不一，而口苦、咽乾、目眩，則爲主證，以相火之上鬱故也。病情遞變而三者不變，病狀善移而三者不移。緣相火不得下秘，離本根而上浮，故口苦咽乾，頭目旋轉而不寧也。是則少陽之他證，皆在於或然之中，而少陽之三者，則處於必然之例。提綱揭三證以概少陽，少陽雖幻化無常，然或有殊狀，而必無遁情矣。

少陽經提綱少陽一〔2〕

少陽之爲病，口苦、咽乾、目眩也。

足少陽之經，起目銳眥，下頸，合缺盆，口、咽、目，皆少陽經脈之所循。少陽以下行爲順，病則經氣壅遏，逆循頭面，相火燔騰，故見證如此。苦者火之味，炎上作苦也。眩者相火離根，升浮旋轉之象也。《素問·標本病傳論》：肝病頭目眩，肝膽同氣也。

少陽經病小柴胡證一少陽二

傷寒五六日，中風，寒熱往來，胸脇苦滿，默默不欲飲食，心煩喜嘔，或心中煩而不嘔，或渴，或腹中痛，或脇下痞鞕，或心下悸，小便不利，或不渴，身有微熱，或咳者，小柴胡湯主之。

傷寒五六日，又中風邪，此在太陽，即風寒雙感，桂麻各半證也。風寒在表，逼遏少陽經氣，於是少陽病作。少陽經在太陽、陽明之裏，三陰之表。表則二陽，故爲半表，裏則三陰，故爲半裏。半表者，居二陽之下，從陽化氣而爲熱，半裏者，居三

〔1〕提綱一章　原作"少陽經提綱少陽一"，諸本均同，據目錄、前後文例改。
〔2〕少陽經提綱少陽一　原脫，諸本均同，據前後文例，由"少陽之氣，化於相火"前移此。

陰之上[1]，從陰化氣而爲寒。

人之經氣，不鬱則不盛，鬱則陽盛而生熱，陰盛而生寒。經氣鬱迫，半表之衛，欲發於外，營氣束之，不能透發，故閉藏而生表寒，半裏之營，欲發於外，而衛氣遏之，不能透發，故鬱蒸而生裏熱。蓋寒傷營則營束其衛而生表寒，及其營衰，則寒往而熱又來矣，風傷衛則衛遏其營而生裏熱，及其衛衰，則熱往而寒又來矣。一往一來，勝負不一[2]，此所以往來寒熱也。

少陽經脈，下胸貫膈，由胃口而循脅肋，病則經氣鬱遏而剋戊土。戊土脹塞，礙膽經降路，經脈壅阻，故胸脅苦滿。戊土被賊，困乏堙瘀，故默默不欲飲食。甲木旣逆，相火上燔，而戊土升填，君火又無下濟之路，是以心煩。胃土上逆，濁氣不降，是以喜嘔。或相火薰心，而胃未甚逆，是以心煩而不嘔。或相火刑肺，是以渴生。或土寒木燥，土木逼迫，是以腹痛。或經氣盤塞，而脅下痞鞕。或土濕木鬱，心下悸動而小便不利。或肺津未耗，而内不作渴。太陽未罷，而身有微熱。或胃逆肺阻，而生咳嗽。

凡此諸病，總是少陽中鬱，表裏不和之故。小柴胡湯，柴、芩，清半表而瀉甲木，參、甘、棗，温半裏而補己土，生薑、半夏，降胃逆而止嘔吐也。

少陽在半表半裏之閒，半裏之陰虛，則自陽明之經而入於陽明之府，半裏之陽虛，則自太陰之經而入太陰之藏。小柴胡柴芩清瀉半表，使不入於陽明，參甘温補半裏，使不入於太陰，則邪解於本經，而無入陰入陽之患，是之謂和解表裏也。蓋木病則傳土，所謂病則傳其所勝也。《素問》語。少陽與陽明、太陰爲鄰，防其剋土而傳陽明，故以柴芩瀉半表而清陽明，防其剋土而傳太陰，故以參甘補半裏而温太陰，

---

[1] 上　原作"土"，據宛鄰本、蜀本、集成本、石印本改。
[2] 一　諸本均同，疑作"已"。

於是表裏雙解矣。

小柴胡湯六十五〔1〕

柴胡半斤　黃芩三兩〔2〕　半夏半升〔3〕，洗　人參三兩　甘草三兩　生薑三兩　大棗十二枚

右七味，以水一斗二升，煮取六升，去滓，再煎取三升，溫服一升，日三服。

若胸中煩而不嘔，去半夏、人參，加栝蔞實一枚。栝蔞實滌瘀而清煩。若渴者，去半夏，加人參合前成四兩半、栝蔞根四兩。人參、栝蔞根，益氣而生津，清金而止渴。若腹痛者，去黃芩，加芍藥三兩。芍藥瀉甲木而清相火，息風燥而止腹痛。若脅下痞鞕，去大棗，加牡蠣四兩。牡蠣輭堅而消痞鞕。若心下悸，小便不利者，去黃芩，加茯苓四兩。茯苓瀉水而去濕，濕去則木達風息，悸動自安。若不渴，外有微熱者，去人參，加桂三兩，溫覆，取微似汗愈。桂枝解太陽之表邪。若欬者，去人參、大棗、生薑，加五味子半升、乾薑二兩。五味子、乾薑，降逆氣而止咳。

小柴胡證二少陽三

血弱氣盡，腠裏〔4〕開，邪氣因入，與正氣相搏，結於脅下，正邪分爭，往來寒熱，休作有時，默默不欲飲食，藏府相連，其痛必下，邪高痛下，故使嘔也，小柴胡湯主之。

少陽之病，緣太陽、陽明之經外感風寒，經氣鬱勃，逼侵少陽。少陽之經，因於二陽之侵，血弱氣盡，腠裏開泄。二陽經邪，因而內入，與本經正氣，兩相搏戰，經氣鬱迫，結滯脅下。少陽之經，自頭走足，脈循脅肋，病則經氣不降，橫塞脅肋，此胸脅苦滿，脅下痞鞕之故也。正氣病則正亦爲邪，陰鬱而爲

---

〔1〕六十五　原脫，諸本均同，據目錄補。

〔2〕三兩　原作"半斤，洗"，據蜀本、集成本、石印本、《傷寒論·辨太陽病脈證并治中》改。

〔3〕半升　原作"半斤"，據宛鄰本、蜀本、集成本、石印本改。

〔4〕裏　猶理也。《荀子·解蔽》："制割大理，而宇宙裏矣。"

寒，是爲陰邪，陽鬱而爲熱，是爲陽邪。邪正分爭，休作有時，此往來寒熱之故也。分爭之久，正氣困乏[1]，精神衰倦，靜默無言，飲食不思，此默默不欲飲食之故也。脾藏胃府，以膜相連，一被木邪，則胃氣上逆，脾氣下陷。脾氣既陷，則肝氣抑遏而剋脾土，其痛必在下部，此腹中作痛之故也。胃土既逆，則上脘填塞，君火不降，濁氣湧翻，於是心煩而喜嘔吐。胃土逆則邪高，脾土[2]陷則痛下，痛下而邪高，此心煩喜嘔之故也。是皆小柴胡證，宜以主之。

　　邪氣入內者，正氣病而成邪，是即邪氣之內傳，非必風寒之裏入也。

小柴胡證三少陽四

傷寒中風，有柴胡證，但見一證便是，不必悉具。

　　總結上二章柴胡諸證言。

小柴胡證四少陽五

傷寒四五日，身熱惡寒，頸項强，脇下滿，手足溫而渴者，小柴胡湯主之。

　　頸項强，是太陽之病，而肝膽主司筋脈，相火旺則筋脈燥急，少陽之經，自頭下行，而循頸項，故亦有頸項强證。脇下滿者，少陽之病。手足溫者，陽明之病。四肢秉氣於胃，胃陽盛旺，則手足溫，而手少陽自手走頭，足少陽自頭走足，故亦有手足溫證。是宜小柴胡湯也。

小柴胡證五少陽六

嘔而發熱者，小柴胡湯主之。

　　少陽經氣不舒，侵迫陽明胃府，胃氣上逆，必作嘔吐。相

---

〔1〕乏　原作“之”，據宛鄰本、蜀本、集成本、石印本改。
〔2〕土　原作“下”，諸本均同，據上文“胃土”改。

火鬱蒸，是以發熱。少陽之經，往來寒熱，此但云發熱而不言寒，是半表之陽盛，而將傳於陽明者，是宜小柴胡湯瀉其表熱也。

柴胡桂枝證六少陽七

傷寒六七日，發熱微惡寒，肢節煩疼，微嘔，心下支結，外證未去者，柴胡桂枝湯主之。

太陽病，發熱惡寒，骨節疼痛，此發熱惡寒，肢節煩痛者，以太陽之外證未去，而相火旺於半表，故惡寒不甚。甲木侵剋戊土，土主四肢，故痛在四肢。《素問·太陰陽明論》：四肢皆秉氣於胃，胃與四肢氣脈流通，則疼痛不作，胃病而氣不四達，四肢經絡，壅滯不行，是以痛生。節者，四肢之谿谷，經氣鬱遏，谿谷填塞，故痛在骨節。相火鬱發，是以煩生也。少陽經自胃口旁下脇肋，故心下支結。支結者，旁支偏結也。經病多而府病[1]少，故微嘔不甚。此皆少陽之病，而微見惡寒，則太陽之外證未去也，宜柴胡合桂枝，雙解太少之經邪也。

小柴胡加減：外有微熱者，加桂枝，此微惡寒，即外有微熱之互文。少陽以相火化氣，寒往則純是發熱，若但熱無寒，則發熱更劇，無發熱而兼惡寒者。微有惡寒，或外熱輕微，便是太陽外證未去，故與桂枝湯合用。傷寒而不用麻黃者，以其惡寒之微也。

柴胡桂枝湯六十六

柴胡四兩　黃芩一兩五錢　人參一兩五錢　半夏二合五勺　大棗六枚　生薑一兩五錢　桂枝一兩五錢　芍藥一兩五錢　甘草一兩，炙

右九味，以水七升，煮取三升，去滓，溫服一升[2]。

---

〔1〕病　原脱，諸本均同，據上文"經病"補。
〔2〕煮取三升，去滓，溫服一升　原作"煮三升，溫服"，諸本均同，據《傷寒論·辨太陽病脈證并治下》、前後文例改。

小柴胡證七〔1〕少陽八

太陽病，十日已去，脈浮細而嗜臥者，外已解也，設胸滿腹痛者，與小柴胡湯，脈但浮者，與麻黃湯。方在太陽二十。

太陽病，十日以外，脈浮細而嗜臥者，是太陽之外證已解也。表邪離太陽而入少陽，故浮緊變而爲浮細，少陽之脈弦細也。膽熱者善眠，是其嗜臥，必入少陽。設其胸滿脇痛者，又見少陽經證，宜與小柴胡湯。若脈但浮而不細者，則未入少陽，而猶是太陽，宜與麻黃湯也。

小柴胡證八少陽九

傷寒，陽脈濇，陰脈弦，法當腹中急痛者，先用小建中湯，不差者，與小柴胡湯主之。

甲乙同氣，甲木不降，則寸脈濇，乙木不升，則尺脈弦。甲木上逆，而剋戊土，法當痛見於胸膈，乙木下陷，而剋己土，法當痛見於腹脇。木氣枯燥，是以其痛迫急。肝膽合邪，風火鬱發，中氣被賊，勢難延緩，宜先用小建中湯，膠飴、甘、棗，補脾精而緩急痛，薑、桂、芍藥，達木鬱而清風火。若不差者，仍與柴胡，再瀉其相火也。

此申明首章腹痛者，加芍藥之義。

小建中湯六十七

桂枝三兩　芍藥六兩　甘草二兩，炙　大棗十二枚　生薑三兩
膠飴一升

右六味。以水七升，煮取〔2〕三升，去滓，内膠飴，更上微火消解，温服一升，日三服。

小柴胡證九少陽十

嘔家，不可與建中湯，以甜故也。

---

〔1〕七　原脱，據石印本及前後文例補。
〔2〕取　原脱，諸本均同，據《傷寒論·辨太陽病脈證并治中》及前後文例補。

素慣嘔家,不可與建中湯,以桂、甘、飴、棗之甜,最動嘔吐也。

屬陽明證十少陽十一

服柴胡湯已,渴者,屬陽明也,以法治之。

服柴胡湯已,半表之熱清,應當不渴,渴者,胃府燥熱,屬陽明也。以法治之,去其燥熱,則胃病不成矣。

黃芩半夏證十一少陽十二　入陽明去路

太陽與少陽合病,自下利者,與黃芩湯,若嘔者,黃芩加半夏生薑湯主之[1]。

太陽與少陽合病,少陽經氣鬱而剋戊土,土病而下脘不容,自下利者,與黃芩湯,甘草、大棗,補其脾精,黃芩、芍藥,瀉其相火。恐利亡脾陰,以致土燥,而入陽明也。若嘔者,黃芩加半夏生薑湯,降胃逆而止嘔吐也。

黃芩湯六十八

黃芩三兩　芍藥二兩　甘草二兩,炙　大棗十二枚

右四味,以水一斗,煮取三升,去滓,溫服一升,日再夜一服。若嘔者,加半夏半升[2]、生薑三兩。

黃芩加半夏生薑湯六十九

黃芩三兩　芍藥二兩　甘草二兩　大棗十二枚　半夏半升　生薑三兩

於黃芩湯方內加半夏、生薑,餘依黃芩湯服法。

大柴胡證十二少陽十三　入陽明去路

傷寒發熱,汗出不解,心下痞鞕,嘔吐而下利者,大柴胡湯主之。

傷寒表證發熱,汗出當解,乃汗出不解,是內有陽明裏證。熱自內發,非關表寒,汗去津亡,則燥熱愈增矣。心下[3]痞

---

〔1〕主之　原脫,諸本均同,據《傷寒論·辨太陽病脈證并治下》及上下文義補。
〔2〕升　原作"斤",據宛鄰本、蜀本、集成本、石印本改。
〔3〕心下　原作"心中",諸本均同,據本節經文改。

鞭,是膽胃兩家之鬱塞也。嘔吐而下利者,是戊土迫於甲木,上下二脘,不能容納水穀也。吐利心痞,自是太陰證,而見於發熱汗出之後,則非太陰而陽明也。大柴胡湯,柴、芩、芍藥,清少陽之火,枳實、大黃,瀉陽明之熱,生薑、半夏,降胃逆而止嘔吐也。

大柴胡湯七十

柴胡半斤　黃芩三兩　芍藥三兩　半夏半升〔1〕,洗　生薑五兩　大棗十二枚　枳實四枚,炙　大黃二兩

右八味,以水一斗二升,煮取六升,去滓再煎,溫服一升,日三服。

大柴胡證十三少陽十四　入陽明去路

傷寒五六日,頭汗出,微惡寒,手足冷,心下滿,口不欲食,大便鞭,脈細者,此爲陽微結,必有表,復有裏也。脈沉,亦在裏也。汗出爲陽微,假令純陰結,不得復有外證,悉入在裏,此爲半在表半在裏也。脈雖沉緊,不得爲少陰病〔2〕,所以然者,陰不得有汗,今頭汗出,故知非少陰也,可與小柴胡湯。設不了了者,得屎而解。

　　傷寒五六日,頭汗出,微惡寒,手足冷,心下滿,口不欲食,默默不欲飲食。大便鞭,脈細者,包下沉緊。此爲陽明經之微結。以少陽陽明兩經鬱迫,結於胃口,故心下滿脹。經熱薰蒸,故頭上汗出。必有少陽之表證,如汗出惡寒、肢冷心滿之類,復有陽明之裏證,如大便鞭之類也。蓋少陽與陽明合病,戊土不能勝甲木,必傳陽明胃府,故決〔3〕有裏證。其脈之沉,主在裏也。汗出爲陽經之微結,假令純是陰分之結,陽以少陽經言,陰以陽明府言。必不得復有外證,如汗出惡寒之類,應當悉入在裏,既有外證,此爲半在裏半在表也。其脈雖沉緊,亦不得爲

---

〔1〕升　原作"斤",據宛鄰本、蜀本、集成本改。

〔2〕病　原作"結",據宛鄰本、蜀本、集成本、石印本、本節黃解改。

〔3〕決　《戰國策·秦策》:"寡人決講矣。"《注》:"決,必也。"

少陰病,所以然者,少陰病不得有汗,今頭汗出,故知非少陰而實少陽也。此大柴胡證,先與小柴胡湯,以解少陽之經邪。設服後猶不了了者,再以承氣瀉陽明之府邪,得屎而解矣。

調胃承氣證十四少陽十五　入陽明去路

太陽病,過經十餘日,心中温温欲吐,而胸中痛,大便反溏,腹微滿,鬱鬱微煩,先此時自極吐下者,與調胃承氣湯。方在陽明二十。若不爾者,不可與。但欲嘔,胸中痛,微溏者,此非柴胡證,以嘔故知極吐下也。

　　太陽病,過經十餘日,應不在少陽,其心中温温欲吐,而胸中痛,大便反溏,腹微滿,鬱鬱微煩,又似少陽柴胡證,胃土迫於膽木,其見證如此。豈有少陽證如此之日久者?若先此時自己曾極吐下者,則是少陽之傳陽明。少陽之經證微在,陽明之府證已成,可與調胃承氣湯,無事柴胡也。以少陽之傳陽明,經迫府鬱,必見吐下。大柴胡證吐下盛作,正是少陽陽明經府雙病之秋,故大柴胡柴胡與承氣並用,雙解經府之邪。此已吐下在先,僅存欲吐便溏,止是少陽餘波,故不用柴胡,而用承氣。若非由自極吐下而得者,便是太陰證,不可與承氣也。所以知其自吐下來者,以今日之欲嘔〔1〕與便溏,少陽之餘波猶在故也。

少　陽　傳　經三章〔2〕

少陽傳經一少陽十六

傷寒三日,少陽脈小者,欲已也。

　　傷寒一日太陽,二日陽明,三日少陽。陽明篇:傷寒三

―――――――――

〔1〕嘔　原作"吐",諸本均同,據本節經文改。
〔2〕少陽傳經三章　原脱,諸本均同,據目錄、前後文例補。

日，陽明脈大，若三日而見少陽之小脈，不見陽明之大脈，是不傳陽明之府，而病欲已也。此與太陽經傷寒一日，太陽受之，脈若靜者，爲不傳義同。言六經俱遍，邪不裹傳，自能汗解也。

傳經二少陽十七

傷寒三日，三陽爲盡，三陰當受邪，其人反能食不嘔，此爲三陰不受邪也。

傷寒一日一經，六日六經俱徧，則正復邪退，汗出而解，其不應期而解者，陽盛而入陽明之府，陰盛而入三陰之藏者也。少陽居陽明太陰之介，陽盛則入於府，陰盛則入於藏。於傷寒三日，病在少陽之時，候之少陽脈小，不傳陽明之府，是陽不偏盛。使陰氣偏盛，當入三陰之藏，是時三陽既盡，三陰當受邪矣。若其人反能食不嘔，此爲三陰之藏，不受外邪。再俟三日，但傳三陰之經，自能應當汗解也。

太陰爲病，腹滿而吐，食不下，是藏病而非經病也，故仲景曰：以其藏有寒故也。陽明篇皆言府病，其經病皆有府證也。三陰篇皆言藏病，並非經病也。陰陽和平，藏府可以不傳，經無不傳之理，所謂發於陽者，七日愈，發於陰者，六日愈，必然之數也。

六經經證，總統於太陽一經，凡中風在六日之內，不拘何經，皆宜桂枝，傷寒在六日之內，不拘何經，皆宜麻黃。惟入藏入府，則陰陽偏勝，愈期不齊，而法亦百變不窮矣。蓋自藏入府而後，太陽證罷，不入藏府，而在經絡，萬無太陽遽罷，但有別經表證者。所謂表者，止有皮毛一層，皮毛既開，太陽已罷，別經如何不罷！若皮毛未開，太陽何緣遽罷！太陽不罷，是以六經俱盡，總宜麻、桂也。

程氏謂：傷寒一日，太陽受之，脈若靜者，爲不傳，傷寒三日，少陽脈小者，欲已也，傷寒三日，三陰當受邪，其人反能食不嘔，此爲三陰不受邪也，爲經亦不傳，悖謬之至！

傳經三少陽十八　三陰去路

傷寒六七日，無大熱，其人煩躁者，此爲陽去入陰也。

　　傷寒六七日，經盡之期，外無大熱，而其人煩躁者，此爲陽去而入三陰之藏也。藏陰旺則陽氣離根而失歸，必至煩躁。

熱 入 血 室 三章[1]

婦人熱入血室一少陽十九

婦人中風，發熱惡寒，經水適來，得之七八日，熱除而脈遲身涼，胸脇下滿，如結胸狀，讝語者，此爲熱入血室，當刺期門，隨其實而瀉之。

　　婦人中風，發熱惡寒，而値經水適來之時。及得病七八日後，發熱已除，而脈遲身涼，是當解矣。乃胸脇之下脹滿，如結胸之狀，而作讝語者，此爲熱入血室，熱不在上而在下也。當刺厥陰之期門，隨其經中之實處而瀉之，以肝主藏血，肝膽同氣。此與陽明刺期門章義同。

熱入血室二少陽二十

婦人中風，七八日續得寒熱，發作有時，經水適斷者，此爲熱入血室，其血必結，故使如瘧狀，發作有時，小柴胡湯主之。

　　婦人中風，七八日後，續得寒熱往來，發作有時之證，而値經水適斷之時者，此爲熱入血室，其血必當瘀結。熱結血分，少陽之經氣不得外達，陰陽交爭，互相束閉，故使寒熱如瘧，發作有時也。小柴胡湯發少陽之經邪，熱去則血可自下，不下，然後用抵當攻之。

　　上章因經水適來而熱入，是血實之時，此因經水適斷而熱入，是血虛之時。實宜清瀉，虛宜涼補。

────────────

〔1〕熱入血室三章　原脱，諸本均同，據前後文例補。

熱入血室三少陽二十一

婦人傷寒，發熱，經水適來，晝日明了，暮則譫語，如見鬼狀者，此爲熱入血室，無犯胃氣及上二焦，必[1]愈。

　　婦人傷寒，發熱，而值經水適來之時，晝日清白明了，暮則譫語，如見鬼狀者，此爲熱入血室。以血爲陰，夜則陽氣潛入陰分，血熱發作，故譫妄不明也。熱邪在下，治之勿犯中焦胃氣及上焦清氣，必自愈也。

少陽解期一章[2]少陽二十二

少陽解期少陽二十二

少陽病，欲解時，從寅至辰上。

　　寅、卯、辰，少陽得令之時，故解於此。

---

〔1〕必　原作"則"，諸本均同，據《傷寒論·辨太陽病脈證并治下》、本節黃解改。
〔2〕一章　原脫，諸本均同，據前後文例補。

少陽經下篇 十六章

少陽壞病

少陽在半表半裏之間，故宜小柴胡半表裏治之。而半表之陽盛，則小柴胡之黃芩不足以清表陽，而人參反益半表之熱，服柴胡湯已，渴者，屬陽明是也。半裏之陰盛，則小柴胡之人參不足以溫裏陰，而黃芩反益半裏之寒，與柴胡湯，後必下〔1〕重是也。小柴胡未嘗犯本經之禁，而於陰陽偏盛者，猶有助虛之弊，況乎汗、下、溫鍼，倒行逆施。陽盛而瀉其陰，陰盛而伐其陽，則入陰入陽，壞病百出矣。

仲景於是，有救逆之法，補苴〔2〕挽回，使之離陽明之府，而出太陰之藏，所謂明輔造化，幽贊鬼神者也。

提　　綱 一章〔3〕

太陽表證不解，傳於少陽之經，脇下鞕滿，乾嘔不食，往來寒熱，讝語，是其府病而經鬱也。若汗、下、溫鍼，一經逆治，陽盛則入陽明之府，陰盛則入三陰之藏。少陽之證已罷，他經之證蜂生，病自少陽而壞，是

───────────

〔1〕下　原本作"不"，形近之誤，據"少陽三十三"經文、蜀本、集成本、石印本改。

〔2〕補苴(jū居)　謂彌補缺漏也。《昌黎集。進學解》："觝排異端，攘斥佛志，補苴罅漏，張皇幽眇。

〔3〕提綱一章　原作"少陽壞病提綱一少陽二十三"，諸本均同，據目錄及前後文例改。

181

謂少陽之壞病。其逆犯不同,則病壞非一,知其所犯,治之以法,法在則人存,病雖壞而人不壞,是貴乎良工也。

少陽壞病提綱一少陽二十三〔1〕

本太陽病不解,轉入少陽者,脇下鞕滿,乾嘔,不能食,往來寒熱,尚未吐下,脈沉緊者,與小柴胡。若已吐、下、發汗、溫鍼,讝語,柴胡證罷,此爲壞病。知犯何逆,以法治之。

本太陽表證不解,傳入少陽者,脇下鞕滿,乾嘔,不能食,往來寒熱,此皆柴胡本證,少陽之脈,弦細沉緊,若尚未吐下,而脈候沉緊者,又有柴胡本脈,與小柴胡湯,病自解矣。若已經吐、下、發汗、溫鍼,讝語不明,柴胡證罷,非入陽明之府,即入三陰之藏,此爲少陽壞病。柴胡,少陽之方,不中與也,審犯何逆,以法治之。

少陽壞病入陽明去路八章〔2〕

少陽壞病入陽明去路讝語煩悸證一少陽二十四

傷寒,脈弦細,頭痛發熱者,屬少陽。少陽不可發汗,發汗則讝語,此屬胃。胃和則愈,胃不和則煩而悸。

少陽爲三陽之始,陽氣未盛,故脈弦細。少陽經脈,自頭走足,病則經氣逆升,壅於頭上,故善頭痛。少陽從相火化氣,病則相火鬱蒸,故善發熱。相火熏爍,津液既損,故不可發汗。汗之津亡土燥,則作讝語,此屬胃病。蓋君相下根,全由胃土之降,汗亡津液,土燥胃逆,二火飛騰,神明擾亂,故作讝語。胃津續復,行其清降之令,二火漸下,不至爲病。若胃燥而不和,二火拔根,則心家煩生,而風木鬱衝,必作悸動也。法詳下章。

---

〔1〕少陽壞病提綱一少陽二十三　原脱,諸本均同,據前後文例,由"太陽表證不解,傳於少陽之經"前移此。
〔2〕少陽壞病入陽明去路八章　原脱,諸本均同,據前後文例補。

小建中證二少陽二十五

傷寒二三日，心中悸而煩者，小建中湯主之。方在少陽九。

少陽甲木，化氣於相火，隨戊土下行，而交癸水，與少陰君火，並根坎府，是以神宇清寧，不生煩亂。汗泄中脘，津亡土燥，胃逆不能降蟄相火，相火升炎，消爍心液，故生煩擾。膽胃兩經，痞塞心脇，阻礙厥陰升達之路，風木鬱衝，振搖不已，是以動悸。風火交侵，傷耗胃脘津液，小建中湯，膠飴、甘、棗，補脾精而生胃液，薑、桂、芍藥，疏甲木而清相火也。

炙甘草證三少陽二十六

傷寒，脈結代，心動悸者，炙甘草湯主之。

少陽經脈，自頭走足，循胃口而下兩脇，病則經氣上逆，衝逼戊土，胃氣鬱滿，橫隔膽經隧道，是以心脇痞鞕。經絡壅塞，營血不得暢流，相火升炎，漸而營血消亡，經絡梗濇，是以經脈結代。血亡木燥，風木鬱衝，而升路阻隔，未能順達，是以悸動。相火上燔，辛金受刑，甲木上鬱，戊土被剋，土金俱敗，則病傳陽明，而中氣傷矣。炙甘草湯，參、甘、大棗，益胃氣而補脾精，膠、地、麻仁，滋經脈而澤枯槁，薑、桂，行營血之瘀塞，麥冬清肺金之燥熱也。

炙甘草湯七十一

甘草四兩，炙　人參二兩　大棗十二枚　生地黃一斤　阿膠二兩　麥冬半升，去心　麻仁半升　桂枝三兩[1]　生薑三兩

右九味，以清酒七升，水八升，先煮八味，取三升，去滓，内膠，烊消盡，溫服一升，日三服。一名復脈湯。

煩滿驚悸證四少陽二十七

少陽中風，兩耳無所聞，目赤，胸中滿而煩者，不可吐下，吐下

---

〔1〕三兩　原作"二兩"，據蜀本、集成本、石印本、《傷寒論·辨太陽病脈證并治下》改。

則悸而驚。

太陽中風,而傳少陽,是謂少陽中風。少陽脈循兩耳,病則經脈逆行,濁氣上填,是以耳聾。少陽脈起目之銳眥,相火升炎,是以目赤。少陽脈循胸膈而下兩脇,經氣壅阻,肺胃不降,是以胸中煩滿。如此者,不可吐下,吐下則悸而且驚。蓋耳聾目赤,胸滿心煩,膽胃兩經已自不降,再以吐下傷其胃氣,胃氣愈逆,甲木拔根,是以膽怯而神驚。膽胃雙鬱,胸膈閉塞,風木鬱衝,升路壅碍,是以悸作。法詳下章。

柴胡龍骨牡蠣證五少陽二十八

傷寒八九日,下之,胸滿煩驚,小便不利,讝語,一身盡重,不可轉側者,柴胡加龍骨牡蠣湯主之。

下傷中氣,胃逆而為胸滿。膽木拔根,而為煩驚。心神擾亂,而為讝語。乙木鬱遏,疏泄不行,則小便不利。己土濕動,機關壅滯,則一身盡重,不可轉側。柴胡加龍骨牡蠣湯,大棗、參、苓,補上而瀉濕,大黃、柴胡、桂枝[1],瀉火而疏木,生薑、半夏,下衝而降濁,龍骨、牡蠣、鉛丹,斂魂而鎮逆也。

柴胡加龍骨牡蠣湯七十二

柴胡四兩　半夏二合,洗　人參一兩五錢　大棗六枚　生薑一兩五錢　桂枝一兩五錢　茯苓一兩五錢　大黃二兩　鉛丹一兩五錢　龍骨一兩五錢　牡蠣一兩五錢

右十一味,以水八升,煮取四升,內大黃,切如碁[2]子大,更煮一二沸,去滓,溫服一升。

小柴胡證六少陽二十九

凡柴胡湯病證而下之,若柴胡證不罷者,復與柴胡湯,必蒸蒸而振,卻發熱汗出而解。

---

〔1〕桂枝　原脫,據蜀本、集成本、石印本補。
〔2〕碁　通"棋"。《集韻》:"碁,同棋。"《正韻》:"棋,通作棋。""碁",棋也。

柴胡證，本不宜下，而誤下之，柴胡證罷，此爲壞病。若其證不罷，復與柴胡湯，必蒸蒸而振慄，却發熱汗出而解。陽氣欲發，爲陰邪所束，鬱勃鼓動，故振慄戰搖。頃之透發肌表，則汗而解矣。

大柴胡證七少陽三十

太陽病，過經十餘日，反二三下之，後四五日，柴胡證仍在者，先與小柴胡湯。嘔不止，心下急，鬱鬱微煩者，爲未解也，大柴胡湯下之則愈。方在少陽十三。

下後柴胡證仍在，若但有少陽經證而無陽明府證，先與小柴胡湯，應當解矣。若嘔不止，心下急，鬱鬱微煩者，是經迫而府鬱，爲未解也，與大柴胡湯下之，經府雙解則愈矣。

大柴胡證八少陽三十一

傷寒十三日不解，胸脇滿而嘔，日晡所發潮熱，已而微利。此本柴胡證，下之而不利，今反利者，知醫以丸藥下之，非其治也。潮熱者，實也，先宜小柴胡湯以解外，後以柴胡加芒硝湯[1]主之。

十三日不解，已過再經之期。胸脇滿而嘔，是少陽經證。日晡時發潮熱，是陽明府證。府病則大便續鞕，乃已而微利，定服丸藥矣。少陽而兼陽明，此本大柴胡證，下之當府熱清而不利，今反利者，知醫以丸藥下之，緩不及事，而又遺其經證。表裏俱未罷，經邪束迫，府熱日增，故雖利不愈，此非其治也。潮熱者，胃家之實也，是固宜下，而胸脇之滿，尚有少陽證，先宜小柴胡湯以解其外，後宜柴胡加芒硝湯主之，解外而並清其裏也。但加芒硝而不用大黃者，以丸藥下後，宿物去而府熱未清也。

柴胡加芒硝湯七十三

柴胡半斤　黃芩三兩　半夏半升，洗　生薑三兩　人參三兩　甘草三兩　大棗十二枚　芒硝六兩

---

〔1〕湯　原脱，諸本均同，據《傷寒論·辨太陽病脈證并治中》、本節黃解補。

於小柴胡湯內,加芒硝六兩,餘依前法。不解,更服。

少陽壞病入太陰去路二章〔1〕

少陽壞病入太陰去路柴胡桂枝乾薑證一少陽三十二

傷寒五六日,已發汗而復下之,胸脇滿微結,小便不利,渴而不嘔,但頭汗出,往來寒熱,心煩者,此爲未解也,柴胡桂枝乾薑湯主之。

傷寒五六日,已發汗而復下之,傷其中氣,膽胃俱逆,胸脇滿結。脾濕肝遏,小便不利。膽火刑肺,是以渴生。胃逆未甚,不至作嘔。相火逆升,故頭上汗出。營衛交爭,故往來寒熱。君相升泄,是以心煩。此爲少陽之經而傳太陰之藏,表裏俱未解也。柴胡桂枝乾薑湯,柴胡、黃芩,疏甲木而清相火,桂枝、栝蔞,達乙木而清燥金,薑、甘,溫中而培土,牡蠣除滿而消結也。

柴胡桂枝乾薑湯七十四

柴胡半斤　黃芩三兩　甘草二兩　乾薑三兩　桂枝三兩　牡蠣二兩　栝蔞根四兩

右七味,以水一斗二升,煮取六升,去滓,再煎取三升,溫服一升,日三服。初服微煩,復服汗出便愈。

誤下身黃證二少陽三十三

得病六七日,脈遲浮弱,惡風寒,手足溫,醫二三下之,不能食而脇下滿痛,面目及身黃,頭項强,小便難者,與柴胡湯,後必下重。本渴而飲水嘔者,柴胡湯不中與也,食穀者噦。

得病六七日,脈遲浮弱,而惡風寒,是太陽中風脈證。手足溫,是少陽證,而亦陽明、太陰中氣之未敗也。醫乃二三下之,傷其中氣,膽胃俱逆,故不能食而脇下滿痛。濁氣衝塞,頸項亦强。脾濕肝遏,遍身發黃而小便難者,與柴胡湯,黃芩寒中,肝脾鬱陷,

---

〔1〕二章　原脱,諸本均同,據前後文例補。

後必下重。本來作渴，而飲水則嘔者，此土濕中寒，柴胡不中與也。不能容水，亦當不能納食，飲水既嘔，食穀亦噦也。

少陽壞病結胸痞證五章[1]

病在少陽，或入陽明之府，或入太陰之藏。將入陽明，而經證未罷，下早則爲結胸，將入太陰，誤下則爲痞，與太陽之結胸、痞證由來正同也。

少陽壞病結胸初證一少陽三十四

太陽與少陽併病，頭項強痛，或眩冒，時如結胸，心下痞鞕者，當刺大椎第一間肺俞、肝俞。慎不可發汗，發汗則讝語。脈弦，五六日，讝語不止，當刺期門。

太陽傳少陽，兩經並病，太陽則頭項強痛，少陽則或覺眩冒，時如結胸，心下痞鞕者，此已是結胸初證，當刺大椎第一間之肺俞、肝俞。刺肺俞以瀉太陽之鬱，刺肝俞以瀉少陽之鬱，緣肺與太陽，同主衛氣而司皮毛，肝與少陽，同藏營血而司筋膜也。慎不可發汗以傷少陽津血，發汗則土燥而爲讝語，木枯而爲脈弦。蓋期胸膈痞鞕，已是膽胃俱逆，再發其汗，火烈土焦，遂入陽明，而爲讝語。膽胃愈逆，則時如結胸者，當不止如是而已。若五六日，讝語不止，則膽胃之津益耗，當刺厥陰之期門，以瀉少陽而救陽明也。

結胸初證二少陽三十五

太陽少陽併病，心下鞕，頸項強而眩者，當刺大椎、肺俞、肝俞，慎勿下之。

頸項強，太陽之證，而少陽自頭下耳，循頸而入缺盆，亦當有之。心下[2]鞕，目眩，則純是少陽證。大椎，脊骨第一大

---

〔1〕五章　原脫，諸本均同，據前後文例補。
〔2〕下　原脫，諸本均同，據本節經文、下節黃解例補。

節，正當項後，肺俞，在第三椎兩旁，肝俞，在第九椎兩旁，皆是
太陽之經穴。《靈樞·背輸》篇名。作腧，經氣之所輸泄也，義
與輸同。汗之藏陰外亡，則爲讝語，上章是也，下之表陽內陷，
則成結胸，下章是也。

結胸證三少陽三十六

太陽少陽並病，而反下之，成結胸，心下鞕，下利不止，水漿不
下，其人心煩。

　　太少並病，不解經邪，而反下之，因成結胸。心下鞕者，下
而下利不止，上而水漿不入，清陷濁逆，相火鬱升，其人必心
煩也。

結胸證四少陽三十七

傷寒十餘日，熱結在裏，復往來寒熱者，與大柴胡湯。但結胸，
無大熱者，此爲[1]水結在胸脅也。但頭微汗出者，大陷胸湯主之。
方在太陽百十一。

　　傷寒十餘日，熱結在陽明之裏，復往來寒熱，火鬱於少陽
之表者，與大柴胡湯，雙解表裏之邪。若但是結胸，而裏無大
熱者，此爲陰陽逼蒸，而生水飲，結在胸脅之閒也。但頭上微
汗出者，緣於膈熱熏蒸，宜大陷胸湯，瀉其胸脅之結水也。

　　太陽、陽明結胸，必兼少陽之邪，緣膽胃兩經鬱迫不降。
而胸脅鞕滿，是爲結胸之根，下之太早，裏陰上逆，表陽內陷，
則成結胸。而少陽脈循脅肋，故有脅下鞕滿之證也。

結胸痞證五少陽三十八

傷寒五六日，嘔而發熱者，柴胡湯證具，而以他藥下之，柴胡證
仍在者，復與柴胡湯。此雖已下之，不爲逆，必蒸蒸而振，卻發熱汗
出而解。若心下滿而鞕痛者，此爲結胸也，大陷胸湯主之。方在太

---

〔1〕爲　原作“謂”，諸本均同，據《傷寒論·辨太陽病脈證并治下》、本節黃解改。

陽百十一。但滿而不痛者,此爲痞,柴胡湯不中與也,宜半夏瀉心湯。

　　嘔而發熱,柴胡證具,不解經邪,而以他藥下之,柴胡證仍在,是表陽未陷,邪猶在經,宜復與柴胡湯,以解經邪。此雖已下之,不至爲逆,必蒸蒸而振慄,卻發熱汗出而解。若下後經證已罷,心下滿而鞕痛者,此表陽內陷,熱入而爲結胸也,宜大陷胸湯。但滿而不痛者,此裏陰上逆,而爲痞也,柴胡湯不中與也,宜半夏瀉心湯,參、甘、薑、棗,溫補中脘之虛寒,黃芩、黃連,清瀉上焦之鬱熱,半夏降濁陰而消痞滿也。方[1]以半夏名,因原有嘔證,下後氣愈逆而嘔愈增也。

半夏瀉心湯七十五

半夏半升,洗　人參三兩　大棗十二枚　乾薑三兩　甘草三兩,炙
黃芩三兩　黃連一兩

　　右七味,以水一斗,煮取六升,去滓,再煎取三升,溫服一升,日三服。

---

〔1〕也方　原脫,據蜀本、集成本、石印本補。

太陰全篇 十七章〔1〕

太陰藏病

　　太陰以濕土主令，故太陰脾藏不病則已，病則是濕。土之所以剋水者，以其燥也，濕則反被水侮。少陰寒水之氣傳之於土，是以其藏有寒。濕者，太陰之主氣，寒者，少陰之客氣也，而太陰之病寒濕者，總因陽明之虛。脾爲濕土，胃爲燥土，陽明之陽盛，則濕爲燥奪而化熱，太陰之陰盛，則燥爲濕奪而生寒。而陰陽虛實之權，在乎中氣，中氣旺則脾家實，太陰從化於陽明，中氣衰則胃氣逆，陽明從化於太陰。陽明下篇諸證，皆陽明入太陰之病也。

　　未入太陰，陰氣外侵，猶俟漸奪，故太陰之病象頗多，半寓於陽明之內。已入太陰，陰邪內傳，勢不久駐，故太陰之病條甚少，全見於少厥之中。蓋脾陽虧虛，則水侮而木賊，少厥之陰邪，勃起而內應，於是未去太陰，已傳少厥。自此少厥告急，而太陰之病，俱附於少厥之篇矣。

　　大凡少厥之死病，皆由脾陽之頹敗，少厥之生證，悉因脾陽之來復，太陰一藏，是存亡生死之關。仲景四逆之垂法，大黃、芍藥之示戒，不可不詳思而熟味也。

提　綱 一章〔2〕

　　太陰濕土，氣本上行，《素問》：脾氣散精，上歸於

---

〔1〕十七章　原脱，據目録、前後文例補。

〔2〕提綱一章　原作“太陰經提綱一太陰一”，諸本均同，據目録改。

肺，是藏氣之上行也，足之三陰，自足走胸，是經氣之上行也。病則濕盛氣滯，陷而不升，脾陷則胃逆而不降矣。蓋燥爲陽而濕爲陰，陽本於天而親上，陰本乎地而親下，故陽明燥土，病則氣逆，太陰濕土，病則氣陷，自然之性也。

太陰提綱腹滿而吐，食不下者，太陰之累及陽明而氣逆也，自利益甚，時腹痛者，太陰之傷於厥陰而氣陷也。脾陷而不升，胃逆而不降，病見於上下，而根在乎中宮，以中宮樞軸之不運也。若下之，樞軸敗折，陷者益陷而逆者益逆。逆之至，則胸下結鞕，而不止於腹滿，陷之極，不過於自利之益甚，無以加矣。故但言其逆而不言其陷，非省文也，無庸言也。

太陰經提綱—太陰一〔1〕

太陰之爲病，腹滿而吐，食不下，自利益甚，時腹自痛。若下之，必胸下結鞕。

太陰，脾之經也，脾主升清，胃主降濁，清升濁降，腹中沖和，是以不滿。脾病則清陽不升，脾病累胃，胃病則濁陰不降，中氣凝滯，故腹滿也。吐者，胃氣之上逆，逆而不納，故食不下也。利者，脾氣之下陷，清陽不升，寒生於下，水穀不消，故自利益甚也。濕寒鬱塞，木氣不舒，侵剋脾土，故時腹自痛也。若下之，土愈敗而胃愈逆，甲木壅硋，不得下行，痞鬱胃口，故胸下結鞕。即病發於陰，而反下之，因作痞也。

程氏曰：太陰濕土，其藏有寒，則病自是寒，豈有傳經爲熱之理！使陽入陰，能化陰爲陽，則水入火，亦能變水爲火，必無之事也。吐利痛滿，純是陰邪用事，下之陰邪入於陽位，究與結胸之邪高下稍異。彼因陽從上陷而阻留，此緣陰從下逆而不歸，寒熱大別。

三陰篇皆言藏病，非經病也。經病而不入於藏，傷寒不過

---

〔1〕太陰經提綱—太陰一　原脫，諸本均同，據前後文例，由"太陰濕土，氣本下行"前移此。

六日，中風不過七日，無不汗解之理。三陰經病，總統於太陽一經，四日太陰，未可曰太陰之爲病，亦不必痛滿吐利，藏寒而用四逆，五日少陰，未可曰少陰之爲病，亦不必厥冷吐利，水盛而用真武，六日厥陰，未可曰厥陰之爲病，亦不必蚘厥吐利，風動而用烏梅。不拘何經，其在六日之内者，悉宜麻、桂發表，無異法也。至於自經而入藏，然後太陰有痛滿吐利之證，而用四逆，少陰有厥冷吐利之證，而用真武，厥陰有蚘厥吐利之證，而用烏梅，以其一藏之爲病如此，用藥不得不如此也，而桂枝、麻黄之法，不可用矣。

昔人傳經爲熱，直中爲寒之説，固屬庸妄之胡談，程氏乃以藏病爲經病，且謂傷寒不傳經，亦悖謬不通。義詳少陽傳經中。

太陰經病桂枝證一太陰二

太陰病，脈浮者，可發汗，宜桂枝湯。方在太陽五。此太陰經病。

太陰病，已傳脾藏，宜見腹滿吐利，腹滿不食諸證。若不見諸證而脈浮者，是藏病未成而但見經病也，宜桂枝發汗。

太陰藏病四逆證二太陰三

病發熱頭痛，脈反沉，不差，身體疼痛，當温其裏，宜四逆湯。

發熱頭痛，是太陽表證，脈應見浮，乃脈反沉，是已入太陰之藏。若脈沉[1]，不差，雖身體疼痛，表證未解，然當先温其裏。宜四逆湯，甘草培其土，乾薑温其中，附子温其下也。

四逆湯七十六

甘草二兩，炙　乾薑一[2]兩半　附子一枚，生用[3]，去皮臍，破八片

右三味，㕮咀，以水三升，煮取一升二合，去滓，分[4]温再服。

---

〔1〕沉　原作“遲”，諸本均同，據本節經文改。
〔2〕一　原脱，諸本均同，據《傷寒論·辨太陽病脈證并治上》補。
〔3〕用　原脱，諸本均同，據《傷寒論·辨太陽病脈證并治上》補。
〔4〕分　原脱，諸本均同，據《傷寒論·辨太陽病脈證并治上》補。

强人可大附子一枚、乾薑三兩。

下利清穀證三太陰四

下利清穀,不可攻表,汗出必脹滿。

　　脈沉已當溫裏,不可發表,若見下利清穀之證,則藏病益顯,不可攻表。汗出亡陽,必生脹滿。

四逆桂枝證四太陰五

下利腹脹滿,身體疼痛者,先溫其裏,乃攻其表,溫裏宜四逆湯,攻表宜桂枝湯。方在太陽五。

　　下利而腹又脹滿,是太陰藏病腹滿自利之證俱見矣,而其身體疼痛者,又有太陽經病,是當先溫其裏,乃攻其表。溫裏宜四逆湯以驅寒,攻表宜桂枝湯以驅風,裏溫則發汗不慮其亡陽矣。此與太陽傷寒,醫下之,續得下利清穀章法同。

四逆證五太陰六

自利不渴者,屬太陰,以其藏有寒故也,當溫之,宜服四逆輩。

　　三陽之利,津亡裏燥,多見渴證,自利而不渴者,此屬太陰,以其藏有寒故也。是當溫之,宜四逆輩也。

黃連證六太陰七

傷寒,胸中有熱,胃中有邪氣,腹中痛,欲嘔吐者,黃連湯主之。

　　傷寒,胸中有熱,而胃中有肝膽之邪氣,肝邪剋脾,腹中疼痛,膽邪剋胃,欲作嘔吐者,是土氣濕寒而木氣鬱遏也。黃連湯,黃連、半夏,清上熱而止嘔吐,參、甘、薑、棗,溫中寒而止疼痛,桂枝疏木而通經也。

黃連湯七十七

黃連三兩　半夏半斤,洗　人參二兩　甘草二兩,炙　大棗十二枚
乾薑三兩　桂枝三兩

右七味，以水一斗，煮取六升，去滓，溫服一升，日三服，一日夜二服。

桂枝芍藥證七太陰八

本太陽病，醫反下之，因而腹滿時痛者，屬太陰也，桂枝加[1]芍藥湯主之。

　　本太陽表證，醫不解表，而反下之，脾敗肝鬱，因而腹滿時痛者，此屬太陰也。桂枝加芍藥湯，桂枝解太陽之表邪，芍藥清乙木之風燥也。

桂枝加[2]芍藥湯七十八

桂枝三兩　甘草二兩　大棗十二枚　生薑三兩　芍藥六兩

於桂枝湯方，更加芍藥三兩，隨前六兩，餘依桂枝湯法。

桂枝大黃證八太陰九

大實痛者，桂枝加大黃湯主之。

　　滿痛而加大實，非瀉不可，桂枝加大黃湯，倍芍藥以清木燥，而加大黃以瀉土鬱。

桂枝加大黃湯七十九

桂枝三兩　甘草二兩，炙　大棗十二枚　生薑三兩　芍藥六兩　大黃一兩

右六味，以水七升，煮取三[3]升，去滓，溫服一升，日三服。

芍藥大黃證九太陰十

太陰爲病，脈弱，其人續自便利，設當行大黃、芍藥者，宜減之，以其胃氣弱，易動故也。

---

〔1〕加　原脫，諸本均同，據目錄、本節黃解補。

〔2〕加　原作"桂枝芍藥湯"，諸本均同，據《傷寒論·辨太陰病脈證并治》、目錄、本節黃解補。

〔3〕三　原作"二"，諸本均同，據《傷寒論·辨太陰病脈證并治》、下文"溫服一升，日三脈"改。

太陰爲病，其脈輭弱，其人當續自便利。設腹滿時痛，以至大實，當行芍藥、大黃者，宜稍減之。以其人太陰既病，胃氣必弱，易於傷動故也。

暴煩下利證十太陰十一

傷寒脈浮而緩，手足自溫者，繫在太陰，太陰身當發黃，若小便自利者，不能發黃。至七八日，雖暴煩下利，日十餘行，必自止，以脾家實，腐穢當去故也。

傷寒浮緩之脈，而見手足自溫，浮爲太陽，緩爲陽明、太陰，脾胃同主四肢，中焦陽旺，四肢自溫，其爲陽明、太陰，無以辨也，且以繫在太陰。太陰濕土，表病濕鬱，身當發黃。若小便自利者，濕氣下泄，又不能發黃。何以別之？必驗之大便，陽明則大便自鞕，太陰則大便自利矣。至續自便利，則繫在太陰確矣。然手足溫而小便利，則脾家未衰，至七八日，雖暴煩下利，日十餘行，必當自止。以此之自利，乃脾家之實，腐穢當去之故，非益甚之自利也。

此與陽明至七八日，大便鞕章彼此互文，提下發黃諸章之綱。

茵陳蒿證十一太陰十二

傷寒七八日，身黃如橘子色，小便不利，腹微滿者，茵陳蒿湯主之。

傷寒七八日，表寒鬱其裏濕，而生內熱，濕熱瘀蒸，身上發黃，如橘子色，小便不利，腹微滿者，以土濕木鬱，疏泄不行，則小便不利，木鬱剋土，脾氣脹塞，則腹裏微急，脾被肝刑，土色外見，則皮膚薰黃，緣木主五色，入土化黃故也。茵陳蒿湯，茵陳利水而除濕，梔子、大黃，瀉熱而蕩瘀也。

茵陳蒿湯八十

茵陳蒿六兩　梔子十四枚，劈　大黃二兩，去皮

右三味，以水一斗，先煮茵陳，減六升，內二味，煮取三升，去

滓,分温三服。小便當利,尿如皂角汁狀,色正赤,一宿腹減,黄從小便去也。

麻黄連翹赤小豆證十二太陰十三

傷寒瘀熱在裏,身必發黄,麻黄連翹赤小豆湯主之。

傷寒表病,濕瘀而生裏熱,不得汗尿疏泄,身必發黄。麻黄連翹赤小豆湯,麻黄瀉皮毛之鬱,杏仁降肺氣之逆,生梓白皮清相火而疏木,連翹、赤小豆,瀉濕熱而利水,薑、甘、大棗,和中氣而補脾精也。以濕旺腹滿,膽胃逆升,相火鬱遏,濕化爲熱,外無出路,是以發黄。發汗利水,使濕氣滲泄,則黄消矣。

麻黄連翹赤小豆湯八十一

麻黄二兩　杏仁四十枚,去皮尖　生薑二兩　生梓白皮一升　連翹二兩　甘草二兩,炙　大棗十二枚　赤小豆一升

右[1]八味,以潦水一斗,先煮麻黄再沸,去上沫,内諸藥,煮取三升,去滓[2],分温三服,半日服盡。

梔子檗皮證十三太陰十四

傷寒,身黄發熱者,梔子檗皮湯主之。

瘀熱在裏,則身熱而腹滿,瘀熱在表,則身黄而發熱。梔子檗皮湯,甘草培土而補中氣,梔子、檗皮,瀉濕而清表熱也。

梔子檗皮湯八十二

梔子十五枚,劈　甘草一兩,炙　黄檗皮一兩

右三味,以水四升,煮取一升半,去滓,分温再服。

寒濕發黄證十四太陰十五

傷寒發汗已,身目爲黄,所以然者,以寒濕在裏不解故也。以

---

〔1〕右　原作"以上",諸本均同,據《傷寒論·辨太陽病脈證并治下》、前後文例改。

〔2〕去滓　原脱,諸本均同,據《傷寒論·辨太陽病脈證并治下》、前後文例補。

爲不可下也，當於寒濕中求之。

　　黃緣濕熱裹瘀，若發汗以後，身目爲黃，則是濕寒而非濕熱，以汗後熱泄而寒生，陽消而濕長也。寒濕不可下，當於寒濕中求之，用温寒去濕之法也。

中風欲愈十五太陰十六

太陰中風，四肢煩疼，陽微陰濇而長者，爲欲愈。

　　太陽中風，而傳太陰，是謂太陰中風。脾主四肢，脾病不能行氣於四肢，氣血壅塞，故四肢煩疼。寸微則陽不上格，尺濇則陰不下盛，脾陽續復，脈漸舒長，是爲欲愈也。

太陰解期一章　太陰十七〔1〕

太陰病、欲解時、從亥至丑上。

　　亥、子、丑，太陰得令之時，故解於此。

---

〔1〕一章太陰十七　原脱，諸本均同，據前後文例補。

傷寒懸解卷十一

昌邑黃元御坤載著

少陰經全篇四十六章

少陰藏病

少陰以癸水而化氣於君火，無病之時，丁火下降而交水，癸水上升而交火，水火互根，陰陽交濟，二氣合爲一氣，故火不上熱而水不下寒。及其一病，丁火上炎而爲熱，癸水下潤而爲寒，遂成冰炭矣。

少陰病，但見其下寒而不顯其上熱者，以水能勝火而火不勝水，病則水勝而火負，一定之理也。水之所以不勝火者，全賴乎土。水雖有勝火之權，而中州之土，隄其陰邪，則寒水不至泛濫，而君火不至漸亡[1]。

蓋土旺則水邪不作，少陰不病也。中氣一敗，隄防崩潰，寒水無制，侵淩君火，上之則飛灰不燃，下之則堅冰不解。雖有四逆、真武之法，第恐陽神已去，陰魄徒存，挽之末路，桑榆[2]難追。故少陰之死證，總因土氣之敗也。

其惡寒踡臥者，少陰之本病。其厥逆吐利者，水土之合病。以水邪侮土，脾胃虛寒，不能溫養四肢，則手足逆冷。胃寒而氣逆則吐，脾寒而氣陷則利。脾胃之寒，腎氣之所移也，仲景於少陰之病，而曰：少陰負趺陽者，爲順也。少陰之竅妙，具此一語，無餘蘊矣。

---

〔1〕漸亡　"漸"，沒也。《文選》韋孟詩："享國漸世。""漸亡"，淪亡也。

〔2〕桑榆　喻晚年。《曹子建集·王贈白馬王彪詩》："年在桑榆間，影響不能近。"

提　　綱—章〔1〕

少陰雖從君火化氣,病則還其本原,寒水司權,有陰無陽。寒主蟄藏,藏氣當令,而無微陽以鼓之,是以脈微細而善寐。陽明之病,脈實大而不得臥者,少陰之負跌陽也,少陰之病,脈微細而但欲寐者,跌陽之負少陰也。蓋土旺則不眠,水旺則善寐,自然之性如此。少陰提綱揭此一語,而少陰之性情體狀傳真如畫,則夫扶跌陽而瀉少陰,自爲第一要義。於此而稍事滋潤,將使之千古不寤矣。少陰醒夢之關,不可不急講也。

少陰經提綱—少陰—〔2〕

少陰之爲病,脈微細,但欲寐也。

少陰,腎之經也。陰盛於水,獨陰無陽,故脈微細。陽動而陰靜,靜則善眠,故曰欲寐。

脈法:浮爲在表,沉爲在裏,數爲在府,遲爲在藏,少陰之脈微細,必兼沉也。

少陰藏病連經麻附細辛證—少陰二

少陰病,始得之,反發熱,脈沉者,麻黃附子細辛湯主之。

少陰水藏,其脈自沉,乃始得病時,反發熱而脈沉者,是已傳腎藏,而猶帶表寒。內有少陰,則宜溫裏,外有太陽,則宜發表,麻黃附子細辛湯,麻黃散太陽之外寒,附子溫少陰之內寒,細辛降陰邪之衝逆也。

溫裏以發表,少陰之汗法如此。此與太陰病,發熱頭痛,脈反沉章同。

麻黃附子細辛湯八十三

麻黃二兩　附子一枚,炮,去皮臍,破八片　細辛二兩

---

〔1〕提綱一章　原作“少陰提綱少陰一”,諸本均同,據目錄及前後文例補。
〔2〕少陰提綱—少陰一　原脫,據前後文例,由“少陰雖從君火化氣”前移此。

右三味,以水一斗,先煮麻黃,減二升,去上沫,內諸藥,煮取三升,去滓,溫服一升,日三服。

麻附甘草證二少陰三

少陰病,得之二三日,麻黃附子甘草湯微發汗,以二三日無裏證,故微發汗也。

少陰病,得之二三日,麻黃附子甘草湯微發其汗,麻黃發太陽之表,附子、甘草,溫癸水而培己土。少陰禁汗,此微發汗者,以二三日內,尚無少陰之裏證,故微發汗也。

此推原上章之義。無裏證,何以知爲少陰? 是必脈已見沉。沉爲在裏,何以宜汗? 是必發熱也。

麻黃附子甘草湯八十四

麻黃二兩　　附子一枚,炮,去皮臍,破八片　　甘草二兩,炙

右三味,以水七升,先煮麻黃一兩沸,去上沫,內諸藥,煮取三升,去滓,溫服一升,日三服。

少陰藏病忌汗證三少陰四

少陰病,脈細沉數,病爲在裏,不可發汗。

少陰病,發熱脈沉,猶可微汗,若身無發熱,而沉兼細數,此爲病已在裏,不可發汗。蓋火旺土燥,寒水不能獨盛,水盛而寒作者,由火土俱敗也。再汗之以瀉陰中絲微陽根,則純陰而無陽,人事壞矣,故不可汗。

少陰藏病連經者二章,麻黃附子二方是也。自此章之下,悉是藏病,並無一字言經病者。藏寒水動,乃可曰少陰病,若五日經傳少陰,未入腎藏,少陰諸裏證絲髮未形,而其時三陽、太陰經證俱在,何得曰少陰病乎! 曰少陰病者,少陰盛極,獨自爲病也。陽明、三陰俱同。

四逆證四少陰五

少陰病,脈沉者,急溫之,宜四逆湯。方在太陰三。

陽消陰長則人衰，陽虛陰旺則人病，陽絶陰孤則人死。陽盛於火，陰盛於水，火性浮而水性沉。少陰水藏，病見沉脈，則經陽卸事，藏陰司權，死機攸伏，法當急溫，宜用四逆。遲則水動寒作，死證蜂生，溫之無及矣。

腎水有瀉而無補，凡人之死，死於水寒之盛也。仲景《傷寒》，少陰但有瀉水補火之法，而無瀉火補水之方。其餘六經，以及《金匱》雜證，瀉火則有之，補水則未有。後世庸愚妄繆，乃有瀉火補水之法。俗子腐生，羣而效之，著作紛紜，以爲天下萬世禍。今日遂成海内惡風，江河日下，不可挽也。

附子證五少陰六

少陰病，身體疼，手足寒，骨節痛，脈沉者，附子湯主之。

少陰水旺，陰凝氣滯，故骨節疼痛。土敗水侮，四肢失溫，故手足寒冷。水寒木陷，生氣欲絶，故脈沉細。附子湯，附子溫癸水之寒，芍藥清乙木之風，參、术、茯苓，培土而瀉水也。

附子湯八十五

附子一枚，去皮臍　茯苓三兩　人參二兩　白术四兩　芍藥三兩

右五味，以水八升，煮取三升，去滓，溫服一升，日三服。

附子證六少陰七

少陰病，得之一二日，口中和，其背惡寒者，當灸之，附子湯主之。

一二日中，背惡寒者，督脈之陽衰，太陽寒水之旺。當灸之以溫外寒，附子湯以溫内寒也。

後章口燥咽乾者，急下之，此曰口中和，則純是濕寒，而非燥熱，互觀自明。

欬利讝語證七少陰八

少陰病，咳而下利，讝語者，被火氣劫故也，小便必難，以强責少陰汗也。

少陰寒水之藏,下利則有之,不應讝語,咳而下利,讝語者,此被火氣逼劫發汗,耗其心液,陽隨汗泄,神明惑亂故也。其小便必難,以少陰陽弱,不宜發汗,火逼劫而強責之,瀉其血中溫氣,濕旺木鬱,不能疏泄也。

發汗動血證八少陰九

少陰病,但厥無汗,而強發之,必動其血,未知從何道出,或從口鼻,或從目出,是名下厥上竭,爲難治。

汗生於血而釀於氣,譬之釜水騰沸,氣蒸爲露也。少陰病,氣虛血寒,但有厥逆而無汗,而強發之,必動其血。血之所以不上溢者,氣斂之也。氣根於水,強發其汗,瀉其陽根,衛虛不斂,營血失統,上走七竅。未知從何道而出,或從口鼻,或從目出,是名下厥上竭,最爲難治。以陰盛於下,陽盛於上,下之陰盛,故見厥逆,上之陽盛,故見血脫。血中溫氣,絕根外亡,則陽竭矣。

發汗亡陽證九少陰十

少陰病,脈微,不可發汗,亡陽故也。陽已虛,尺脈弱濇者,復不可下之。

陽虛故脈微,脈微發汗,則陽根亦亡,是以不可發汗。陽氣已虛,而尺脈弱濇者,則血中之溫氣非旺,復不可下之也。

咽痛吐利證十少陰十一

病人脈陰陽俱緊,反汗出者,亡陽也,此屬少陰,法當咽痛而復吐利。

陰陽俱緊,陰陽即尺寸也。傷寒之脈,不應有汗,反汗出者,陽亡於外也。則此之脈緊,乃裏陰之內盛,非表寒之外束矣。此屬少陰,法當咽痛而復吐利,水旺火盛則咽痛,水旺土濕則吐利也。

此提少陰咽痛吐利之綱,下分應之。

甘草桔梗證十一少陰十二

少陰病,二三日,咽痛者,可與甘草湯,不差,與桔梗湯。

　　二三日,初覺咽痛者,可與甘草湯,以少陰水旺,君相皆騰,二火逆衝,是以咽痛,甘草泄熱而緩急迫也。不差者,與桔梗湯,甘草瀉熱而緩急迫,桔梗降逆而開結滯也。

甘草湯八十六

甘草二兩

以水三升,煮取一升半,去滓,溫服七合,日二〔1〕服。

桔梗湯八十七

桔梗一兩　甘草二兩

以水三升,煮取一升,去滓,分溫再服。

半夏散證十二少陰十三

少陰病,咽中痛,半夏散及湯主之。

　　濁陰上逆,衝擊咽喉,因而作痛。半夏、桂枝,降其衝氣,甘草緩其急迫也。

半夏散八十八

半夏洗　桂枝去皮　甘草炙　以上等分

右三〔2〕味,各別搗篩已,合治之,白飲和服方寸匕,日三服。若不能服散者,以水一升,煎七沸,內散兩方寸匕,更煎三沸,下火令小冷,少少嚥之。

苦酒湯證十三少陰十四

少陰病,咽中傷,生瘡,不能語言,聲不出者,苦酒湯主之。

　　寒水下旺,火盛咽傷,故生瘡,不能語言。金被火刑,故聲不出。苦酒湯,苦酒敗結而消腫,半夏降逆而驅濁,雞子白清

---

〔1〕二　原作"三",諸本均同,據《傷寒論·辨少陰病脈證并治》、上文"煮取一升半,溫服七合"改。

〔2〕三　原作"二",據蜀本、集成本、石印本改。

肺而發聲也。

苦酒湯八十九

半夏十四枚,破　雞子一枚,去黄,内苦酒,著雞子殼中

右二味,内半夏,著苦酒中,以雞子殼置刀鐶中,安火上,令三沸,去滓,少少含嚥之。不差,更作三劑服之。苦酒即醋也。

猪膚湯證十四少陰十五

少陰病,下利咽痛,胸滿心煩者,猪膚湯主之。

　　寒水侮土,肝脾鬱陷,而爲下利。膽胃俱逆,相火炎升,故咽喉痛腫,胸滿心煩。猪膚、白蜜,清金而止痛,潤燥而除煩,白粉收泄利而澀滑溏也。

猪膚湯九十

猪膚一斤

右一味,以水一斗,煮取五升,去滓,加白蜜一升、白粉五合,熬香,和令相得,溫分六服。猪膚即猪皮,能清熱潤燥。白粉即鉛粉,能止泄斷利。

四逆證十五少陰十六

少陰病,飲食入口即吐,心中溫溫欲吐,復不能吐,始得之,手足寒,脈弦遲者,此胸中實,不可下也,當吐之。若膈上有寒飲,乾嘔者,不可吐也,急溫之,宜四逆湯。方在〔1〕太陰三。

　　入口即吐者,新入之飲食,心中溫溫欲吐,復不能吐者,舊日之痰涎。此先有痰涎在胸,故食入即吐,而宿痰膠滯,故不能吐。溫溫者,痰阻清道,君火鬱遏,濁氣翻騰之象也。手足寒者,陽鬱不能四達也。陽衰濕旺,是以脈遲。土濕木鬱,是以脈弦。此胸中邪實,不可下也,腐敗壅塞,法當吐之。若膈上有寒飲,乾嘔,則土敗胃逆,不可吐也,當急溫之,宜四逆湯。

---

〔1〕在　原作"見",據蜀本、集成本、石印本改。

下利煩渴證十六少陰十七

少陰病，欲吐不吐，心煩，但欲寐，五六日，自利而渴者，屬少陰也，虛故引水自救，若小便色白者，少陰病形悉具。小便白者，以下焦虛有寒，不能制水，故令色白也。

心火上騰則生煩，腎水下旺故欲寐，五六日，自利而渴者，此屬少陰也。利亡津液，於是作渴。津愈亡而陽愈瀉，口雖作渴，而實屬陽虛。陽虛津亡，故引水自救。若小便色白，則少陰病形悉具矣。小便之白者，以下焦陽虛而有寒，不能制水，故令色白也。制水者土，土鬱則剋水，濕熱鬱蒸而小便黃者，土色之下傳也，土敗陽亡，不能制水，故小便色白。

吳茱萸證十七少陰十八

少陰病，吐利，手足厥冷，煩躁欲死者，吳茱萸湯主之。方在陽明六十。

吐利厥冷，煩躁欲死，則中氣頹敗，微陽離根矣。吳茱萸湯，人參、大棗，培土而補中，吳茱萸、生薑，溫胃而回陽也。

真武湯證十八少陰十九

少陰病，二三日不已，至四五日，腹疼，小便不利，四肢沉重疼痛，自下利者，此爲有水氣，其人或咳，或小便利，或不利，或嘔者，真武湯主之。

二三日不已，以至四五日，寒水泛濫，土濕木鬱，風木賊土，是以腹痛。土濕而木不能泄，故小便不利。濕流關節，淫注四肢，故沉重疼痛。寒水侮土，故自下利。凡此諸證，爲土病不能制水，有水氣停瘀故也。其人或肺氣衝逆而爲咳，或木能疏泄而小便利，或土濕木鬱而小便不利，或胃氣上逆而作嘔者，皆緣水氣之阻格。真武湯，苓、术，瀉水而燥土，生薑止嘔而降濁，附子溫癸水之寒，芍藥清乙木之風也。

真武湯九十一

茯苓三兩　白术二兩　生薑三兩　附子一枚，炮，去皮，破八片

芍藥三兩

右五味，以水八升，煮取三升，去滓，溫服七合，日三服。

若咳者，加五味半升〔1〕，細辛、乾薑各一兩。五味、乾薑、細辛，斂肺降逆，所以止咳。若小便利者，去茯苓。茯苓利水之劑，故去茯苓。若下利者，去芍藥，加乾薑二兩。利緣脾陽之敗，去芍藥之瀉脾，加乾薑以溫中。若嘔者，去附子，加生薑足前成半斤。生薑降胃逆而止嘔吐也。

嘔利汗出證十九少陰二十

少陰病，下利，脈微濇，嘔而汗出，必數更衣，反少者，當溫其上，灸之。

脾陷則爲利，利亡血中溫氣，是以脈濇。胃逆則爲嘔，陽氣升泄，是以汗出。陽氣愈升，則下愈寒而利愈多，必數更衣，乃利反少者，是脾陽續復而胃陽欲脫也。當溫其上，灸之以回胃陽也。

豬苓證二十少陰二十一

少陰病，下利六七日，咳而嘔渴，心煩，不得眠者，豬苓湯主之。方在陽明六十五〔2〕。

脾陷而爲利，胃逆而爲嘔，肺逆而爲咳，火升而爲煩渴，陽泄而廢臥眠，是皆水泛而土濕故也。宜豬苓湯，二苓、滑、澤，滲己土而瀉濕，阿膠滋乙木而潤燥也。

四逆散證二十一少陰二十二

少陰病，四逆，其人或咳，或悸，或小便不利，或腹中痛，或泄利下重者，四逆散主之。

寒水侮土，四肢厥逆，其人或肺逆而爲咳，或木鬱而爲悸，或土濕木遏而小便不利，或寒氣凝滯而腹中痛，或清氣沉陷而

---

〔1〕升　原作"斤"，據蜀本、集成本、石印本、《傷寒論·辨少陰病脈證并治》改。
〔2〕陽明六十五　原作"陽明六十"，諸本均同，據"卷七·陽明下篇·陽明虛證"改。

泄利下重者，是皆土鬱而木賊也。宜四逆散，甘草、枳實，培土而瀉滯，柴胡、芍藥，疏木而清風也。

四逆散九十二

甘草炙　枳實破，水漬，炙　柴胡　芍藥

右四味，各十分，搗篩，白飲和服方寸匕，日三服。

欬者，加五味子、乾薑各五分，並主下利。五味、乾薑，斂肺而止咳，升陷而止利。緣乾薑溫中，則陷者自升，逆者自降也。悸者，加桂枝五分。土濕木鬱，則爲悸動，桂枝疏木而達鬱也。小便不利者，加茯苓五分。茯苓利水。腹中痛者，加附子一枚，炮令坼。水寒木鬱，賊傷脾土，則腹中痛，附子暖水而溫寒，榮木而舒肝。泄利下重者，先以水五升，入薤白三升，煮取三升，去滓，以散方寸匕內湯中，煮取一升半，分溫再服。薤白散滯而升陷也。

通脈四逆證二十二少陰二十三

少陰病，下利清穀，裏寒外熱，手足厥逆，脈微欲絕，身反不惡寒，其人面色赤，或腹痛，或乾嘔，或咽痛，或利止脈不出者，通脈四逆湯主之。其脈即出者愈。

　　下利清穀，裏寒外熱，手足厥逆，脈微欲絕，陰旺陽虛。設見惡寒，則陽敗而無生望，若身反不惡寒，其人面見赤色，或風木賊土而腹痛，或濁氣上逆而乾嘔，或滯氣衝擊而咽痛，或下利雖止而脈微欲絕不出者，是陽弱而氣鬱也。通脈四逆湯，薑、甘，溫中而培土，附子暖下而回陽。服之其脈即出者，是陽回而氣達，其病當愈，以其陽微欲絕，而實原未常絕也。

通脈四逆湯九十三　此即四逆湯，而分兩不同。

甘草三兩，炙　乾薑三兩，强人可四兩　附子大者一枚，生用[1]，去皮，破八片

右三味，以水三升，煮取一升二合，去滓，分溫再服。

面色赤者，加葱九莖。陽鬱不達則面赤，加葱以達陽氣也。腹中痛

――――――――――――――――

〔1〕用　原脱，諸本均同，據《傷寒論·辨少陰病脈證并治》改。

者,去葱,加芍藥二兩。芍藥瀉風木而止腹痛。嘔者,加生薑二兩。生薑降濁止嘔。咽痛者,去芍藥,加桔梗一兩。桔梗開結滯而利咽喉。利止脈不出者[1],去桔梗,加人參二兩。人參補陽氣以充經脈。

白通湯證二十三少陰二十四

少陰病,下利,白通湯主之。

少陰病,下利,氣虛陽陷,則脈絕不出。白通湯,薑、附回陽,葱白達鬱,陽回氣達,則利止而脈出矣。

白通湯九十四

葱白四莖　乾薑一兩　附子一枚,生用,去皮,破八片

右三味[2],以水三升,煎一升,去滓,分溫再服。

白通豬膽汁證二十四少陰二十五

少陰病,下利脈微者,與白通湯,利不止,厥逆無脈,乾嘔煩者,白通加豬膽汁湯主之。服湯脈暴出者死,微續者生。

白通湯原爲下利脈微,故以葱白通其脈也。乃下利脈微者,與白通湯而下利不止,厥逆無脈,加以乾嘔而心煩者,此以陰盛陽格,薑、附不得下達,愈增上熱,故下利脈微依然,而嘔煩並作。宜白通加豬膽汁湯,人尿、豬膽,清君相而除煩嘔,薑、附下行而溫水土,葱白上達而通經脈。脈應出矣,而出不宜驟,服湯而脈暴出者,陽根已絕而外脫則死,脈微續者,陽根未斷而徐回則生也。

白通加豬膽汁湯九十五

葱白四莖　乾薑一兩　附子一枚,去皮,破八片,生用　人尿五合豬膽汁一合

右[3]三味,以水三升,煮取一升,去滓,内膽汁、人尿,和令相得,分溫再服。若無膽,亦可用。

---

〔1〕者　原脱,據集成本、石印本、本節經文補。
〔2〕右三味　原脱,諸本均同,據《傷寒論·辨少陰病脈證并治》、前後文例補。
〔3〕右　原作"以上",據《傷寒論·辨少陰病脈證并治》、前後文例改。

桃花湯證二十五少陰二十六

少陰病，二三日至四五日，腹痛，小便不利，下利不止，便膿血者，桃花湯主之。

二三日以至四五日，水寒土濕，愈久愈盛，脾陷肝鬱，二氣逼迫，是以腹痛。木鬱不能行水，故小便不利。木愈鬱而愈泄，水道不通，則穀道不斂，故下利不止。木鬱血陷，寒濕腐敗，風木摧剝，故便膿血。桃花湯，粳米補土而瀉濕，乾薑溫中而驅寒，石脂斂腸而固脫也。

桃花湯九十六

粳米一升[1] 乾薑三兩 赤石脂一斤，一半煮用，一半篩末

右三[2]味，以水七升，煮米令熟，去滓，溫服七合，内石脂末方寸匕，日三服。若一服愈，餘勿服。

桃花湯證二十六少陰二十七

少陰病，下利便膿血者，桃花湯主之。

少陰水藏，下利而便膿血，總是濕寒，萬無濕熱之理，桃花湯實爲主方，不可易也。

下利膿血證二十七少陰二十八

少陰病，下利便膿血者，可刺。

《靈樞·脈度》：盛者瀉之，虛者飲藥以補之。桃花湯之治便膿血之虛者也，若稍盛而生熱者，可刺經穴以瀉之。

身熱便血證二十八少陰二十九

少陰病，八九日，一身手足盡熱者，以熱在膀胱，必便血也。

少陰與太陽爲表裏，八九日，一身手足盡熱者，以熱在膀

---

〔1〕升 原作“斤”，據蜀本、集成本、石印本、《傷寒論·辨少陰病脈證并治》改。
〔2〕三 原作“二”，據蜀本、集成本、石印本、《傷寒論·辨少陰病脈證并治》改。

胱。膀胱，太陽之經，爲諸陽主氣，總統皮毛，故府熱則一身俱熱，是必病便血。《素問·五藏別論》：五藏者，藏精氣而不泄，六府者，傳化物而不藏。腎，藏也，膀胱，府也，腎溫則陽氣秘藏而血不流溢，腎寒則藏中之陽散於膀胱之府，府熱，故血海不秘，隨膀胱而輸泄，必便血也。

癸水上升，而化丁火，故少陰水火同經，而獨以君火主令。水升而化火，則癸水不寒。丙火下降，而化壬水，故太陽水火同氣，而獨以寒水司權。火降而化水，則丙火不熱。病則癸水不化丁火，故少陰腎善於病寒，丙火不化壬水，故太陽膀胱善於病熱，此其中有甲乙之木邪焉。肝以風木而主疏泄，膽以相火而主秘藏，腎之溫暖而蟄封者，相火之秘藏也，膀胱之清涼而通利者，風木之疏泄也。病而風木不能疏泄，故水道不通，相火不能秘藏，故膀胱有熱。

足少陽自頭走足，病則上逆，手少陽自手走頭，病則下陷。膀胱之熱者，手少陽三焦之相火離腎藏而泄於膀胱，一身手足之熱者，足少陽膽經之相火離腎蔽而瀉於肢體也。肝木藏血，而其性疏泄，木陷於水，疏泄不行，怒而生風，愈欲疏泄。泄而不暢，其輕則爲水淋，其重則爲血淋。淋血之家，痛澀而頻數者，風木強泄而不暢也。便血之證，熱在膀胱，而腎藏則寒。蓋腎寒不能生木，而後木鬱而生風，風性善泄，愈泄而愈陷，愈陷而愈泄，故血不上行，而病下脫。其膽火之逆於肢體者，風木之疏泄也，其三焦之泄於膀胱者，風木之鬱陷也。

少陰亡陽死證六章〔1〕

少陰亡陽死證一 少陰三十

少陰病，脈微沉細，但欲臥，汗出不煩，自欲吐，至五六日，自利，復煩躁不得臥寐者，死。

---

〔1〕少陰亡陽死證六章　原脫，諸本均同，據前後文例補。

脈微沉細,但欲臥者,水旺而陰盛也。汗出,自欲吐者,火泄而陽升也。微陽上越,而根本未拔,是以不煩。至五六日,寒水愈旺,下見自利,復煩不得臥寐,則陽根脫泄,必死無救也。

死證二少陰三十一

少陰病,吐利煩躁,四逆者,死。

吐利煩躁,則微陽飛走。本根欲斷。倘其四末陽回,猶有生望,再加四肢厥逆,死不可醫也。

死證三少陰三十二

少陰病,四逆,惡寒而身踡,脈不至,不煩而躁者,死。

四逆,惡寒而身踡,陰盛極矣,脈又不至,則陽氣已絕,如是則不煩而躁者,亦死。蓋陽升則煩,陽脫則躁,陽中之陽已亡,是以不煩,陰中之陽欲脫,是以躁也。

陰氣者,靜則神藏,躁則消亡。《素問》語。蓋神發於陽而根藏於陰,精者,神之宅也,水冷精寒,陽根欲脫,神魂失藏,是以反靜而爲躁也。

死證四少陰三十三

少陰病,惡寒身踡而利,手足逆冷者,不治。

惡寒身踡,加以下利,則陽有日斷之憂,兼之手足逆冷,則陽無來復之望,不可治也。

死證五少陰三十四

少陰病,下利止而頭眩,時時自冒者,死。

下利止而眩冒者,陽根下絕,欲從上脫,是以死也。

死證六少陰三十五

少陰病,六七日,息高者,死。

《難經》:呼出心與肺,吸入腎與肝。六七日後,水旺寒深而見息高，是有心肺之呼出而無腎肝之吸入。陽根下絕，升而不降，脫離非久，必主死也。

少陰陽回不死證四章[1]

少陰陽回不死證一少陰三十六

少陰病，吐利，手足不厥冷，反發熱者，不死。脈不至者，灸少陰七壯。

吐利並作，脾胃俱敗，而手足不逆冷，則中氣未絕，反發熱者，微陽欲復也，是以不死。若脈不至者，灸少陰經穴七壯，以助陽氣，其脈必至，以其陽已回也。七爲陽數，故灸七壯。

陽回證二少陰三十七

少陰病，惡寒而踡，時自煩，欲去衣被者，可治。

自煩而去衣被，陽氣之復也，是以可治。

陽回證三少陰三十八

少陰病，下利，若利自止，惡寒而踡臥，手足溫者，可治。

下利自止，則藏寒已差，惡寒踡臥，則經陽未復，而手足溫者，是中氣未絕，四末陽回之象，故可治。

陽回證四少陰三十九

少陰病，脈緊，至七八日，自下利，脈暴微，手足反溫，脈緊反去者，爲欲解也，雖煩下利，必自愈。

寒盛則脈緊，至七八日，而自下利，則藏寒日甚矣。而脈忽暴微，手足反溫，脈緊反去者，此爲陽復而欲解也。雖煩而下利，必當自愈。微者，緊之反，緩之始也。白通湯證之脈，是陽絕之微，此是陽欲復之微也。

---

〔1〕少陰陽回不死證四章　原脫，諸本均同，據前後文例補。

土盛水負證五章〔1〕

土盛水負證一少陰四十

少陰負趺陽者,爲順也。

少陰,腎脈也,趺陽,胃脈也,足陽明胃之經,自頭走足,行於趺上,動脈曰衝陽,故仲景名爲趺陽。土本剋水,而水盛反侮土。凡病則水勝而土負,至於傷寒少陰藏證,更無土勝水負之理。土勝則生,水勝則死,少陰之死,皆死於水勝而土負,故少陰腎水,必負於趺陽胃土,乃爲順也。少陰水負而趺陽土勝者,陽明承氣證是也。此下列陽明土勝水負四證,以明少陰負趺陽爲順之義。

陽貴陰賤,古訓昭載,而後世庸愚,乃開補水之門,以禍天下。代有粗工下士,祖述其説。自宋元以來,訖於今日,羣兒謬妄,邪説紛紜,方書數百千部,其於先聖至理,絶無略解一字者。此天下後世,億萬蒼生,一大害也!每檢醫方,輒爲怒髮!口衆我寡,但積悲嘆耳。

土勝水負黃連阿膠證二少陰四十一〔2〕

少陰病,得之二三日以上,心中煩,不得臥,黃連阿膠湯主之。

少陰病,但欲臥也,得之二三日以上,心中煩,不得臥者,燥土剋水,而爍心液也。心之液,水之根也,液耗水涸,精不藏神,故心煩,不得臥寐。黃連阿膠湯,黃連、芩、芍,清君火而除煩熱,阿膠、雞子黃,補脾精而滋燥土也。

少陰水藏,在陽明則燥土剋水,是爲不足,在少陰則寒水侮土,是爲有餘。有餘則但欲寐,本篇之首章是也,不足則不得臥,陽明篇時有微熱,喘冒不得臥是也。陽動陰静,異同天

---

〔1〕土盛水負證五章 原脱,諸本均同,據前後文例補。
〔2〕少陰四十一 原作"少陰四十二",據石印本改。

淵，少陰癸水之藏，無二三日前方病濕寒，二三日後忽轉陽明，
遽變燥熱之理，此蓋陽明府病之傷及少陰，非少陰之自病也。
陽明之燥，未傷腎陰，自是陽明病，傷及腎陰，則陽明益盛而少
陰益虧。虧而不已，倏[1]就枯竭，便成死證，故陽明病不必
急，而陽明傷及少陰，則莫急於此矣。是以急下三證，既列陽
明，並入少陰之篇。此章是承氣之初證，勿容急下，以下三章，
則如救焚燬，不得不急矣。

黃連阿膠湯九十七

黃連四兩　黃芩一兩　芍藥一兩　阿膠三兩　雞子黃二枚

右五味，以水五升，先煮三味，取二升，去滓，內阿膠烊盡，少
冷，內雞子黃，攪令相得，溫服七合，日三服。

土勝水負大承氣證三少陰四十二

少陰病，得之二三日，口燥咽乾者，急下之，宜大承氣湯。方在
陽明二十一[2]。

少陰之經，循喉嚨而挾舌本，燥土剋水，陰液枯焦，故口燥
咽乾。腎水被爍，故當急下。此與陽明發熱汗多章義同。

此下三章，皆少陰負趺陽之太過者。少陰固宜負趺陽，而
負之太過，則腎水涸竭，亦必至死，故急下陽明，以救少陰。少
陰三承氣證，即是陽明急下三證，以其傷在少陰，故又列之少
陰篇中，實非少陰之本病也。

土勝水負大承氣證四少陰四十三

少陰病，自利清水，色純青，心下必痛，口[3]乾燥者，急下之，
宜大承氣湯。方在陽明二十一。

肝主疏泄，故見自利。青為木色。厥陰之經，布脇肋而貫

---

〔1〕倏（shū 叔）　忽然也。《說文》："倏，犬走疾也。"段《注》："倏，引申為凡忽然
之辭。"
〔2〕陽明二十一　原作"陽明二十"，諸本均同，據"卷六·陽明上篇·陽明實證"改。
〔3〕口　原作"目"，據蜀本、集成本、石印本、本節黃解改。

膈,脈循心下,經脈燥急,故痛作焉。厥陰之經,循喉嚨而環脣,風動津耗,故口乾燥。燥土剋水,水涸則木枯,木枯則風動,腎水愈消,更當急下。此與陽明目中不了了章義同。

土勝水負大承氣證五 少陰四十四

少陰病,六七日,腹脹,不大便者,急下之,宜大承氣湯。方在陽明二十一。

脾病則陷,陷則臍以下脹,胃病則逆,逆則臍以上脹。太陰之腹脹,則濕盛而便利,陽明之腹脹,則燥盛而便結,腹脹而不大便,是陽明燥盛而爍脾陰也。燥土剋水,水涸而脾精枯槁,戊己合邪,以臨殘陰,水愈不支,更當急下。此與陽明發汗不解,腹滿痛章義同。

急下之三證,三陰俱傷,非第少陰,而悉屬之少陰者。《素問·上古天真論》:腎者主水,受五藏六府之精而藏之。腎水者,藏陰之根本也,故五藏亡陰之證,皆屬之少陰。

少陰中風欲愈 一章[1] 少陰四十五

少陰中風,脈陽微陰浮,爲欲愈。

太陽中風,而傳少陰,是謂少陰中風。微者緊之反,浮者沉之反,寸微尺浮,是沉緊已去,陰退陽復之象,故爲愈兆。

少陰解期 一章[2] 少陰四十六

少陰病,欲解時,從子至寅上。

子、丑、寅,少陰得令之時,故解於此。

---

〔1〕一章 原作"一",諸本均同,據前後文例改。
〔2〕一章 原脫,諸本均同,據前後文例補。

厥陰經全篇五十章

厥陰藏病

厥陰以風木主令，胎於癸水，而孕丁火，協子氣則上熱，秉母氣則下寒。子勝則熱，母勝則厥，熱爲人關，厥爲鬼門。勝負往來之閒，中氣存亡，於此攸判。熱勝則火旺而土生，厥勝則水旺而土死，人鬼之分，由是定矣。

然土之所恃者，火也，土虛則君火不能勝水，土之所剋者，水也，火衰而寒水遂得侮土。少陰之病，跌陽操其勝勢，而多負於寒水，厥陰之病，跌陽處其敗地，而水木合邪，陵侮弱土，焉有不負之理乎。是以厥逆吐利之條，較之少陰更甚，是皆跌陽之敗也。

其利多於吐者，緣五行之相剋，各從其類。膽胃皆陽也，陽主下降，以膽木而剋胃土，氣逆而不降，故少陽、陽明之病，則嘔多而利少，肝脾皆陰也，陰主上升，以肝木而剋脾土，氣陷而不升，故厥陰、太陰之病，則嘔少而利多。土主受盛，而木主疏泄，胃本不嘔，有膽木以剋之，則上嘔，脾本不利，有肝木以瀉之，則下利。嘔利者，雖脾胃之病，而實肝膽之邪也。

顧厥陰陰極之藏，陰極則陽生，挾母氣之寒以賊土者，厥陰也，孕子氣之熱以生土者，亦厥陰也。水木侵陵，土崩陽敗，忽而一綫螢光，溫存[1]中氣，中氣一甦，

---

〔1〕溫存　溫暖也。《司空表聖詩集·修史亭》："漸覺一家看冷落，地爐生火自溫存。"

216

煦濡長養，漸而陽和四布，上下升沉，手足溫生，嘔利皆止。出寒谷[1]而登春臺[2]，亦厥陰之功也。厥陰之於跌陽，或爲罪魁，或爲功首，以其陰陽勝[3]復之無常也。《素問·本病論》：治五藏者，半死半生也，其厥陰之謂與[4]！

提　　綱—章[5]

厥陰藏氣，自下上行，病則怒氣鬱升，心受其害，於是衝心痛熱之證作，胃被其賊，於是吐蚘不食之病生。升令不遂，風木遏陷，於是脾蒙其虐，而泄利不止。其消渴疼熱者，上熱也，是陽復發熱之根，下利不止者，下寒也，是陰盛發厥之本。祇此數證，而厥陰之病皆備矣。

厥陰、少陽之經，同布於脅肋，少陽之病在經，故有胸脅之證，厥陰之病在藏，故有吐利之邪。吐爲胃病，設吐之則胃氣更傷，當吐逆而莫禁，利爲脾病，故下之則脾氣更敗，乃洞泄而不止也。

厥陰經提綱—厥陰—[6]

厥陰之爲病，消渴，氣上衝心，心中疼熱[7]，飢而不欲食，食則吐蚘，下之利不止。

厥陰，肝之經也。厥陰之經，以風木而孕君火，肝藏血，心藏液，病則風動火鬱，血液傷耗，而合邪刑金，肺澤[8]枯燥，於是消渴生焉。肝心子母之藏，氣本相通，病則木氣不舒，鬱勃

---

〔1〕寒谷　深山溪谷，爲日光所不及者。《文選·廣絕交論》："敘溫郁則寒谷成暄，論嚴苦則春叢零葉。"在此作陰寒講。

〔2〕春臺　登眺遊覽之勝處。《老子》："衆人熙熙，如享太牢，如登春臺。"

〔3〕勝　原作"升"，據蜀本及上下文義改。

〔4〕與　通"歟"。《正字通》："與，借作歟，義通。"

〔5〕提綱一章　原作"厥陰提綱—厥陰一"，諸本均同，據目錄、前後文例改。

〔6〕厥陰經提綱—厥陰一　原脫，諸本均同，據前後文例，由"厥陰藏氣"前移此。

〔7〕疼熱　原作"熱疼"，諸本均同，據上文"消渴痛熱"、黃解"心中痛熱"、《傷寒論·辨厥陰病脈證并治》乙轉。

〔8〕澤　諸本均同，疑"津"字之誤。

衝擊,故氣上衝心,心中痛熱也。木鬱剋土,脾陷則胃逆,故飢而不欲食也。庚桑子〔1〕:木鬱則爲蠱。蚘者,木氣所化,木盛土虛,胃中寒冷,不能安蚘,食不下消,胃氣愈逆,是以吐蚘。下傷脾氣,土陷木遏,鬱而生風,疏泄不藏,故下利不止。

厥陰藏病烏梅丸證一厥陰二

傷寒,脈微而厥,至七八日,膚冷,其人躁無暫安時者,此爲藏厥,非爲蚘厥也。蚘厥者,其人當吐蚘,令病者靜,而復時煩,此爲藏寒,蚘上入其膈,故煩,須臾復止,得食而嘔,又煩者,蚘聞食臭出,其人當自吐蚘,蚘厥者,烏梅丸主之。

傷寒,脈微而見厥逆,七八日,皮膚寒冷,其人躁擾,無暫安時者,此爲藏厥。藏厥者,藏寒發厥,陽根欲脫,故生躁亂,非爲蚘厥也。蚘厥者,內有蚘蟲而厥,其人必當吐蚘。蚘蟲在內,令病者有時靜,而復有時煩也。所以然者,此因藏寒不能安蚘,蚘蟲避寒就溫,上入其膈,故煩。蚘蟲得溫而安,須臾復止。及其得食,胃寒不能消納,氣逆作嘔,衝動蚘蟲,蚘蟲擾亂不安,是以又煩。蚘聞食氣而上,隨胃氣之嘔逆而出,故其人當自吐蚘。吐蚘而發厥,是爲蚘厥。烏梅丸,烏梅、薑、辛,殺蚘止嘔而降氣衝,人參、桂、歸,補中疏木而潤風燥,椒、附,暖水而溫下寒,連、柏,瀉火而清上熱也。

烏梅丸又主久利方 九十八

烏梅三〔2〕百枚 細辛六兩 乾薑十兩 人參六兩 桂枝六兩 當歸四兩 蜀椒四兩,去目 附子六兩,炮 黃連一斤 黃柏六兩

右十味,異搗篩,合治之,以苦酒漬烏梅一宿,去核,蒸之五升米上,飯熟搗成泥,合藥令均,內臼〔3〕中,與蜜杵二千下,丸如

---

〔1〕庚桑子 老聃弟子,戰國·楚人,老莊學派之至人。亦作"亢桑子"。《莊子·庚桑楚》:"老聃之後,有庚桑楚者,偏得老聃之道,以北居畏壘之山。"

〔2〕三 原作"二",據蜀本、集成本、石印本、《傷寒論·辨厥陰病脈證并治》改。

〔3〕臼 原作"白",據蜀本、集成本、石印本改。

梧〔1〕桐子大，先食飲服十丸，日三服，稍加至二十丸。禁生冷、
滑物、臭食等。

手足厥冷證二厥陰三

凡厥者，陰陽不相順接，便爲厥，厥者，手足逆冷是也。諸四逆
厥者，不可下之，虛家亦然。

平人陽降而交陰，陰升而交陽，兩相順接，乃不厥冷。陽
上而不下，陰下而不上，不相順接，則生逆冷。不順而逆，故曰
厥逆。足三陽以下行爲順，足三陰以上行爲順，順行則接，逆
行則陰陽離析，兩不相接。其所以逆行而不接者，中氣之不運
也。足之三陽，隨陽明而下降，足之三陰，隨太陰而上升，中氣
轉運，胃降脾升，則陰陽順接，中氣不運，胃逆脾陷，此陰陽不
接之原也。中氣之所以不轉運者，陰盛而陽虛也。四肢秉氣
於脾胃，脾胃陽旺，行氣於四肢，則四肢暖而手足溫，所謂陽盛
而四肢實也。《素問》語。緣土旺於四季，故陽受氣於四末，《素
問》語。四末溫暖，是之謂順。水盛火負，陽虛土敗，脾胃寒
濕，不能溫養四肢，是以厥冷。四肢，陽盛之地，而陰反居之，
變溫而爲冷，是反順而爲逆也，因名厥逆。厥逆之家，木鬱火
動則發熱，木火未盛而寒水方旺，則爲厥。諸四逆厥者，是其
陰氣方盛，陽氣未復之時，故不可下。凡虛損之家，陽衰陰旺，
證亦同此，不可下也。

厥熱勝復證三厥陰四

傷寒一二日，以至四五日而厥者，必發熱，前熱者後必厥，厥深
者熱亦深，厥微者熱亦微。厥應下之，而反發汗者，必口傷爛赤。

傷寒一二日，以至四五日而見厥者，此後必發熱。既已發
熱，則此後必又厥。前之厥深者，後之熱亦深，前之厥微者，後
之熱亦微。蓋前之陰盛而爲厥，後必陽復而發熱，陰陽之勝復

---

〔1〕梧　原脫，據蜀本、集成本、石印本、《傷寒論・辨厥陰病脈證幷治》補。

不偏，則厥熱之淺深相等也。陽勝而熱則病退，陰勝而厥則病進，是熱本吉兆，然不可太過。厥將終而熱將作，應當下之，以救營血而息肝風，而反發汗者，亡其血液，風動火炎，必口傷爛赤。

上章諸四逆厥者，不可下之，此曰厥應下之者，以其將發熱也。緣今之厥深者，後之熱亦必深，俟其熱盛亡陰，所喪多矣。於其熱未發時，應當下之，使陽與陰平，則熱可不作，熱去則厥亦不來，是至善之法也。不然，熱來則傷腎肝之陰，厥來又傷心肺之陽，厥熱之勝復[1]不已，則正氣之損傷爲重，養虎貽患，非計之得者也。

厥熱勝復[2]證四厥陰五

傷寒厥五日，熱亦五日，設六日當復厥，不厥者自愈。厥終不過五日，以熱五日，故知自愈。

陰勝而厥者五日，陽復而熱者亦五日，設至六日，則陰當又勝而復厥。陰勝則病進，復厥者，病必不愈，若不厥者，則陰不偏勝，必自愈也。蓋天地之數，五日一候[3]，則氣化爲之一變，是以陰勝而厥，終不過乎五日，陰勝而陽不能復，則病不愈。以陽復而熱者，亦是五日，陰不偏勝，而陽不偏負，故知自愈。

厥多熱少證五厥陰六

傷寒厥四日，熱反三日，復厥五日，其病爲進。寒多熱少，陽氣退，故爲進也。

陰勝而厥者四日，陽復而熱者反止三日，復陰勝而厥者又是五日，則其病爲進，不能自愈。以寒多而熱少，陽氣退敗，故爲病進也。

---

〔1〕復　原作“負”，諸本均同，據上下文義改。
〔2〕復　原作“負”，諸本均同，據本節黃解文義改。
〔3〕一候　原作“以後”，諸本均同，形近、音近之誤，據下文“氣化爲之一變”改。

厥少熱多證六厥陰七

傷寒發熱四日,厥反三日,復熱四日,厥少熱多,其病當愈。四日至七日,熱不除者,必便膿血。

陽勝而發熱四日,陰復而厥者反止三日,復陽勝而發熱者又是四日,厥少而熱多,其病當愈。然熱不宜太勝,四日至七日,而熱不除者,積熱傷陰,必便膿血也。

熱勝便血證七厥陰八

傷寒,熱少,厥微,指頭寒,默默不欲食,煩躁數日,小便利,色白者,此熱除也,欲得食,其病爲愈。若厥而嘔,胸脇煩滿者,其後必便血。

熱少者,陽將退也。厥微指寒者,陰欲復也。默默不欲食而煩躁者,陽未全退,陰未全復也。迫至數日,小便利而色白者,是陽退陰復而熱除也。熱除則默默不欲食者,必欲得食,其病爲愈也。若厥逆而嘔吐,胸脇煩滿者,則熱未嘗除,其後必便血。蓋陽外而陰內,平人陰陽相交,故外而偏熱而內不偏寒。病而陰勝,則格陽於外,內寒而外熱,病而陽勝,則關陰於外,內熱而外寒。此之厥微指寒者,陰氣內復,故漸自外退也。而陰未全復,陽氣猶旺,故不食而煩躁。迫至便利色白,則熱除煩退,而病愈矣。若厥而不微,是陰未內復,而兼之嘔吐,胸膈煩滿者,是膽木刑胃,胃氣衝逆,必不能食,較之默默不食而煩躁者,其病頗劇。甲木逆行,則相火升炎,內熱不除。肝膽同司營血,營血欲静而風火不息,金水失其收藏,木火行其疏泄,其後必便血也。

徹熱除中證八厥陰九

傷寒脈遲,六七日,而反與黃芩湯徹其熱,脈遲爲寒,今與黃芩湯復除其熱,腹中應冷,當不能食,今反能食,此名除中,必死。

傷寒脈遲，是陽〔1〕虛之證，六七日閒，陰氣愈旺，乃見其外熱，而反與黃芩湯，以徹其熱。脈遲爲內寒，今與黃芩湯，其除復熱，腹中應冷，當不能食。今反能食，此名除中，以寒涼敗其中氣，中氣除根，而居膈上。雖暫時能食，頃則上脫，必主死也。

熱勝癰膿證九厥陰十

傷寒，始發熱六日，厥反九日而利。凡厥利者，當不能食，今反能食者，恐爲除中。食以索餅，不發熱者，知胃氣尚在，必愈，恐暴熱來出而復去也。後三日脈之，其熱續在者，期之旦日〔2〕夜半愈。所以然者，本發熱六日，厥反九日，復發熱三日，並前六日，亦爲九日，與厥相應，故期之旦日夜半愈。後三日脈之，而脈數，其熱不罷者，此爲熱氣有餘，必發癰膿也。

始發熱六日，厥反〔3〕九日，而兼下利。凡厥而下利者，土虧陽敗，當不能食，今反能食者，恐爲除中。及食以索餅，而不發暴熱者，知胃氣尚在，非除中也，其病必愈。蓋陰盛而病厥利，而一見能食，必是陽復而發熱。陽復之熱，續在而不去，除中之熱，暴來而暴去，恐厥後暴熱之來，自內出外，不久復去，便成除中。迨至後三日脈之，其熱續在而不去者，期之旦日夜半必愈。所以然者，始本熱六日，厥反九日，今復發熱三日，並前發熱之六日，亦爲九日，與厥之日期相應，厥熱相平，彼此不偏，故期之旦日夜半愈也。然熱不可太過，三日之後，其熱漸除，乃可全愈，若後三日脈之，而脈猶見數，其熱不罷者，此爲熱氣有餘，必鬱蒸血肉，而發癰膿也。

厥勝下利證十厥陰十一

傷寒，先厥，後發熱，而下利者，必自止，見厥復利。

---

〔1〕陽 原作“陰”，據蜀本、集成本、石印本改。
〔2〕旦日 明日。《史記·蒼公傳》：“當旦日日夕死。”《索引》：“按：旦日，明日也。”
〔3〕反 原作“凡”，據蜀本、集成本、石印本及本節經文改。

厥而下利,是陰盛也。若先厥利,而後見發熱,則陽進陰退,利必自止。若再見厥逆,則陰進陽退,當復利也。

熱勝喉痹證十一_{厥陰十二}

傷寒,先厥,後發熱,下利必自止,而反汗出,咽中痛者,其喉爲痹。

先厥後熱,利必自止。然熱不可過,發熱利止,而反汗出,咽痛者,是熱氣上蒸皮毛,而衝咽喉,其喉當痹塞也。

熱勝便膿證十二_{厥陰十三}

發熱無汗,而利必自止,若不止,必便膿血,便膿血者,其喉不痹。

發熱無汗,是陽不外蒸,裏氣溫暖,利必自止。若其不止,則內蒸營陰,必便膿血。便膿血者,熱邪下行,其喉不痹也。

脈促發厥證十三_{厥陰十四}

傷寒脈促,手足厥逆者,可灸之。

陽爲陰格,不得下達,故脈見促象。陰盛中寒,四肢失溫,故手足厥逆。宜灸之,以助陽勝陰也。

當歸四逆證十四_{厥陰十五}

手足厥寒,脈細欲絕者,當歸四逆湯主之。若其人內有久寒者,當歸四逆加吳茱萸湯主之。

肝司營血,流經絡而注肢節,厥陰之溫氣虧敗,營血寒濇,不能暖肢節而充經絡,故手足厥寒,脈細欲絕。當歸四逆湯,甘草、大棗,補脾精以榮肝,當歸、芍藥,養營血而復脈,桂、辛、通草,溫行經絡之寒濇也。苦其人內有陳久積寒者,則厥逆脈細之原,不在經絡而在藏府,當歸四逆加吳茱萸生薑湯,吳茱萸、生薑,溫寒凝而行陰滯也。

當歸四逆湯_{九十九}

當歸三兩　芍藥三兩　桂枝三兩　細辛二兩　通草二兩　甘草

二兩，炙　大棗二十五枚

右七味，以水八升，煮取三升，去滓，溫服一升，日三服。

當歸四逆加吳茱萸生薑湯一百

當歸三兩　芍藥三兩　桂枝三兩　細辛二兩　通草二兩　甘草

二兩，炙　大棗二十五枚　吳茱萸一升　生薑半斤

右九味，以水六升，清酒六升，煎五升，分溫五服。

瓜蒂散證十五厥陰十六

病人手足厥冷，脈乍緊者，邪結在胸中，心下滿而煩，飢不能食者，病在胸中，當須吐之，宜瓜蒂散。方在太陽百三十二。

　　病人手足厥冷，而脈乍緊者，或覺邪結在胸中，心下滿而煩，飢不能食者，此其病在胸中，當須吐之，宜瓜蒂散。蓋胃氣下行，濁陰斂降，則心胸清曠，而不滿結，此緣胃氣上逆，濁陰不降，故心下脹滿，飢不能食。胃口痞塞，肺氣鬱遏，淫生痰涎，阻隔竅隧，陽氣不能四達，故手足厥冷，脈候乍緊，脈法所謂支飲急弦也。吐之宿物盡去，清氣流通，則諸證悉瘳矣。

少腹滿痛證十六厥陰十七

病人手足厥冷，言我不結胸，少腹滿，按之痛者，此冷結在膀胱關元也。

　　病人手足厥冷如前，而言我不結胸，其心下不滿，而小腹則滿，按之覺痛者，此冷氣結在膀胱關元之間也。關元，任脈穴，在臍下三寸，小腸之募，足三陰之會也。此推廣上章之義。上章病在胸中，此章病在少腹。

脈虛厥逆證十七厥陰十八

傷寒五六日，不結胸，腹濡，脈虛，復厥者，不可下，此爲亡血，下之死。

　　五六日，正傳厥陰之時，不結胸，而腹亦濡而不滿，此內無冷結也。但脈虛而厥逆者，不可下也，此爲亡血，下之則死。

蓋血中溫氣,所以充經絡而溫肢節,營血虛寒,故肢冷脈虛也。

水漬作利證十八厥陰十九

傷寒厥而心下悸者,宜先治水,當與茯苓甘草湯,方在太陽四十二。卻治其厥,不爾,水漬入胃,必作利也。

厥逆而心下悸動者,此內有水氣,蓋水飲停留,阻經脈往來之路,木鬱風作,故心下動悸。宜與茯苓甘草湯,先治其水,停水既去,卻治其厥。不然,水飲漬入胃脘,必作利也。

腹痛欲利證十九厥陰二十

傷寒四五日,腹中痛,若轉氣下趨少腹,此欲自利也。

四五日,將傳厥陰,土濕木遏,肝氣不達,侵剋脾土,故腹中作痛。若雷鳴氣轉,下趨少腹者,此濕寒下旺,肝脾俱陷,風木賊土,疏泄失藏,故欲自利也。

當歸四逆證二十厥陰二十

下利脈大者,虛也,以其強下之故也。設脈浮革,因而腸鳴者,屬當歸四逆湯。方在厥陰十五。

下利而脈大者,此中氣脫泄,離根而外浮,陽虛之診也。但使自利,未必如此,是其強以苦寒下之,愈亡其裏陽故也。設脈見浮革,因而腸鳴者,此利亡血中溫氣,枯木賊土,屬當歸四逆之證。脈法:脈弦而大,弦則爲減,大則爲芤,減則爲寒,芤則爲虛,寒虛相搏,此名爲革。革者,溫氣亡脫,營血虛寒,內虛外實,如鼓上皮革之象,浮大中虛之脈也。血冷木陷,鬱勃不寧,陰邪宕激,是以腸鳴,當歸四逆養血達鬱,使木氣榮利,不至遏陷,則陽回而利止矣。

四逆證二十一厥陰二十二

大汗,若大下,利而厥冷者,四逆湯主之。方在太陰三。

大汗大下,敗其中氣,下利而厥冷者,陽亡火敗,宜四逆雙補火土,以回陽氣。

四逆證二十二厥陰二十三

大汗出,熱不去,内拘急,四肢疼,又下利厥逆而惡寒者,四逆湯主之。

傷寒,表寒閉其内熱,大汗既出,熱應解矣,若大汗出而熱不去,此陽亡而不歸也。裏陰盛則内拘急,表陽虛則四肢疼,又下利厥逆而惡寒者,火土雙敗,宜主四逆。

通脈四逆證二十三厥陰二十四

下利清穀,裏寒外熱,汗出而厥者,通脈四逆湯主之。方在少陰二十三。

下利清穀,裏寒外熱,手足厥逆,脈微欲絕,身反不惡寒,其人面赤色,是少陰通脈四逆證,緣其陽弱而氣鬱也。少陰陰盛陽微,故面見赤色。陽鬱皮腠,而不得出汗。厥陰陰極陽生,内胎火氣,故熱盛而汗出。雖見汗出,而陽氣猶鬱。以其藏氣寒凝,故其經絡鬱遏不暢,亦宜通脈四逆也。

乾薑連芩人參證二十四厥陰二十五

傷寒本自寒下,醫復吐下之,寒格,更逆吐下,若食入口即吐,乾薑黃連黃芩人參湯主之。

本自内寒下利,醫復吐下之,中氣愈敗,寒邪阻隔,胃氣更逆,脾氣更陷,吐下不止。若食方入口即吐者。是中脘虛寒,而上焦有熱。宜乾薑黃連黃芩人參湯,乾薑、人參,溫補中脘之虛寒,黃連、黃芩,清瀉上焦之虛熱也。

乾薑黃連黃芩人參湯百一

乾薑三兩,去皮　人參三兩　黃連三兩,去鬚　黃芩三兩
右四味,以水六升,煎二升,去滓,分溫再服。

吳茱萸證二十五厥陰二十六

乾嘔,吐涎沫,頭痛者,吳茱萸湯主之。方在陽明六十。

胃氣上逆，濁陰湧泛，則生乾嘔。胃逆肺阻，清氣堙鬱，則化痰涎。胃逆而膽火升炎，津液湧沸，則沫生焉，譬猶湯沸而沫起也。胃逆而濁陰升塞[1]，頭上氣滯，故痛生焉。是少陽、陽明之病，而見之厥陰者，肝膽同氣也。緣肝脾寒陷，故膽胃衝逆如此。宜吳茱萸湯，參、甘，補中而培土，茱、薑，溫寒而降逆也。

癰膿作嘔證二十六厥陰二十七

嘔家有癰膿者，不可治嘔，膿盡自愈。

嘔家有癰膿者，則嘔乃癰膿之所致，不可治嘔，膿盡自愈也。

麻黃升麻證二十七厥陰二十八

傷寒六七日，大下後，寸脈沉而遲，手足厥逆，下部脈不至，咽喉不利，吐膿血，泄利不止者，爲難治，麻黃升麻湯主之。

下傷中氣，脾肝下陷，故寸脈沉遲，尺脈不至，手足厥逆，泄利不止。胃膽上逆，濁氣衝塞，故咽喉不利。相火刑金，故嘔吐膿血。是下寒上熱，升降倒行，中氣頹敗，最爲難治。麻黃升麻湯，薑、甘、苓、朮，溫中而燥土，知母、石膏、天冬、萎蕤，清金而降逆，當歸、芍藥、桂枝、黃芩、滋水[2]而升陷，升麻理其咽喉，麻黃發其皮毛也。

麻黃升麻湯百二

麻黃二兩五錢，去節　升麻一兩一分　當歸一兩一分　知母　黃芩　萎蕤各十八銖　石膏碎，綿裹　乾薑　白朮　芍藥　天冬　桂枝　茯苓　甘草各六銖

右[3]十四味，水一斗，先煮麻黃一兩沸，去上沫，內諸藥，煮取

---

〔1〕塞　原作"寒"，據蜀本、集成本、石印本改。
〔2〕木　原作"風"，諸本均同，據上文"清金而降逆"改。
〔3〕右　原作"以"，蜀本同，集成本作"已"，石印本作"以上"，據《傷寒論·辨厥陰病脈證并治》改。

三升,去滓,分溫三服。相去如炊三斗米頃,令盡。汗出愈。

四逆證二十八厥陰二十九

嘔而脈弱,小便復利,身有微熱,見厥者,難治,四逆湯主之。
方在太陰三

嘔而脈弱,小便復利,身有微熱,胃氣之虛,小便復利,腎
氣之虛。少陰病,小便利,色白者,少陰病形悉具,以其腎陽之虛也。腎
司二便,寒則膀胱失約,故小便自利。《素問·脈要精微論》:水泉不止
者,是膀胱不藏也。裏陽虛敗,加以身有微熱而厥逆者,則孤陰
內盛而微陽外格,故爲難治。宜四逆以回裏陽也。

熱厥下利證二十九厥陰三十

發熱而厥,七日下利者,爲難治。

發熱而見厥逆,陰盛而陽不歸也。至於七日之久,是微陽
來復之時,而又見下利,則裏陽敗泄,難望其復,故爲難治。

厥陰陽絶死證七章〔1〕

厥陰陽絶死證一厥陰三十一

傷寒發熱,下利至甚,厥不止者,死。

發熱而下利至甚,裏寒外熱,陽氣不歸也。而厥逆不止,
則土敗陽絶,而無來復之望,必主死也。

死證二厥陰三十二

傷寒六七日,不利,便發熱而利,其人汗出不止者,死,有陰無
陽故也。

六七日,正傳厥陰之時,從前不利,六七日間,便發熱而
利,藏中之溫氣內泄,其人汗出不止者,經中之溫氣外亡,如是

---

〔1〕厥陰陽絶死證七章　原脱,諸本均同,據前後文例補。

必死。以其表裏之陽皆脱,有陰無陽故也。

死證三厥陰三十三

傷寒發熱,下利厥逆,躁不得臥者,死。

發熱下利,而見厥逆,陰盛而陽氣不歸,加以躁不得臥,則微陽絶根而外脱,死不可醫也。

死證四厥陰三十四

傷寒六七日,脈微,手足厥冷,煩躁,灸厥陰,厥不還者,死。

六七日,病傳厥陰之時,脈微欲絶,手足厥冷,是當歸四逆之證。而加以煩躁,則微陽欲脱。灸厥陰經穴,以復其陽。而厥冷不回,則陽已絶根,必死不救也。

死證五厥陰三十五

下利,手足厥冷,無脈者,灸之,不温,若脈不還,反微喘者,死。

下利,厥冷無脈,灸之,厥不温與脈不還,是純陰無陽,而反微喘者,則氣不歸根,必死無疑也。

死證六厥陰三十六

下利後脈絶,手足厥冷,晬時脈還,手足温者生,脈不還者死。

利後脈絶,手足厥冷,陽欲斷矣。晬時脈還,手足温者,經陽來復〔1〕,中氣漸回,如此則生。脈不還者,陽絶下復,死無望也。

死證七厥陰三十七

傷寒,下利日十餘行,脈反實者,死。

下利日十餘行,氣泄陽虚,而脈反實者,是胃氣已絶,而厥陰之真藏獨見也,必死。

---

〔1〕復　原作"後",據蜀本、集成本、石印本改。

《素問·平人氣象論》：人無胃氣曰逆，逆者死。平肝脈來，耎弱招招，如揭長竿末梢，曰肝平，春以胃氣爲本。病肝脈來，盈實而滑，如循長竿，曰肝病。死肝脈來，急益勁，如新張弓弦，曰肝死。玉機真藏論：諸真藏脈見者，皆死不治也。五藏者，皆稟氣於胃，胃者，五藏之本也。藏氣者，不能自致於手太陰，必因於胃氣，乃至於手太陰也。病甚者，胃氣不能與之俱至於手太陰，故真藏之氣獨見。獨見者，病勝藏也，故曰死。

厥陰陽回不死證十二章[1]

厥陰陽回不死證一厥陰三十八

下利，脈沉弦者，下重也，脈大者，爲未止，脈微弱數者，爲欲自止，雖發熱不死。

下利而脈沉弦者，肝木鬱陷而後重也。設其脈大者，是利亡肝脾之陽，枯木賊土，利爲未止。是即當歸四逆證之浮革。若脈微[2]弱數者，是脾陽欲復，肝邪將退，爲欲自止，雖外見發熱，然續將自還，不至死也。

陽回證二厥陰三十九

下利，脈沉而遲，其人面少赤，身有微熱，下利清穀者，必鬱冒汗出而解，病人必微厥，所以然者，其面戴陽，下虛故也。

下利而脈沉遲，陰盛之診，脈法：沉爲在裏，遲爲在藏是也。乃其人面少赤，身有微熱者，是脾陽欲復，爲陰邪鬱遏於皮膚，不能透發，故外見熱赤也。然陽鬱欲發，必不終陷，頃將衝透重陰，汗出而解。但微陽孤弱，未能遽突重圍，難免怫鬱昏冒，而後外達皮毛耳。方其鬱冒將解之時，病人必當微厥。所以然者，其面之少赤，是謂戴陽，戴陽者，陽根微弱而下虛故

---

〔1〕厥陰陽回不死證十二章　原脱，諸本均同，據前後文例補。
〔2〕微　原脱，諸本均同，據本節經文補。

也。是即少陰通脈四逆湯證,而此則陽復而能解者也。

陽回證三厥陰四十

下利脈數,有微熱,汗出,令自愈,設復緊,爲未解。

下利脈數,而有微熱,陽欲復也,一見汗出,則陽氣外達,利將解矣,可令自愈,不須治也。設脈復緊,則陰邪外閉,陽陷而不升,爲未解也。

陽回圍膿證四厥陰四十一

下利,脈數而渴者,令自愈,設不差,必圍膿血,以有熱故也。

下利,脈數而渴者,陽已復矣,可令自愈。設利不差,必圍膿血,以其陽復之過,而有餘熱以傷[1]陰也。

陽回圍膿證五厥陰四十二

下利,寸脈反浮數,尺中自濇者,必圍膿血。

下利而寸脈反見浮數,是陽復而上盛也。尺中自濇者,是陰退而下虛也。陽盛必俯侵陰位,鬱蒸營分,而圍膿血也。

陽回自愈證六厥陰四十三

下利,有微熱而渴,脈弱者,令自愈。

有微熱而渴,是陽復矣。脈弱則無餘熱,故令自愈。

蓋脈數則陽復,數而大則熱有餘,而便膿血,數而弱則熱不勝,而令自愈。前章:脈微弱數者,爲欲自止,正此義也。

陽回有熱證七厥陰四十四

下利欲飲水者,以有熱故也,白頭翁湯主之。

欲飲水者,陽復而有內熱也。白頭翁湯,白頭翁清少陽之相火,黃連清少陰之君火,黃柏、秦皮,瀉厥陰之濕熱也。

---

[1] 傷　原作“陽”,據蜀本、集成本、石印本改。

白頭翁湯百三

白頭翁二兩　黃連[1]三兩　黃柏三兩　秦皮三兩

右四味,以水七升,煮取二升,去滓,溫服一升,不愈,再服一升。

陽回飲水證八厥陰四十五

厥陰病,欲飲水者,少少與之愈。

　　陽復而欲飲水,有內熱也。少少與之,滋其渴燥,必當自愈。陽氣初復,未可過與,以傷胃氣也。此白頭翁湯之輕者。

陽回熱利證九厥陰四十六

熱利下重者,白頭翁湯主之。

　　陽回熱過,肝氣鬱陷,泄利未止。而益以後重,宜白頭翁湯清其鬱熱也。

陽回讝語證十厥陰四十七

下利讝語者,有燥屎也,宜小承氣湯。方在陽明二十二。

　　下利讝語者,陽復熱過,傳於土位,胃熱而有燥屎也。宜小承氣下其燥屎,以瀉胃熱。

　　上章是濕熱下利,其傷在脾,脾傷則氣陷,故病下重,此章是燥熱下利,其傷在胃,胃傷則氣逆,故病讝語。厥陰陰極陽復,熱過傷津,亦有小承氣證,厥陰自病,則無是也。

陽回生煩證十一厥陰四十八

下利後更煩,按之心下濡者,爲虛煩也,宜梔子豉湯。方在太陽八十九。

　　利後陽泄,不應生煩,乃更煩者,是陽復而有內熱也。承氣證之煩,其心下必當鞕滿,是爲實煩,若按之心下濡者,是爲

―――――――――

〔1〕黃連　原作"黃芩",據蜀本、集成本、石印本、本節黃解改。

虛煩。緣陽復熱升，薰蒸肺津，而化涎沫，心氣鬱阻，是以生煩。宜梔子豉湯，以清煩熱也。

厥陰欲愈十二厥陰四十九

厥陰中風，脈微浮，爲欲愈，不浮，爲未愈。

太陽中風，而傳厥陰，是謂厥陰中風。脈浮則陽復而陷升，故爲欲愈也。

厥陰解期一章〔1〕厥陰五十

厥陰病，欲解時，從丑至卯上。

丑、寅、卯，厥陰得令之時，故解於此。

---

〔1〕一章　原脱，諸本均同，據前後文例補。

傷寒類證三十六章

温　病一章

温病者，春時之感於風露者也。《素問·金匱真言論》：夫精者，身之本也，故藏於精者，春不病温。生氣通天論：凡陰陽之要，陽密乃固，陽强不能秘，陰氣乃絕，因於露風，乃生寒熱，是以冬傷於寒，春必病温。陽强不密，即冬不藏精之義。

四時之氣，春生、夏長、秋收、冬藏。木火司乎生長，金水司乎收藏。冬時寒水當令，陽氣潛伏，宜順天時，以藏水精，精藏則相火不泄，腎陽乃秘。若冬不藏精，坎陽瀉露，相火升炎，孔竅常開，是以易傷於寒。寒束皮毛，相火莫泄，雖當冰雪之天，實行曦赫[1]之令。及其令氣一遷，寒去温來，襲以春風，開其反毛，營愈欲泄，氣愈欲閉。衛氣斂閉，遏其營血，鬱熱燔蒸，温病作矣。故曰冬傷於寒，春必病温。

冬傷於寒者，因腎精不藏，相火發泄，外寒閉其內熱也，春必病温者，因衛氣得風，遏其營血也，非叔和《序例》所謂冬時嚴寒，中而即病者，名曰傷寒，不即病者，寒毒藏於肌膚，至春變而爲温病之謂。此與若痙、若濕、若暍、若霍亂等，較之風寒之病，雖不同氣，而實則同類。熱病論：熱病者，傷寒之類也，故將傷寒同類之證，列於六經之後。風、寒、温、痙、濕、暍、霍亂等，皆是外感之病，故爲同類也。

---

[1] 曦赫　即"赫曦"，光明炎盛貌。《初學記·大暑賦》："何太陽之赫曦，乃鬱陶以興熱。"

温病一〔1〕

太陽病，發熱而渴，不惡寒者，爲温病。若發汗已，身灼熱者，名曰風温。風温爲病，脈陰陽俱浮，自汗出，身重，多眠睡，鼻息必鼾，語言難出。若被下者，小便不利，直視失溲。若被火者，微發黃色，劇則如驚癎，時瘛瘲，若火熏之。一逆尚引日，再逆促命期。

春温之病，受之少陽、厥陰兩經，其初感則在少陽之經，其經盡則在厥陰之藏。以其寒水不蟄，陽根失秘，當冬藏之時，而行春泄之令。風木發揚，不俟春交，相火升炎，無須夏至，其木火之氣，久泄於蟄閉之秋，故膽肝之經，必病於生長之日。少陽、厥陰，實爲春温受病之所也。

太陽寒水之經，主司皮毛，風寒外束，皮毛不開，經氣鬱遏，必見惡寒。温家風露外襲，木火內應，感於太陽之部，應在少厥之經。木火當令，寒水無權，故但見發熱，不覺惡寒。風烈火炎，津枯肺燥，是以發渴。

是〔2〕其津血耗傷，最忌汗、下、火劫。若發汗方已，陰亡火烈，木枯風颺〔3〕，身熱如灼，名曰風温。風性發泄，故脈浮汗出。木邪剋土，土敗則身重，土氣困乏則多眠。胃逆肺阻，氣道不通，則睡息必鼾。厥陰之脈，上咽環脣，經絡枯燥，開闔塞塞，故語言難出。被下則亡脾胃膀胱之津，土燥水涸，故小便不利。太陽之脈，起於內眥，少陽之脈，起於外眥，目繫焦縮，是以直視。風木疏泄，膀胱不藏，是以失溲。被火則益其肝膽之熱，微則枯木賊土，而發黃色，劇則神魂驚惕，筋脈瘛瘲，黃變而黑，色若煙熏。

五行之理，病則傳其所勝，發黃、瘛瘲、驚癎，皆少陽之病氣傳於陽明者也。《素問·診要經終論》：陽明終者，善驚，色

---

〔1〕 一 原作"一章"，諸本均同，據前後文例改。

〔2〕 是 猶夫也。《禮·三年問》："今是大鳥獸。"王引之云："此猶言今夫大鳥獸也。"

〔3〕 颺（yáng 揚） 飛揚。《説文》："颺，風所飛揚也。"《漢書·敍傳》："游説之徒，風颺電激。"

黃。以土色爲黃,而木主五色,木邪逼土,土鬱則黃色外見也。肝膽藏魂,故發驚駭。

《素問·陽明脈解》:足陽明之脈病,惡人與火,聞木音則惕然而驚。緣甲木生於癸水,甲木之降,隨乎戊土,甲木下降,而戊土培之,根深不拔,是以膽壯。陽明熱甚而惡火,脈解語。被火則胃熱愈增,氣逆不降,甲木升泄,膽氣無根,虛飄浮蕩,上侵戊土。木者,陽明之所畏也,一聞木音,則土氣振驚,畏其所不勝也。驚者,膽胃之合病,陽根失培,土木皆怯也。肝膽主筋,筋養於陽明,而滋於膀胱。陽明者,五藏六府之海,主潤宗筋,陽明之津衰,則宗筋不養,是以緩急失中,發爲瘲瘲。瘲,急也。瘲,緩也。痿論;陽明虛則宗筋縱,診要經終論:太陽之脈,其終也,反折瘲瘲,正此義也。血者,色之華也,火逼血燥,無以華色,色之黃者,加以枯槁黧黑,故形如火熏也。是皆緣於診治之逆。一逆尚可引日而待時,再逆則追促其性命之期矣。

溫病與溫疫不同,溫疫之熱在經,因外感而內鬱,原無裏熱也,溫病之熱在藏,因外感而內應,原有裏熱也。溫疫原於外感,或但傳經絡,而病外熱,或入藏府,而病內熱,視人裏氣之陰陽虛盛,各有不同,溫病原於內傷,而發於外感,熱從內應,自裏達表,無但傳經絡不傳藏府之理,即《內經》之熱病也。三日之內,病在三陽,三陰未傷,可用汗法,三日之外,病在三陰,陰枯熱極,必用瀉法。《內經》汗瀉,俱是鍼刺,改而用藥,汗宜辛涼之劑,瀉以清潤之方,滋其燥熱,以救焚燬可也。

痙　病五章

痙亦太陽之病,外感於風寒者也。或緣於傷寒之多汗,或緣於產後之亡血。筋脈枯焦,固屬陰虛,而汗血被奪,實爲陽弱。切當照顧中氣,不可滋用陰涼,緣爲汗血失亡,虛者十九也。

痙病一

太陽病，發熱汗出，不惡寒者，名曰柔痙。

太陽病，發熱汗出，不惡寒者，風傷衛也。風性柔，名曰柔痙。

痙病二

太陽病，發熱無汗，反惡寒者，名曰剛痙。

太陽病，發熱無汗，反惡寒者，寒傷營也。寒性剛，名曰剛痙。

痙病三

太陽病，發汗太多，因致痙。

汗多耗其津血，筋脈失養，因感風寒，即成痙，痙病之原如此。

痙病四

病身熱足寒，頸項強急，惡寒，時頭熱，面赤，目赤[1]，獨頭搖，卒口噤，背反張者，痙病也。

身熱足寒，頸項強急，惡寒，頭熱，面赤，目赤，頭搖，口噤，脊背反張者，是爲痙病。緣筋統於肝，肝血虛燥，風動筋縮，故頭搖口噤。太陽行身之背，膀胱，津液之府，津亡筋燥，故脊背反折。

痙病五

太陽病，發熱，脈沉而細者，名曰痙。

營虛則發熱，衛虛則脈沉細。

痙病義詳《金匱》。

---

〔1〕目赤　原作“目脈赤”，據石印本、本節黃解、《金匱要略·痙濕暍病脈證治第二》改。

濕　病九章

濕有內外之殊,外感則入經絡而流關節,內傷則由藏府而
歸脾腎。濕爲土氣,土居水火之中,水陰而火陽,陰陽交感,水
火相蒸,則生濕氣。火盛則濕化而爲熱,水盛則濕化而爲寒。
濕熱者,治以燥涼,濕寒者,治以燥溫,在藏府者,利其水道,在
經絡者,開其汗孔,濕病之能事畢矣。

濕病一

太陽病,關節疼痛而煩,脈沉而細者,此名濕痹。濕痹之候,其
人小便不利,大便反快,但當利其小便。

　　濕流關節,氣道壅阻,故疼痛而煩。經絡凝澀,故脈沉而
細。濕爲陰邪,其性沉滯痹著,故曰濕痹。膀胱者,津液之府,
氣化則出,濕則氣不化水,故小便不利。前竅不通,則濕氣後
行,故大便反快。但當利其小便,以瀉濕氣,則疼痛止矣。

濕病二

濕家之爲病,一身盡疼,發熱,身色如熏黃也。

　　濕盛則氣滯,故疼作。陽鬱故發熱。土鬱故色黃。黃而
兼黑,色如煙熏,故曰熏黃。

濕病三

濕家,其人但頭汗出,背強,欲得被覆向火。若下之早,則
噦,胸滿,小便不利,舌上如胎〔1〕者,以丹田有熱,胸中有寒,渴欲
得〔2〕水,而不能飲,則口燥煩也。

　　濕盛陽鬱,發而爲熱,則熱蒸皮毛,泄而爲汗,若其人但頭
上汗出,陽壅遏於上,未至盛實於中也。濕在太陽之經,脈絡

---

〔1〕胎　原作"脂",諸本均同,據《金匱懸解·痓濕暍》、《金匱要略·痓濕暍病脈證治
　　第二》改。
〔2〕得　原作"飲",據蜀本、集成本、石印本、本節黃解改。

壅阻，是以背強。陽氣鬱遏，不得透發，故皮膚惡寒，欲得被覆
向火。俟其濕熱內盛，而後可下，若下之太早，則胃敗氣逆，噦
而胸滿，小便不利，舌上如胎。以太陰土濕，木氣不達，脾肝鬱
陷，而生下熱。熱在丹田，而胸中無熱，惟有濕寒，雖渴欲得
水，而卻不能飲，止是口中煩躁而已。以其陽鬱於上，故頭汗
口渴。舌竅於心，陽虛火敗，肺津不布，凝塞心宮，故舌上如
胎，如胎則非熱盛生胎矣。蓋濕證不論寒熱，總因陽虛，陽鬱
不達，是以生熱，陽氣極虛，則不能化熱，止是濕寒耳。

濕病四

濕家下之，額上汗出，微喘，小便利者，死，若下利不止者，
亦死。

　　濕家之證，不可下也。下之額上汗出，微喘，則氣脫於上
矣，小便利，下利不止，則氣脫於下矣，上下俱脫，是死證也。

濕病五

濕家病，身上疼痛，發熱，面黃而喘，頭痛鼻塞而煩，其脈大，自
能飲食，腹中和無病，病在頭中寒濕，故鼻塞，內藥鼻中則愈。

　　寒濕在頭，不關中焦，故自能飲食。濕盛氣滯，肺金不清，
故頭疼鼻塞。內藥鼻中，清肺金而去寒濕，則愈矣。

濕病六

問曰：風濕相搏，一身盡疼痛，法當汗出而解，值天陰雨不止，
醫云此可發汗，汗之病不愈者，何也？答曰：發其汗，汗大出者，但
風氣去，濕氣在，是故不愈也。若治風濕者，發其汗，但微微似欲汗
出者，風濕俱去也。

　　濕為陽虛，發汗太大，風去而陽亡，陰旺濕增，又值陰雨濕
盛之時，是以濕氣仍在。此當微汗以瀉之，則風濕俱去矣。

濕病七

病者一身盡疼。發熱，日晡所劇者，名曰風濕。此病傷於汗出

當風,或久傷取冷所致也。

午後濕土當令,故日晡時劇。汗出當風,開其皮毛,汗液鬱遏,流溢經隧,阻礙氣道,故身痛而發熱也。

濕病八

傷寒八九日,風濕相搏,身體煩痛,不能自轉側,不嘔不渴,脈浮虛而濇者,桂枝附子湯主之。若其人大便鞕,小便自利者,去桂枝加白术湯主之。

濕爲風鬱,兩相搏結,營衛寒滯,故身體煩痛,不能轉側。脈法:風則浮虛,脈浮虛而濇者,血分之虛寒也。桂枝附子湯,桂枝和中而解表,附子暖血而去寒也。若其人大便鞕,小便自利者,則木達而疏泄之令行,濕不在下而在中,去桂枝之疏木,加白术以燥己土也。

桂枝附子湯百四　即桂枝去芍藥加附子湯,而分兩不同。

桂枝四兩　甘草二兩,炙　大棗十二枚　生薑三兩　附子三枚,炮,去皮,破八片

右五味,以水六升,煮取二升,去滓,分溫三服。

去桂枝加白术湯百五

甘草一兩　大棗十二枚　生薑三兩　附子三枚,炮,去皮,破八片　白术四兩

於桂枝附子湯內,去桂枝,加白术四兩,餘依前法。

濕病九

風濕相搏,骨節煩疼掣痛,不得屈伸,近之則痛劇,汗出短氣,小便不利,惡風不欲去衣,或身微腫者,甘草附子湯主之。

濕流關節,煩疼掣痛,不得屈伸,近之則痛劇。氣道鬱阻,皮毛蒸泄,則汗出氣短。陽鬱不達,而生表寒,則惡風不欲去衣。濕氣痹塞,經絡不通,則身微腫。甘草附子湯溫脾胃而通經絡,則風濕泄矣。

甘草附子湯百六

甘草二兩,炙　附子二枚,炮,去皮　白术二兩　桂枝四兩

以水六升，煮取二升，去滓，溫服一升，日三服。初服得微汗則解，能食。汗出〔1〕復煩者，服五合。恐一升多者，服六七合爲妙〔2〕。

濕病義詳《金匱》。

暍　病三章

暍者，夏月而傷風寒，鬱其表熱。表熱盛則内氣虛，故不可汗下。以寒則傷形，故外閉而爲實，熱則傷氣，故外瀉而爲虛。當内度本氣之虛實，不宜外泥時令之熱寒。汗、下、溫鍼之法，所以伐正而扶邪，不可輕犯也。

暍病一

太陽中暍者，發熱惡寒，身重而疼痛，其脈弦細芤遲，小便已，灑灑然毛聳，手足逆冷，小有勞，身即熱，口開，前板齒燥。若發汗，則惡寒甚，加溫鍼，則發熱甚，數下之，則淋甚。

風寒外閉，陽鬱不達，則發熱惡寒。陰旺土濕，因表寒而壅遏，故身重疼痛。營衛虛濇，故脈弦細芤遲。小便已去，水降而氣升，故惕然振悚。肺主皮毛，故聳然而毛起也。陽衰土弱，四肢失溫，故手足逆冷。陽不歸根，因動而擾，故小勞而身熱。陽明之經，行於口齒，陽明之氣不降，故火盛而齒燥。左不在肝，右不在肺，故燥見於前板齒。發汗亡經中之陽，故惡寒甚。溫鍼亡經中之陰，故發熱甚。下之陽衰土濕，木鬱不泄，故淋甚也。

暍病二

太陽中熱者，暍是也，其人汗出惡寒，身熱而渴也。

---

〔1〕出　原作“止”，諸本均同，據《金匱要略·痓濕暍病脈證治第二》、《金匱懸解·痓濕暍》改。

〔2〕妙　原作“始”。諸本均同，形近之誤，據《金匱要略·痓濕暍病脈證治第二》、《金匱懸解·痓濕暍》改。

太陽夏月感冒，而中暑熱，其名曰暍。熱盛於經，外蒸皮毛，是以汗出。風寒外束，陽鬱不達，是以惡寒，肺金被爍，津液耗傷，故身熱而渴。《金匱》主人參白虎，清金益氣，生津止渴，暍病之定法也。

暍病三

太陽中暍，身熱疼重，而脈微弱，此以夏月傷冷水，水行皮中所致也。

冷水洗浴，汗孔未闔，水漬經絡，而皮毛閉塞，經熱不泄，故身熱而疼。水阻氣滯，故肢體重濁。熱傷肺氣，故脈微弱。肺氣遏閉，必生痰飲。《金匱》以瓜蒂吐之，是定法也。

義詳《金匱》。

霍　　亂十一章

霍亂者，夏秋之月，食寒飲冷，而外感風寒者也。時令則熱，而病因則寒，故仲景立法，則主理中。此與太陽陽明合病之嘔利，證同而氣異。其外有風寒，內有水邪，中氣紊亂，胃逆脾陷，則一也，而彼則熱鬱而莫泄，此則寒鬱而莫容，氣不同也。其與三陰之吐利，氣同而因異。其俱屬裏寒，則一也，而彼緣藏氣之自動，此緣飲食之鬱發，因不同也。究之飲食之寒冷，得傷其藏氣，總以其裏陽之虛，是又其不同而同者也。

霍亂一

問曰：病有霍亂者何？答曰：嘔吐而利，是名霍亂。

食寒飲冷，水穀不消，外感風寒，則病霍亂。脾胃以消化為能，水穀消化，舊者下傳而新者繼入，中氣運轉，故吐利不作。水穀不消，在上脘者，則胃逆而為吐，在下脘者，則脾陷而為利。或吐或利，不並作也，若風寒外束，經迫府鬱，則未消之飲食，不能容受，於是吐利俱作。蓋胃本下降，今上逆而為吐，脾本上升，今下陷而為利，是中氣忽然而紊亂也，故名曰霍亂。

霍亂二

問曰：病發熱，頭痛，身疼，惡寒，吐利者、此屬何病？答曰：此名霍亂，自吐下，利止復更發熱也。

表寒外束，故發熱、惡寒、頭痛、身疼。利止發熱者，表裏寒盛，經陽鬱遏也。

霍亂三

傷寒，其脈微濇者，本是霍亂，今是傷寒，卻四五日至陰經上，轉入陰，必利。本嘔下利者，不可治也。欲似大便，而反失氣，仍不利者，此屬陽明也，便必鞕，十三日愈。所以然者，經盡故也。

脈微濇者，中氣凝滯而不轉也。此本是霍亂，今者乃是傷寒，卻四五日之久，方至陰經。傷寒轉入三陰之經，必利。若本先嘔而後下利者，是轉入陰經之吐利，不可以霍亂之法妄治也。若欲似大便，而反失氣，仍不下利者，此不入三陰而傳入陽明也，大便必鞕，十三日愈。所以然者，十二日則六經俱盡故也。此借傷寒，以辨霍亂。

霍亂四

下利後，當便鞕，鞕則能食者愈。今反不能食，到後經中，頗能食，復過一經，能食，過之一日當愈。不愈者，不屬陽明也。

陽明初證，亦有下利嘔吐之條，甚似霍亂，但陽明下利後，大便當鞕，便鞕能食者，六日經盡自愈。若今更不能食，六日經畢不愈，到後一經中，頗能食，是初經不能食，復過[1]一經能食也。如此則十二日後經亦盡，十三日，過後經之一日，必當愈。若不愈者，此不屬陽明也。此亦借傷寒以辨霍亂。

---

〔1〕復過 原作"過復"，據蜀本、本節經文乙轉。

霍亂五

霍亂，頭疼，發熱，身疼痛，熱多欲飲水者，五苓散主之，方在太陽四十一。寒多不用水者，理中丸主之。

　　熱多欲飲水者，濕盛而陽隔也，五苓利水泄濕，陽氣下達，上熱自清矣。寒多不用水者，陽虛而中寒也，理中溫補中氣，陽氣內復，中寒自去也。

理中丸百七

人參　白术　甘草　乾薑各三兩

右四味，搗篩爲末，蜜和丸，如雞子黃大，以沸湯數合和一丸，研碎溫服，日三四、夜二服。腹中未熱，益至三四丸。然不及湯法，以四物依兩數切，用水六升，煎三升，去滓，溫服一升，日三服。

若臍上築者，腎氣動也，去白术，加桂四兩。水盛土濕，木鬱風動，則臍上振悸，築築不寧，桂枝疏木而達鬱。吐者，去白术，加生薑三兩。生薑降逆止吐。下利者，仍用术。白术燥土止利。悸者，加茯苓二兩。水盛土濕，木鬱風動，即心下振悸，茯苓利水而瀉濕。渴欲得水者，加术足前成四兩。土濕火升則渴，白术燥土生津。腹中痛者，加人參足前成四兩。土虛木賊則腹痛，人參補脾養陽而止痛。寒，加生薑足前成四兩。乾薑溫暖脾胃。腹滿者，去术，加附子一枚。附子去陰寒而破脹滿。服湯後，如食頃，飲熱粥一升許，微自溫，勿發揭衣被。熱粥以助藥力，溫覆微取汗，以散外寒。

霍亂六

吐利汗出，發熱惡寒，四肢拘急，手足厥冷者，四逆湯主之。方在太陰三。

　　火土雙敗，表裏之陽俱虛，故用四逆。

霍亂七

既吐且利，小便復利，而大汗出，下利清穀，內寒外熱，脈微欲絕者，四逆湯主之。

膀胱不藏，則小便利。衛氣不斂，則大汗出。經絡藏府之陽俱虛，故用四逆。

霍亂八

吐已下斷，汗出而厥，四肢拘急不解，脈微欲絶者，通脈四逆加豬膽汁湯主之。

吐利俱止，氣泄裏寒，經陽虛敗，則汗出而厥，四肢拘急，而脈微欲絶。通脈四逆溫補火土，以通經脈，豬膽汁清上熱而止汗出也。汗出因陽升而上熱故也。

通脈四逆加豬膽汁湯百八

甘草三兩，炙　乾薑三兩　附子大者一枚　豬膽汁半合〔1〕

於通脈四逆方內，加豬膽汁半合，餘依〔2〕前法服。如無豬膽，以羊膽代之。

霍亂九

惡寒脈微而復和，利止，亡血也，四逆加人參湯主之。

陽虛則惡寒脈微，而脈復和而無邪，利必止矣。而利泄血中溫氣，則氣既脫而血亦亡也。氣血俱虛，陰陽未嘗偏勝，故脈雖微而復和。四逆加人參湯，雙補火土，並益血中之溫氣也。

四逆加人參湯百九

甘草二兩　乾薑一兩五錢　附子一枚，生，去皮，破八片　人參一兩

於四逆湯內，加人參一兩，餘依前法。

霍亂十

吐利止，而身痛不休者，當消息和解其外，宜桂枝湯小和之。方在太陽五。

---

〔1〕豬膽汁半合　原脫，諸本均同，據《傷寒論·辨霍亂脈證并治十三》補。
〔2〕依　原脫，諸本均同，據上下文義、前後文例補。

吐利既去，而痛不休，以表寒未解，經氣壅滯之故。桂枝湯通經解表，小和其外，身痛即休也。

霍亂十一

吐利發汗，脈平，小煩者，以新虛不勝穀氣故也。

吐利發汗之後，陽氣極虛，而脈卻平和，是正復邪退，必自愈也。而猶有煩者，以陽氣新虛，不勝穀氣，穀氣不消，則陽鬱而煩生故也。

差後勞復六章

差後勞復者，病愈而復發者也。或餘熱猶存，停水未去，或宿物淤濁，新穀壅阻，偶因調理不節，傷其中氣，舊根立發，新病如初。病因不同，立法亦異，清金瀉水，發表攻中，內掃宿物。外損新穀，濁淤消散。障礙清空，還其沖虛澹静之常，復其迴運升沉之舊。勞復之病。爰無遺法，蓋宿草之再發者，以有根也，削跡無遺根，則蔓自除矣。

差後勞復一

大病差後，喜唾，久不了了者，胃上有寒，當以丸藥溫之，宜理中丸。方在霍亂五。

病後陽虛，胃寒氣逆，津唾上湧，久不了了。此當以丸藥溫之，不便急下，宜理中丸也。

差後勞復二

傷寒解後，虛羸少氣，氣逆欲吐者，竹葉石膏湯主之。

病後中氣虛，胃逆，故虛羸少氣，氣逆欲吐。胃逆則火金不降，肺熱鬱生。竹葉石膏湯，竹葉、石膏，清金而潤燥，參、甘、粳米、半夏，補中而降逆也。

竹葉石膏湯百十

竹葉二把　石膏一斤　麥冬一升　人參三兩　甘草二兩,炙　粳

米半升　半夏半升,洗

右七味,以水一斗,煮取六升,去滓,内粳米,煮米熟湯成,去米,溫服一升,日三服。

差後勞復三

大病差後,從腰以下有水氣者,牡蠣澤瀉散主之。

病後上虛,不能制水,從腰以下有水氣者,腎陰之盛也。牡蠣澤瀉散,牡蠣、栝蔞,清金而瀉濕,蜀漆、海藻,排飲而消痰,澤瀉、葶藶、商陸,決淤而瀉水也。

牡蠣澤瀉散百十一

牡蠣熬　澤瀉　葶藶熬　商陸根熬　海藻洗去鹹　蜀漆去腥栝蔞根各等分

異搗,下篩爲散,更入臼中治之,白飲和服方寸匕,日三服〔1〕。小便利,止後服。

差後勞復四

傷寒差已後,更發熱,小柴胡湯主之。方在少陽二。脈浮者,以汗解之,脈沉實者,以下解之。

病後中氣未復,最易感傷,設更見發熱者。宜柴胡湯溫裏而清表。其脈浮者,病在表,應以汗解之,脈沉實者,病在裏,應以下解之也。

差後勞復五

大病差後,勞復者,枳實梔子豉〔2〕湯主之。若有宿食者,加大黃如博碁子五六枚。

病後邪退正復,清氣流通,濁陰消散矣。若因勞而復,則濁陰凝聚,清氣堙鬱,裏熱重生,壅悶又作。緣其中氣新虛,易

---

〔1〕服　原脫,諸本均同,據《傷寒論·辨陰陽易差後勞復病脈證并治》、前後文例補。
〔2〕豉　原脫,諸本均同,據本節黃解、方名、目錄補。

於感傷故也。宜枳實梔子豉湯，枳實瀉其壅滿，梔子清其鬱熱，香豉散其滯氣也。若有宿食不消，阻礙中脘者，加大黃下其菀陳，以還〔1〕其氣化之新也。

枳實梔子豉湯百十二

枳實三枚，炙　梔子十四枚，劈　香豉一升，綿裹

右三味，以清漿水七升，空煮取四升，内枳實、梔子，煮取〔2〕三升，下豉，更煮五六沸，去滓〔3〕，分溫再服，覆令微似汗。

差後勞復六

病人脈已解，而日暮微煩，以病新差，人強與穀，脾胃氣尚弱，不能消穀〔4〕，故令微煩，損穀則愈。

日暮陽收，宿食阻礙，陽氣不降，是以生煩。食減易消，則愈也。

陰　陽　易一章

陰陽易者，男女交易之病也。以其原無陰陽寒熱之偏，而病傳於他人，非關於本氣，則溫涼補瀉之法，俱無所用，惟以同氣相召，引之前出。蓋病原於人我之貿遷，是以其所無易其所有也，法亦用男女之交換，仍以其所有易其所無也。彼以易來，此以易往，不煩〔5〕別方，而陰陽互位，物我各還，妙難言喻也。

陰陽易一〔6〕

傷寒，陰陽易之為病，其人身體重，少氣，少腹裏急，或引陰中

---

〔1〕還　原作“緩”，諸本均同，音同致誤，據上下文義改。

〔2〕取　原脱，諸本均同，據《傷寒論·辨陰陽易差後勞復病脈證并治》補。

〔3〕去滓　原脱，諸本均同，據《傷寒論·辨陰陽易差後勞復病脈證并治》補。

〔4〕不能消穀　原脱，諸本均同，據《傷寒論·辨陰陽易差後勞復病脈證并治》、本節黃解“宿食阻礙”補。

〔5〕煩　原作“頭”。形近之誤，據蜀本、集成本、石印本改。

〔6〕一　原脱，諸本均同，據前後文例補。

筋攣,熱上衝胸,頭重不欲舉,眼中生花,膝脛拘急者,燒褌散主之。

　　傷寒新差,男女交感,陰邪傳染,是謂陰陽易。傷寒之病,無論陰陽,腎水升泄,陰精必寒。以此陰寒之氣,傳之於人,陰盛氣滯,則身體重濁。水寒木鬱,則腹滿裏急,陰中筋攣,膝脛拘急。下寒則陽氣升格,熱上衝胸,虛乏少氣,眼中生花,頭重難舉。其病肝腎下寒,肺心上熱,燒褌散同氣感召,陰寒下瀉,則復其和平之舊矣。

燒褌散百十三

褌襠

右取婦人中褌近陰處,剪燒灰,以水和服方寸匕,日三服。小便即利,陰頭微腫,則愈。婦人病,取男子褌襠燒灰。

汗下宜忌五十一章[1]

汗　下

汗下者,傷寒之法,而用之太過,則虛以實治,而或以亡身、用之不及,則實以虛治,而或以殞命。譬猶水也,載舟覆舟,水不任過,而破浪衝風,人之罪也,譬猶兵也,止亂生亂,兵不任咎,而縱敵長寇,人之責也。是以相陰陽之盛衰,審汗下之忌宜,忌汗下者,勿孟浪致誤,引賊而入室,宜汗下者,勿遲回失斷,養虎以貽患。故六經之外,又有汗下宜忌之篇,未可不求甚解矣。

不　可　汗十八章[2]

不可汗一

脈濡而弱,弱反在關。濡反在巔,微反在上,濇反在下。微則陽氣不足,濇則無血,陽氣反微,中風汗出,而反躁煩,濇則無血,厥而且寒。陽微發汗,躁不得眠。

濡弱者。陽虛之診。陽在上而陰在下,平人寸關常盛而尺中常虛,今弱反在關,濡反在寸。陽分之血多虛,陰分之氣多虛,平人寸口常濇而尺中常微,今微反在寸,濇反在尺。微者,陽氣之不足也,濇者,血少而

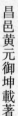

---

〔1〕五十一章　原作"五十二章",諸本均同,據實有章數改。
〔2〕十八章　原作"十九章",諸本均同,據實有章數改。

不流也。上焦之陽氣反微，於是表氣不固，中風汗出，陽不內根而外泄，則反生煩躁，似乎陽盛也。下焦濇而無血，以其溫氣之虛，是以厥逆，而且寒冷。上之陽氣不足，下之無血，總是陽微，陽微發汗，而再瀉其陽，則躁不得眠矣。

不可汗二

脈濡而弱，弱反在關，濡反在巔，弦反在上，微反在下。弦爲陽運，微爲陰寒，上實下虛。意欲得溫。微弦爲虛，不可發汗，發汗則寒慄，不能自還。

肝膽之脈弦。弦者，陽生之象。木生於水而長於土、弦應在關上，今者弦反在上。寸部既弦，則尺不應微，今者微反在下。弦爲陽氣升運而不降，微爲陰分陽虛而生寒，是上實而下虛也。下焦虛寒，則意欲得溫。總之，寸口之弦，尺中之微，悉因中焦之陽虛，虛者不可發汗，汗亡其陽，則寒冷戰慄，不能自還也。

不可汗三

脈濡而緊，濡則衛氣微，緊則營中寒，陽微衛中風，發熱而惡寒、營緊胃中冷，微嘔心內煩。醫謂有大熱，解肌而發汗，亡陽虛煩躁，心下苦痞堅，表裏俱虛竭、卒起而頭眩，客熱在皮膚，悵怏不得眠。不知胃氣冷，緊寒在關元，技巧無所施，汲水灌其身，客熱因時罷，慄慄而戰寒，重被而覆之，汗出而冒巔，體惕而又振，小便爲微難，寒氣因水發、清穀不容閒，嘔變反腸出，顛倒不得安，手足爲微逆，身冷而內煩。遲欲從後救，安可復追還！

脈濡而緊，陽虛陰盛之診。濡則衛氣微弱，緊則營中虛寒，衛陽微則衛中於風，發熱而惡寒，營緊則胃中虛冷，微作嘔吐而心內生煩。醫見脈之緊，謂爲傷寒浮緊之脈，內有大熱不泄，因解其肌而發其汗。汗多亡陽，陽虛而生煩躁，心下濁陰填塞，而苦痞堅。其衛微而胃冷，表裏之陽原虛，汗則表裏俱虛，而且罄竭，於是卒起而頭上眩暈。陽虛外脫，則客熱在於

皮膚，煩躁悢快，不得眠臥。外熱雖甚，不知其胃氣之冷，緊寒
在於關元。關元，任脈穴，在臍下。醫見其外熱愈增，技巧無施，
乃汲水灌之，退其客熱。客熱因時罷退，慄慄振寒。醫見其振
寒，意其戰汗，又重被而覆之，以逼其汗。汗出而冒顛昏暈，其
身體動惕而又振搖，木鬱而風動矣。陽亡氣滯，小便爲難。腎
中之寒氣，因冷水發作，下利清穀立見。前之微嘔而上逆，今
且變爲腸滑而下陷。中氣頹敗，由是顛倒反覆，不得安寧，手
足微生厥逆，身則外冷而內煩。是其命在頃刻，速治亦且無
醫，況遲遲欲從後救，安可復追還也！

不可汗四

諸脈得數動微弱者，不可發汗，發汗則大便難，腹中乾，胃燥而
煩，其形相像，根本異源。

　　數動者，陽氣之盛，微弱者，陰血之虛。汗則陰血愈亡，故
便難腹乾，胃燥而煩。陰盛者，汗則亡陽，而陽盛者，汗則亡
陰，其煩躁之形狀，雖甚相像，而其亡陽亡陰之根本，則源委不
同也。

不可汗五

厥逆[1]脈緊，不可發汗，發汗則聲亂、咽嘶、舌萎，聲不得前。

　　厥逆而脈緊，陰盛裏寒，故不可汗。汗則聲亂、咽嘶、舌
萎，而不能發聲。嘶者，音欲絕而不亮，《素問》：弦絕者，其音
嘶敗。以肺主聲，汗瀉肺氣　故聲敗也。

不可汗六

動氣在左，不可發汗，發汗則頭眩，汗不止，筋惕肉瞤。

　　勤氣[2]在左，肝氣之鬱。汗瀉肝氣，則陽氣飛升而頭上

---

〔1〕逆　原脫，諸本均同，據本節黃解“厥逆而脈緊”補。
〔2〕動氣　原作“氣動”，據蜀本、集成本、石印本乙轉。

眩暈，風不疏泄而汗出不止，風木搖撼而筋惕肉瞤。

不可汗七

動氣在右，不可發汗，發汗即衄而渴，心苦煩，飲即吐水。

　　動氣在右，肺氣之鬱。汗泄肺氣，則收斂失政，衄血作渴，心中苦煩。陽虛裏寒，故飲即吐水。

不可汗八

動氣在上，不可發汗，發汗則氣上衝，正在心端。

　　動氣在上，風木鬱衝而心下動悸也。汗亡肝家溫氣，則肝氣上衝，正在心端也。

不可汗九

動氣在下，不可發汗，發汗則無汗，心中大煩，骨節苦疼，目暈惡寒，食則反吐，穀不得前。

　　動氣在下，風木振搖而臍下動悸也。此緣水寒木鬱，汗之陰旺無汗，而微陽升泄，心中大煩。陰旺濕作，骨節苦痛。陽飛火敗，目暈惡[1]寒。土敗胃逆，食則反吐，穀不得入也。

不可汗十

咽中閉塞，不可發汗，發汗則吐血，氣欲絕，手足逆冷，欲得踡臥，不得自溫。

　　咽中閉塞，濁氣上填也。汗之中氣頹敗，不能統血、溫氣欲絕[2]，故厥逆踡臥也。

不可汗十一

衄家，不可發汗，汗出必額上陷，脈緊急，目直視，不能眴，不

---

〔1〕惡　原作“冉”，據蜀本、集成本、石印本、本節經文“目暈惡寒”改。
〔2〕絕　原作“泄”，諸本均同，據本節經文“氣欲絕”改。

得眠。

　　衄家陽氣升泄，汗之亡陽，必額上塌陷，經脈緊急，目睛直視，不能眴轉，不得眠睡，由其陽根泄露而不秘藏也。

不可汗十二

亡血家，不可發汗，發汗則寒慄而振。

　　亡血家中脘陽虛，溫氣脱瀉，汗之陽氣愈亡，故寒慄而振。

不可汗十三

淋家，不可發汗　發汗必〔1〕便血〔2〕。

　　淋家土濕木鬱、生氣不達，汗之再亡血中溫氣，風木愈陷，疏泄不藏，必便血也。

不可汗十四

瘡家，雖身疼痛，不可發汗，汗出則痙。

　　瘡家膿血損傷，再以汗傷其血，則筋脈攣縮而病痙。

不可汗十五

咽喉乾燥，不可發汗。

　　津液虧也。

不可汗十六

咳而小便利，若失小便者，不可發汗，汗則四肢厥冷。

　　陽升氣逆，不能攝水，汗之中氣愈敗，故四肢厥冷。

不可汗十七

咳者則劇，數吐涎沫。咽中必乾，小便不利，心中飢煩，晬時而

---

〔1〕必　原作"則"、諸本均同，據《傷寒論・辨太陽病脈證并治中》、本節黄解改。

〔2〕血　原作"矣"，據蜀本、集成本、石印本、本節黄解《傷寒論・辨太陽病脈證并治中》改。

發,其形似瘧,有寒無熱,虛而寒慄。咳而發汗,踡而苦滿,腹中復堅。

　　凡病見咳。剛證更劇。咳家多緣水旺土濕,肺氣衝逆之故。氣不清降,則津液凝結,化生涎沫。咽喉失滋,是以必乾。氣逆不能化水,故小便不利。此其清陽下陷,心中飢餒,君火不降,又覺煩生。晬時氣虛寒戰,發作如瘧,但無熱耳。咳而發汗,陽亡濕動,必踡臥惡寒,而苦腹滿,腹中復覺堅鞕也。

不可汗十八

諸逆發汗,病微者難差,劇者言亂目弦者死,命將難全。

　　諸厥逆之證,陽氣最虛,汗之陽脫陰敗,則言亂目眩而死。

不　可　下十六章

不可下一

脈濡而弱,弱反在關,濡反在巔,微反在上,濇反在下。微則陽氣不足,濇則無血,陽氣反微,中風汗出,而反躁煩,濇則無血,厥而且寒。陽微不可下,下之則心下痞鞕。

　　上之陽氣不足,下之無血,總是陽微,下之陽敗胃逆,濁氣填塞,則心下痞鞕。

不可下二

脈濡而弱,弱反在關,濡反在巔,弦反在上,微反在下。弦爲陽運,微爲陰寒,上實下虛,意欲得溫。微弦爲虛,虛者,不可下也。

　　寸口之弦,尺中之微,總因中焦陽虛,不可發汗,亦不可下也。

不可下三

脈濡而弱,弱反在關,濡反在巔,浮反在上,數反在下。浮爲陽虛,數爲無血,浮爲虛,數爲熱,浮爲虛,自汗出而惡寒,數爲痛,振寒而慄。微弱在關，胸下爲急，喘汗而不得呼吸，呼吸之中，痛在於脇，振寒相搏，形如瘧狀。醫反下之，故令脈數發熱，狂走見鬼，心下爲痞，小便淋漓，小腹甚鞕，小便則尿血也。

陰虛於寸，陽虛於尺，是其常也，乃浮反在上，數反在下。浮者，陽虛而不根於陰也。數者，血虛而不能榮木也。血虛木燥，少陽膽經不降，相火升炎，必當發熱，故浮爲虛而數爲熱。陽虛而表氣不固，故自汗出而惡寒。少陽不降而脈數，則經氣壅遏而爲痛。少陽之病，往來寒熱，脈數痛生，則經氣鬱閉，必振寒而戰慄。肝膽脾胃，候在關上，微弱在關，則土虛胃逆，礙膽經降路。膽脈自胸[1]下膈，由胃口而循脇肋，膽經不降，故胸下滿急。膽胃升塞，氣道壅阻，故喘促汗出，不得呼吸。呼吸則氣鼓脇肋，而痛作焉，故痛在於脇。釋數爲痛句。其振寒戰慄，時往時來，形如瘧狀，全以中氣不足，胃逆膽鬱之故。醫不知而反下之，中氣愈敗，膽胃更逆，故令脈數，發熱較前更劇，加以狂走見鬼，心下爲痞。陽亡濕動，脾肝鬱陷，則小便淋漓，小腹脹滿。風木陷泄，久必尿血也。

不可下四

脈浮而大，浮爲氣實，大爲血虛。血虛爲無陰，孤陽獨下陰部者，小便當赤而難，胞中當虛。今反小便利而大汗出，法應衛家當微。今反更實，津液四射，營竭血盡，乾煩而不得眠，血薄肉消，而成暴液。醫復以毒藥攻其胃，此爲重虛，客陽去有期，必下如污泥而死。

脈浮而大，浮爲衛氣之實，大爲營血之虛。血虛是爲無陰，陰虛不能配陽，則陽爲孤陽。陽盛必俯侵陰位，孤陽獨下陰部者，膀胱熱癃，小便當赤而難，胞中當空虛而無尿。今反小便利，乃知陽盛於外，而未下於陰部。下焦陰虛，而溫氣脫瀉，實陰中之陽虛也。外之陽實，蒸發皮毛，津液四射，大汗不

---

〔1〕胸 原作"脇"，諸本均同，據下文"循脇肋"改。

止。營血化汗，盡泄於外，表裏乾燥，煩不得眠。血逼肉消，而化汗液，暴泄不收，則胃氣虛敗，亡脫非久。醫不知此，而復以毒藥攻其胃，是謂重虛其虛。外之客陽，亦不久駐，而脫去有期。表裏陽竭，則藏府潰爛，必下如污泥而死也。

不可下五

微則爲咳，咳則吐涎，下之則咳止而利因不休，利不休則胸中如蟲齧，粥入則出，小便不利，兩脇拘急，喘息爲難，頸背相引，臂則不仁，極寒反汗出，身冷若冰，眼睛不慧，語言不休，而穀食多入，此謂除中，口雖欲言，舌不得前。

陽微則爲咳，前章：微反在上。咳則吐涎沫，此以胃寒而氣逆也。下之氣降而脾陷，故咳止而利因不休。利不休則清氣愈陷而濁氣愈逆，胸中癢如蟲齧。胃敗而不納，故粥入則吐。膽經不降，故兩脇拘急。胸膈壅塞，故喘息爲難。太陽寒水之經，行身之背，水寒筋縮，故頸背相引而掣。手之三陰俱虛，故臂則不仁。極寒而衛陽敗泄，反汗出，其身冷如冰。而眼睛不慧，語言不休，則神明敗矣。陽敗如此，應不能食，而乃穀食多入，此爲中氣除根，而吾膈上，反能食，必死之證也。心竅於舌，陽敗神亡，則舌不能用，前之語言不休者，今且口雖欲言，而舌不得舉矣。

不可下六

脈數者，久數不止，止則邪結，正氣未復，邪氣却結於藏，故邪氣浮之，與皮毛相得。脈數者，不可下，下之必煩利不止。

凡外見數脈，必有裏陰格陽，陽不下根，故動數失度。久數而不見停止，裏陰未結也，一見停止，則陰邪結矣。正氣內復，雖結必消，正氣不能內復，則邪氣却結於藏。盤據根深，外逼陽氣，浮於皮毛之部，是以脈數。脈數者，不可下，下之陰邪愈旺，必上煩下利不止。蓋盛於外者，必虛於內，見其外盛而知其內虛，是爲良工。

不可下七

動氣在左，不可下，下之則腹內拘急，食不下，動氣更劇，雖有身熱，臥則欲踡。

動氣在左，肝氣之鬱，下之生氣愈敗，是以拘急。

不可下八

動氣在右，不可下，下之則津液內竭，咽燥鼻乾，頭眩心悸也。

動氣在右，肺氣之鬱，下之津亡氣泄，陽神飛越，故咽燥鼻乾，頭眩心悸也。

不可下九

動氣在上，不可下，下之則掌握[1]煩熱，身上浮冷，熱汗自泄，欲得水自灌。

動氣在上，風木鬱衝於心下也，下之溫氣外泄，風木不斂，故煩熱汗出，欲得水灌。

不可下十

動氣在下，不可下，下之則腹脹滿，卒起頭眩，食則下清穀，心下痞也。

動氣在下，風木振撼於臍下也，下之溫氣亡泄，木鬱剋土，則腹脹，陽氣無根，則頭眩，風木不斂，則下清穀，濁氣上填，則心下痞也。

不可下十一

咽中閉塞者，不可下，下之則上輕下重，水漿不下，臥則欲踡，身急痛，下利日數十行。

咽中閉塞者，濁陰衝逆，下之陽亡濕動，則下重，陰盛胃

---

〔1〕掌握　"握"，中央也。《儀禮·鄉射禮》："大夫之矢則兼束之以茅上握焉。"《注》："握謂中央也。""掌握"即掌心。

逆,則水漿不下。

不可下十二

諸外實者,不可下,下之則發微熱,亡脈厥者,當臍握熱。

外實則內虛,下之陽亡氣泄,則發微熱。無脈而厥逆者,中氣外脫,故當臍熱。

不可下十三

諸虛者,不可下,下之則大渴。求水者,易愈,惡水者,劇。

求水者,陽氣未敗,故易愈。

不可下十四

夫病陽多者熱,下之則鞕。

陰盛者,下則亡陽,陽盛者,下則亡陰,所謂堅者不受,瑕者受之也。陽病熱多,下之陰亡,是以便鞕。

不可下十五

無陽陰強,大便鞕者,下之則必清穀腹滿。

陰盛而便鞕者,下之土敗木鬱,故清穀腹滿。

不可下十六

發汗多,亡陽讝語者,不可下,與桂枝柴胡湯,方在少陽七。和其營衛,以通津液,後自愈。

營衛和而津液通,神氣漸復,讝語自止。

不可汗下四章

不可汗下一〔1〕

傷寒發熱,口中勃勃氣出,頭痛目黃,衄不可制,貪水者必嘔,

---

〔1〕— 原脫,據蜀本、集成本、石印本及前後文例補。

惡水者厥。若下之，咽中生瘡。假令手足溫者，必下重便膿血。頭痛目黃者，若下之，則兩目閉。貪水者，脈必厥，其聲嚶，咽喉塞。若發汗，則戰慄。陰陽俱虛，惡水者，若下之，則裏冷不嗜食，大便完穀出。若發汗，則口中傷，舌上白胎，躁煩。脈實數，不大便，六七日後，必便血。若發汗，則小便自利也。

傷寒發熱，口中勃勃熱氣外出，頭痛，目黃，衄不可制，是濕〔1〕熱之上壅也。渴而貪水者，胃逆而火升，必嘔。惡水者，陽虛而火敗，必厥。若下之，則下寒格其上熱，相火升炎，咽中生瘡。脾主四肢，假令手足溫者，肝脾陽陷，鬱熱傷陰，必下重而便膿血。頭痛目黃者，陽虛濕〔2〕盛，若下之，則虛陽陷而目閉。渴而貪水者，下則亡其下焦之陽，脈必厥，厥者，初來大，漸漸小，更來漸大，乃氣結而不流暢之故也。其聲嚶，嚶者，聲細欲絕，乃氣敗而不發揚之故也。咽喉塞塞者，孔竅梗阻，乃氣蔽而不開通之故也。蓋渴而貪水者，胃逆火升，下之而寒濕下旺，濁氣上填，氣道壅塞，故脈證如此。若發汗，則亡其上焦之陽，戰慄振搖。氣脫津傷，陰陽俱虛，惡水者，若下之，則胃陽頹敗，裏冷不嗜食，脾陽頹敗，大便完穀出。若發汗，則陽泄火升，口中必傷。肺津淤濁，塞於心部，心竅於舌，故舌上白胎。君火升逆，故生煩躁。經陽外脫，故脈數實。津液亡泄，故不大便。肝脾陷敗，六七日後，木鬱風動，疏泄不藏，必便血也。若發汗，裏陽愈敗，則膀胱不藏，小便自利而不禁也。

不可汗下二

傷寒，脈陰陽俱緊，惡寒發熱，則脈欲厥。厥者，脈初來大，漸漸小，更來漸漸大，是其候也。如此者，惡寒甚者，翕翕汗出，喉中痛，熱多者，目赤脈多，睛不慧。醫復發之，咽中則傷。若復下之，則兩目閉，寒多者，便清穀，熱多者，便膿血。若熏之，則身發黃。

---

〔1〕濕　原作“淫”，據蜀本、集成本、石印本改。
〔2〕濕　原作“淫”，據蜀本、集成本、石印本改。

若熨之，則咽燥。若小便利者，可救之，小便難者，爲，危殆。

傷寒，尺寸脈俱緊，惡寒發熱，則脈欲作厥。厥者，脈初來大，漸漸小，更來漸漸大，是其候也。蓋脈道緊迫，經氣不能暢行，故忽大而忽小也。其惡寒甚者，外寒閉其内熱，熱熱竅泄，翕翕汗出，喉中疼生。發熱多者，熱氣外達，目多赤脈，眼睛不慧。若醫復發其汗，則肺津愈枯，咽中更傷矣。若復下之，則陽氣陷，兩目閉。下後陽敗而内寒多者，則便清穀，陽陷而内熱多者，則便膿血。若用火熏之，則濕氣鬱蒸，而身發黃色。若用火熨之，則肺津消爍。而咽中乾燥。若小便利者，氣化未絕，尚可救之，小便難者，氣化不行，此爲危殆矣上章小便之利，乃水泉之不止，此章小便之利，乃氣化之猶行，證同而病異也。

不可汗下三

傷寒頭痛，翕翕發熱，形像中風，常微汗出。自嘔者，下之益煩，心中懊憹如飢。發汗則致痓，身强難以屈伸。熏之則發黃，不得小便，久則發咳吐。

傷寒頭痛，翕翕發熱，形像中風，常微汗出，是濕盛而陽鬱者也。若自嘔者，胃氣上逆，下之中氣敗而胃愈逆，益增其煩，心中懊憹不快，而清陽陷敗，空餒如飢。發汗耗其津血，筋脈失養，則成痓病，身體强，難以屈伸。火熏則濕氣鬱蒸，身發黃色，不得小便，久則肺胃升逆，而發咳吐也。

不可汗下四

傷寒，發熱頭痛，微汗出，發汗則不識人，熏之則喘，不得小便，心腹滿，下之則短氣，小便難，頭痛背强，加溫鍼則衄。

發熱頭痛，微汗出，證與前同。發汗敗其陽神，故不識人。熏之傷其肺氣，故喘。氣不化水，故不得小便。濕氣不瀉，故心腹脹滿。下之陽亡濕盛，濁氣升塞，則短氣而小便難，頭疼而脊背强。溫鍼爍其營血，則血升而鼻衄。總之，陽虛之家，汗、下、溫鍼,俱非宜也。

可　汗一章

可汗一

脈浮大,應發汗,醫反下之,此爲大逆。

　　浮爲在表,故宜汗不宜下。

可　吐三章

可吐一

病人手足厥冷,脈乍結,以客氣在胸中,心下滿而煩,欲食不能食者,病在胸中,當吐之。

　　手足厥冷,脈乍結代,此以下焦濁氣,客居胸中,心下脹滿而煩生。欲食不能食者,病在胸中,阻礙氣道故也。此當吐之。

可吐二

病胸上諸實,胸中鬱鬱而痛,不能食,欲使人按之,而反有涎唾,下利日十餘行,其脈反遲,寸口脈微濇,此可吐之,吐之利即止。

　　胸上諸實者,內有敗濁之物,非無形之空氣也。敗濁阻礙,肺氣壅塞,故胸中鬱鬱而痛,不能下食。濁氣衝突,欲使人按之。按之壅遏肺氣,津液上湧,故反有涎唾。濁陰上逆,則清陽下陷,故下利日十餘行。陰盛於下,故脈反遲。濁物填塞,清氣阻滯,故脈濇見於寸口。此可吐之,吐之則敗濁去而清陽升,利即止也。

可吐三

宿食在上脘,當吐之。

　　食消則在下脘,不能吐也,未消而在上脘,法當吐之。

可　下九章

可下一

下利，三部脈皆平，按之心下鞕者，急下之，宜大承氣湯。方在陽明二十一。

　　寸大於關，關大於尺，人之常也，是以三部脈不平。三部皆平，是乙木鬱於尺中，不能上達，故尺與關平，甲木鬱於關上，不能下達，故關與寸平。乙木陷則少腹脹滿，甲木逆則心下痞鞕，關尺弦浮，肝膽俱病。若按之少腹滿者，是乙木之陷，土濕木鬱，不可下也，若按之心下鞕者，是甲木之逆，土燥火炎，當急下之。蓋脾經壅迫，胃府鬱遏，水穀莫容，故見下利。宜大承氣湯，瀉其府中之鬱遏也。

可下二

脈雙弦而遲者，必心下鞕，脈大而緊者，陽中有陰也，可以下之，宜大承氣湯。方在陽明二十一。

　　心下鞕者，雖關與寸平，上章。然膽木不降，必見弦象。脈雙弦而遲者，是膽經鬱塞，降令不遂，必心下痞鞕。若脈大而緊者，是陽明胃中有未消之穀，外爲膽經鬱遏，裏不能容而表不能達。故浮大而緊濇也。此可下之，宜大承氣湯，瀉其宿食也。

可下三

問曰：人病有宿食者，何以別之？答曰：寸口脈浮而大，按之反濇，尺中亦微而濇，故知有宿食。當下之。宜大承氣湯。方在陽明二十一。

　　宿食在胃，鬱格表陽，故寸口浮大，阻礙裏氣，故按之梗濇。尺中亦微而濇者，尺中主裏也。濇即緊之變文，此申明上章之義。

可下四

下利不欲食者,以有宿食故也,當下之,宜大承氣湯。方在陽明二十一。

上論宿食之脈,此論宿食之證,宜合觀之。

可下五

下利脈反滑,當有所去,下之乃愈,宜大承氣湯。方在陽明二十一。

內有宿物,沉取而脈反濇,必浮取而脈反滑。緣宿物鬱礙,陽氣外浮,不交於陰,而無陰氣之翕聚,故令脈滑。滑即上章浮大之義。

可下六

下利脈遲而滑者,內實也,利未欲止,當下之,宜大承氣湯。方在陽明二十一。

遲即濇之變文,宿食不能阻其表氣,而鬱其裏氣,故外滑而內遲。裏氣鬱阻,肝脾不升,故利未欲止。

可下七

傷寒後,脈沉沉者,內實也,下解之,宜大柴胡湯。方在少陽十三。

脈沉沉者,少陽之經鬱逼陽明之府也,故宜大柴胡湯。外散甲木之邪,內瀉戊土之鬱[1]。表裏雙解,故曰下解。緣少陽經氣不舒,逼侵胃府,胃熱而鬱[1],不得[2]外達,故脈氣沉沉而鬱盪也。

可下八

病人腹中滿痛者,此爲實也,當下之,宜大承氣湯。方在陽明二

〔1〕鬱 原作"大",據蜀本、集成本、石印本改。
〔2〕得 原作"待",形近之誤,據改同前。

十一。

府邪壅遏，不得下泄，故腹中滿痛。

可下九

下利差後，至其年月日復發者，以病不盡故也，當下之，宜大承氣湯。方正陽明二十一。

下利差後，至其年月日而又發，以病根不盡故也，當下之，以絕其根。

附王叔和《傷寒例》

叔和《傷寒序例》，悖謬之至，而傳流千古，遂成傷寒祖派。程氏應旄郊倩，解經義以闢之，甚有識悟。惜其議論多疵，削而正之，存其梗概，以破醫書承襲之訛。

《陰陽大論》云：春氣溫和；夏氣暑熱，秋氣清涼，冬氣冷冽，此則四時正氣之序也。冬時嚴寒，萬類深藏，君子固密，則不傷於寒，觸冒之者，乃名傷寒耳。其傷於四時之氣，皆能爲病，以傷寒爲毒者，以其最成殺厲之氣也。

中而即病者，名曰傷寒，不即病者，寒毒藏於肌膚，至春變爲溫病，至夏變爲暑病，暑病者，熱極重於溫也。是以辛苦之人，春夏多溫熱者，皆繇〔1〕冬時觸寒所致，非時行之氣也。

凡時行者，春時應暖而反大寒，夏時應熱而反大涼，秋時應涼而反大熱，冬時應寒而反大溫，此非其時而有其氣。是以一歲之中，長幼之病，多相似者，此則時行之氣也。夫欲候知四時正氣爲病，及時行疫氣之法，皆當按斗曆占之。

九月霜降節〔2〕後，宜漸寒，向冬大寒，至正月雨水節後，宜解也。所以謂之雨水者，以冰雪解而爲雨水故也。至驚蟄二月節後，氣漸和暖，向夏大熱，至秋便涼。從霜降以後，至春分以前，凡有觸冒霜露，體中

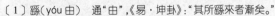

〔1〕繇（yóu 由）　通“由”，《易·坤卦》：“其所繇來者漸矣。”
〔2〕節　原脱，諸本均同，據後文文例補。

寒即病者，謂之傷寒也。

其冬有非節之暖者，名曰冬溫，冬溫之毒，與傷寒大異。冬溫復有先後，更相重沓，亦有輕重，爲治不同，證如後章。

從立春節後，其中無暴大寒，又不冰雪，而有人壯熱爲病者，此屬春時陽氣發於冬時伏寒，變爲溫病。

從春分以後，至秋分節前，天有暴寒者，皆爲時行寒疫也。

三月四月，或有暴寒，其時陽氣尚弱，爲寒所折，病熱猶輕。五月六月，陽氣已盛，爲寒所折，病熱則重。七月八月，陽氣已衰，爲寒所折，病熱亦微。其病與溫及暑病相似，但治有殊耳。

十五日得一氣，於四時之中，一時有六氣，四六名爲二十四氣也。然氣候亦有應至而不至，或有未應至而至者。或有至而太過者，皆成病氣也。但天地動靜，陰陽鼓擊者，各正一氣耳。是以彼春之暖，爲夏之暑，彼秋之忿，爲冬之怒。是以冬至之後，一陽爻升，一陰爻降也，夏至之後，一陽氣下，一陰氣上也，斯則冬夏二至，陰陽合也，春秋二分，陰陽離也。陰陽交易，人變[1]病焉，此君子春夏養陽，秋冬養陰，順天地之剛柔也。

小人觸冒，必嬰暴疹，須知毒烈之氣，留在何經，而發何病，詳而取之。是以春傷於風，夏必飧泄，夏傷於暑，秋必病瘧，秋傷於濕，冬必咳嗽，冬傷於寒，春必病溫。此必然之道，可不審明之。

《素問·生氣通天論》：凡陰陽之要，陽密乃固，兩者不和，若春無秋，若冬無夏，因而和之，是謂聖度。故陽强不能密，陰氣乃絕。陰平陽秘，精神乃治，陰陽離決，精氣乃絕。因於露風，乃生寒熱。是以春傷於虱，邪氣留連，乃爲洞泄；夏傷於暑，秋病痎瘧；夏秋傷於濕，上逆而咳，發爲痿厥；冬傷於寒，春必病溫。四時之氣，更傷五藏。金匱真言論：夫精者，身之本也，故藏於精者，春不病溫。冬時寒水蟄藏，陽氣下潛，人於此際，宜順天時，以藏水精。精藏則相火不泄，坎陽乃秘。若冬不藏精，坎陽泄露，相火蒸炎，孔竅常開，是以易傷於寒。寒

---

〔1〕變　諸本均同，據上下文義，當作"便"。

束皮毛，相火莫泄，雖當冬時，實行夏令。及其冬去春來，襲以溫風，開其皮毛，風愈欲泄，氣愈欲閉。衛氣一閉，遏其營血，鬱熱燔蒸，溫病作矣。故曰冬傷於寒，春必病溫。冬傷於寒者，因於冬不藏精，春必病溫者，因於冬傷於寒，蓋腎精不藏，相火泄露，外寒閉其內熱，是以春時得風，必成溫病也。

叔和但據白文有冬傷於寒，春必病溫之語，仲景《傷寒》中，殊未拈[1]出，便從無中生有，演出中而即病者，名曰傷寒，不即病者，寒毒藏於肌膚，至春變爲溫病，至夏變爲暑病，春夏溫熱，皆由冬時觸寒所致，甚屬荒陋之説矣。程氏此節未妥，酌改之。

傷寒之病，逐日淺深，以施方治。今世人傷寒，或始不早治，或治不對病，或日數久淹，困乃告醫，醫人又不依次第而治之，則不中病。皆宜臨時消息制方，無不效也。今搜採仲景舊論，録其證候，診脈聲色，對病真方，有神驗者，擬防世急也。又土地溫涼高下不同，物性剛柔餐居亦異，是故黃帝興四方之問，岐伯舉四治之能，以訓後賢，開其未悟者。臨病之工，宜須兩審也。

凡傷於寒，則爲病熱，熱雖甚不死，若兩感於寒而病熱者，必死。

程氏曰：《素問·熱論》黃帝曰：今夫熱病者，皆傷寒之類也，或愈或死，其死皆以六七日之間，其愈皆以十日以上者，何也？不知其解，願聞其故。熱病爲傷寒之類，其與傷寒，自是兩病可知。

蓋傷寒有統屬之傷寒，有分隸之傷寒病。凡病從皮毛得而屬於太陽經者，皆得謂之傷寒。於太陽經中，有發熱惡寒，頭身痛，骨節疼，無汗而喘，脈陰陽俱緊者，方得名爲傷寒病。其外風、暑、濕、熱等病，不必如傷寒，此一病之脈證，而爲傷寒之類則一，故謂熱病爲傷寒之類則可，謂傷寒爲熱病則不可。

熱論：人之傷於寒也，則爲病熱，熱雖甚不死。人之傷於

---

〔1〕拈（niān 蔫） 諸本均同，據上下文義，當作"點"。

寒也，則爲病熱，其易溫云熱者，以夏至前爲溫，夏至後爲暑，溫不足該之，而有熱無寒則均。傷寒必惡寒，表雖熱而裏無熱，溫病一起，表裏俱熱，挨經而日增劇。勢之難遏，似不同於傷寒，然勢雖從經過，未連及藏，故熱雖甚而不死。叔和加一凡字，將寒傷營之病，混作熱病。而以熱雖甚之熱，混傷寒發熱之熱，由此淆黑白而爲一矣。

熱論：兩感於寒而病者，必不免於死。兩感者，冬不藏精，相火發泄，故冬去春來，風露外襲，鬱其內熱，感應更速，於是表裏雙傳，此其陽亢陰枯，更甚於前，是以不免於死。程氏此節未妥，改之。

尺寸俱浮者，太陽受病也，當一二日發，以其脈上連風府，故頭項痛，腰脊强。尺寸俱長者，陽明受病也，富二三日發，以其脈挾鼻，絡於目，故身熱目痛鼻乾，不得臥。尺寸俱弦者，少陽受病也，當三四日發，以其脈循脅，絡於耳，故胸脅痛而耳聾。此三經皆受病，未入於府，可汗而已。尺寸俱沉細者，太陰受病也，當四五日發，以其脈布胃中，絡於嗌，故腹滿而嗌乾。尺寸俱沉者，少陰受病也，當五六日發，以其脈貫腎，絡於肺，繫舌本，故口燥舌乾而渴。尺寸俱微緩者，厥陰受病也，當六七日發、其脈循陰器，絡於肝，故煩滿而囊縮。此三經皆受病，已入於府，可下而已。

若兩感於寒者，一日太陽受之，即與少陰俱病，則頭痛口乾，煩滿而渴，二日陽明受之，即與太陰俱病，則腹滿身熱，不欲食，譫語，三日少陽受之，即與厥陰俱病，則耳聾囊縮而厥，水漿不入，不知人者，六日死。

若三陰三陽，五臟六腑皆受病，則營衛不行，府藏不通，則死矣。

其不兩感於寒，更不傳經，不加異氣者，至七日太陽病衰，頭痛少愈也，八日陽明病衰，身熱少歇也，九日少陽病衰，耳聾微聞也，十日太陰〔1〕病衰，腹減如故，則思飲食，十一日少陰病衰，渴止，舌

---

〔1〕陰　原作"陽"，據蜀本、集成本、石印本改。

乾已而噦，十二日厥陰病衰，囊縱，少腹微下，大氣皆去，病人精神爽慧也。

程氏曰：熱論，帝曰：願聞其狀。岐伯曰：傷寒一日，巨陽受之。巨陽者，諸陽之屬也，故爲諸陽主氣也。其脈連於風府，故頭項痛，腰脊强。二日陽明受之，陽明主肉，其脈挾鼻絡於目，故身熱目痛鼻乾，不得卧也。三日少陽受之，少陽主膽，其脈循脇絡於耳，故胸脇痛而耳聾。四日太陰受之，太陰脈布胃中，絡於嗌，故腹滿而嗌乾。五日少陰受之，少陰脈貫腎，絡於肺，繫舌本〔1〕，故口燥舌乾而渴。六日厥陰受之，厥陰脈循陰器而絡於肝，故煩滿而囊縮。

熱病之狀，類於傷寒者，以六經之所主，及其脈之所挾、所絡、所循、所布、所貫、所繫皆同。究竟傷寒是寒，熱病是熱，類中自有不類處。人當於此，別其源頭也。

一日巨陽受之，頭項痛，腰脊强，類也，其不類者，傷寒必惡寒，此不惡寒，表裏皆熱故也。二日陽明受之，身熱目痛鼻乾，不得卧，類也，其不類者，傷寒有胃家之虛，熱病皆胃家之實，有熱無寒故也。三日少陽受之，胸脇痛而耳聾，類也，其不類者，傷寒則往來寒熱，此不往來寒熱，有半表熱無半裏寒故也。傷寒三陽經屬熱，三陰經屬寒，熱病則三陽三陰只有熱而無寒。蓋此熱自冬不藏精，而傷於寒時，已從藏氣釀成，至春陽發動，從前所釀之藏氣，盡成病氣，分布出來。雖經絡有陰陽之不同，而所受者，只此陽熱之一氣爲布現。四日太陰受之，則腹滿嗌乾，全不類傷寒腹滿、吐利、食不下之太陰也。五日少陰受之，則口燥舌乾而渴，絶不類傷寒脈微細，但欲寐之少陰也。六日厥陰受之，則煩滿而囊縮，絶不類傷寒食不下、食即吐蚘之厥陰也。視傷寒不啻霄壤，豈容混哉！

叔和將傷寒混入熱病，遂於三陽經加尺寸俱浮、尺寸俱長、尺寸俱弦之脈，於三陰經加尺寸俱沉細、尺寸俱沉、尺寸俱

---

〔1〕繫舌本　原脱，諸本均同，據《素問·熱論》下文"舌乾"、"所繫"補。

沉緩之脈。彼見經〔1〕無脈法，遂恣其杜〔2〕撰。不知熱病之脈，經文已於後篇評熱論補出脈躁疾三字矣，即仲景論中脈數急爲傳之數急字也。數急字，緊對論中脈若靜者，爲不傳之靜字。看浮、長、弦、沉〔3〕、細、緩，皆不傳之靜脈，與傳經之熱病何涉！

熱病經雖傳，而所傳者無非熱，首尾止是一病，故數急外無他改易。雖六經各有見證，其爲陽旺陰衰，津液內竭之診則一。若傷寒，則病隨經變，脈從病傳，其虛實寒熱等，一經有一經之病，則一經有一經之脈。故治法有實表發汗、吐、下、和解、溫經之不同，一皆相其脈法處治。

叔和以此等脈法，混加熱病。熱病爲陽，浮、弦，長，豈是兩陽合明，火邪熏灼之脈！至於加三陰經以沉、微、緩，則是陽病見陰脈者死矣，經文又何以云熱雖甚不死！此等所關匪〔4〕小！

至於本文受之云者，緣未病之先，經絡已是陽熱布滿，挨到便現六經，皆已然而然之事。叔和將之字換一病字，則未受之前無病氣，與傷寒之續得轉屬證何異！

叔和援經與仲景論中寒熱分途，經同病異處，總不管理，但於經文有不合處，輒改而添捏之。後人無從正其舛訛，反以此篇爲例，或歌或賦，罔不以之幾何。不以《內經》爲鋒鏑，是又叔和之罪人也。

經之不兩感於寒者，七日巨陽病衰，頭痛少愈，八日陽明病衰，身熱少愈，九日少陽病衰，耳聾微聞，十日太陰病衰，腹減如故，則思飲食，十一日少陰病衰，渴止不滿，舌乾已而嚏，十二日厥陰病衰，囊縱，少腹微下，大氣皆去，病日已矣。熱病

〔1〕經 指《素問·熱論》。
〔2〕杜 原作"桂"，據蜀本、集成本、石印本改。
〔3〕弦沉 原作"沉弦"，諸方均同，據上文及本節經文乙轉。
〔4〕匪 通"非"。《説文》："匪，一曰非也。"《詩·衛風》："匪報也，永以爲好也"

傳遍[1]六經，方得從頭罷去。以從前各經，皆爲陽熱所布伏，故毒熱必從頭次第發得出來，真陰方從頭次第復得轉去，萬無中止之理，亦萬無越次之理也。

《內經》，帝曰：治之奈何？岐伯曰：治之各通其藏脈，病日衰已矣。其未滿三日者，可汗而已，其已滿三日者，可瀉而已。汗瀉二字，俱是刺法，故云各通其藏脈，刺法有淺有深，故云可汗可瀉，法詳刺熱篇。《靈樞·熱病》：瀉之則熱去，補之則汗出，汗與瀉，有補瀉之分也。《靈樞·熱病》：熱病三日，而氣口靜，人迎躁，取之五十九刺，以瀉其熱而出其汗，實其陰以補其不足。其可刺者，急取之，不汗出則瀉，故本文於汗瀉[2]下著而已二字。見刺法外無他治，隱伏仲景汗、下、溫鍼之禁，仲景不言刺法，已於刺法外另會經意矣。刺熱篇云：治諸熱，飲之以寒水，乃刺之，必寒衣之，居止寒處，身寒而止也。從此推之，仲景法中，豈無一二方法，可以代此四寒字者乎。叔和以府字換去藏脈字，而以下字換去瀉字，筆尖一動，冤魂載道。千載後，誰復於汗下二字外，一從《內經》，檢及《洗冤錄》也。

《內經》，帝曰：其病兩感於寒者，其脈應與其病形何如？岐伯曰：兩感於寒者，病一日巨陽與少陰俱病，則頭痛口乾而煩滿，二日陽明與太陰俱病，則腹滿身熱，不欲食，譫語，三日少陽與厥陰俱病，則耳聾囊縮而厥，水漿不入，不知人，六日死。三陰三陽、五藏六府皆受病，營衛不行，五藏不通，則死矣。帝曰：五藏已傷，六府不通，營衛不行，如是之，後三日乃死，何也？岐伯曰：陽明者，十二經脈之長也，其血氣盛，故不知人，三日其氣乃盡，故死矣。兩感於寒者，寒水被傷，奪之再奪，竭脂伐髓，由府及藏，故次年病溫，輒見雙傳，即評熱病論所謂陰陽交之病也。一府一藏，陰陽相交，而以火作合。人身

---

〔1〕遍　原作"變"，諸本均同，音同之誤，據上下文義改。
〔2〕汗瀉　原作"瀉汗"，據上下文義乙轉。

一水不勝兩火，況水亦是火，以之布滿於府藏營衛閒，如燔如炙，寧不速死！然陽明有氣，尚能遲之三日，可見不成死證之溫病，便當留此胃汁，不容汗下溫鍼之重奪矣。

評熱病論：凡病傷寒而成溫者，先夏至日者爲病溫，後夏至日者爲病暑，暑當與汗皆出，勿止[1]。《內經》俱是說熱病，恐人失去冬傷於寒，春必病溫之來歷，故以凡病傷寒而成溫者總之，見其言熱，都是溫也。溫病已成，在春不發，至夏亦發，溫與暑，實是一病。論春夏溫暑之病根，何嘗不種於冬時。但所種原是熱，不是寒，何云寒毒藏於肌膚，王春變爲溫病，至夏變爲暑病耶？一篇熱病經文，被叔和引來混入仲景之傷寒，處處茅盾矣。

傷寒有三解：一曰傷寒，一曰傷寒病，一曰傷於寒。傷寒，即《難經》所云傷寒有五，正經自病，五邪所傷之謂，仲景以傷寒名書者主此。傷寒病，即《難經》五中分出之一病，《素問》所云重感於寒，內外皆然之病，仲景《論》中太陽病，或已發熱，或未發熱，必惡寒，體痛嘔逆，脈陰陽俱緊，名曰傷寒主此。若傷於寒，則非病也，乃溫病所受之源頭，《素問》所云冬不藏精，陽強不祕，精氣乃絕之謂。其發爲病，則仲景《論》中太陽病，發熱而渴，不惡寒，爲溫病者是也。

溫病對傷寒病言，爲兩歧。溫病對傷寒言，爲統屬。傷寒所統屬者，多熱病，其一耳。溫病對傷於寒言，爲胎系。冬傷於寒，是從母腹中受姙，寒水被傷，而陽熱遂胎於此，至春必病溫，則其出胎成人時也。三傷寒各還其來歷，則熱字各有所貼[2]矣。

若過十三日以上不閒，尺寸陷者，死。若更感異氣，變爲他病者，當依舊壞病證而治之。若脈陰陽俱盛，重感於寒者，變爲溫瘧。陽脈浮滑，陰脈濡弱者，更遇於風，變爲風溫。陽脈洪數，陰脈實大

---

〔1〕凡病傷寒……勿止　原載王冰本《素問·熱論》，黃氏移入《素問懸解·評熱病論》。

〔2〕貼　《增韻》：“貼，依附也”。

者，更遇溫熱，變爲溫毒，溫毒爲病，最重也〔1〕。陽脈濡弱，陰脈弦急者，更遇溫氣，變爲溫疫。以此冬傷於寒，發爲溫病，脈之變證，方治如説。一作法字。

程氏曰：五十八難：傷寒有幾〔2〕？其脈有變否？變者，不同也。然：傷寒有五，有中風，有傷寒，有濕溫，即濕熱病也。有熱病，暑熱病也。有溫病，其所苦各不同形。中風之脈，陽浮而滑，陰濡而弱。濕溫之脈，陽濡而弱，陰小而急。傷寒之脈，陰陽俱盛而緊濇。熱病之脈，陰陽俱浮，浮之而滑，沉之散濇。溫病之脈，行在諸經，不知何經之動也。《難經》之文如此，蓋以名爲傷寒，而其類則不同，恐人混而爲一，故特從脈上辨出風、寒、暑、濕、溫、熱來。何意扁鵲方欲從傷寒之類四字上分出來，叔和竟將傷寒之類四字上合將去？更奇者，脈上不生出病，劈空變出病來，荒唐極矣！

凡人有疾，不時即治，隱忍冀差，以成痼疾，小兒女子，益以滋甚。時氣不知，便當早言，尋其邪由，及在腠理，以時治之，罕有不愈者。患人忍之，數日乃説，邪氣入藏，則難爲制。此爲家有，患備慮之要。

凡作湯藥，不可避晨夜，覺病須臾，即宜便治，不等早晚，則易愈矣。若或差遲，病即傳變，雖欲除治，必難爲力。服藥不如方法，縱意違師，不須治之。

凡傷寒之病，多從風寒得之。始表中風寒，入裏則不消矣，未有溫覆而當，不消散者。不在證治，擬欲攻之，猶當先解表，乃可下之。若表已解而内不消，非大滿，猶生寒熱，則病不除。若表已解而内不消，大滿大實堅，有燥屎，自可徐下之，雖四五日，不能爲禍也。若不宜下，而便攻之，内虛熱入，協熱遂利，煩躁諸變，不可勝數，輕者因篤，重者必死矣。

夫陽盛陰虛，汗之則死，下之則愈，陽虛陰盛，汗之則愈，下之則死。夫如〔1〕是，則神丹安可以誤發！甘遂何可以妄攻！虛盛之治，相背千里，吉凶之機，應若影響，豈容易哉！況桂枝下咽，陽盛則斃，承氣入胃，陰盛以亡，生死之要，應乎須臾，視身之盡，不暇計日。此陰陽虛實之交錯，其候至微，發汗吐下之相反，其禍至速。而醫術淺狹，懵然不知病源，爲治乃誤，使病者殞没，自謂其分至，令冤魂塞於冥路，死尸盈於曠野。仁者鑒此，豈不痛歟！

凡兩感病俱作，治有先後，發表攻裏，本自不同。而執迷妄意者，乃云神丹、甘遂，合而飲之，且解其表，又除其裏。言巧似是，其理實違。夫智者之舉錯也，常審以慎，愚者之動作也，必果而速，安危之辨〔2〕，豈可詭哉！世上之士，但務彼翕習之榮，而莫見此傾危之敗，唯明者居然能護其本，近取諸身，夫何遠之有焉。

凡發汗，溫服湯藥，其方雖言日三服，若病劇不解，當促其閒，可半日中盡三服。若與病相阻，即便有知覺。病重者，一日一夜，當晬時觀之。如服一劑，病證猶在，故當復作本湯服之，至有不肯汗出，三劑乃解。若汗不出者，死病也。

凡得時氣病，至五六日，而渴欲飲水，飲不多，不當與也。何者？以腹中熱尚少，不能消之，便更與人作病也。至六七日，大渴欲飲水者。猶當依證與之。與之當令不足，勿極意也，言能飲一斗，與五升。若飲而腹滿，小便不利，若喘若噦，不可與之。忽然大汗出，是爲自愈也。

凡得病，反能飲水，此爲欲愈之病。其不曉病者，但聞病欲〔3〕飲水自愈，小渴亦强與飲之，因成其禍，不可勝數也。

凡得病厥，脈動數，服湯藥更遲，脈浮大減小，初躁後靜，此皆欲愈證也。

凡治溫病，可刺五十九穴。又身之穴，凡三百六十有五，其三十九穴，灸之有害，七十九穴，刺之爲災，並中髓也。

凡脈四損，三日死。平人四息，病人脈一至，名曰四損。脈五

---

〔1〕如　原作“一”，據蜀本、集成本、石印本、《傷寒論·傷寒例》改。
〔2〕辨　原作“變”，諸本均同，音同之誤，據《傷寒論·傷寒例》改。
〔3〕欲　原脫，諸本均同，據《傷寒論·傷寒例》改。

損，一日死。平人五息，病人脈一至，名曰五損。脈六損，一時死。平人六息，病人脈一至，名曰六損。

程氏曰：上條刺法從溫，此條脈法又不從溫，不從溫而單言損至，言損至而遺去至脈，俱不可解。《難經》只言三呼一至曰死，四呼一至曰命絕，此直講到五呼六呼上，怪妄之至！

脈盛身寒，得之傷寒，脈虛身熱，得之傷暑。

程氏曰：據上下文讀去，此二句經文，何由嵌入？只爲句中有傷寒二字，因將二氣字換作二脈字，強捱在此，但經文不如是解耳。按：通評虛實論，黃帝問曰：願聞虛實之要。岐伯對曰：氣實形實，氣虛形虛，此其常也，反此者病。帝曰：如何而反？岐伯曰：氣盛身寒，此謂反也，氣虛身熱，此謂反也。氣盛身寒，得之傷寒，氣虛身熱，得之傷暑。夫實者，氣入也，虛者，氣出也。經文是言人身形氣之失常，必有所得之由，而特以傷寒、傷暑爲氣盛身寒、氣虛身熱者，一推原之也。

陽盛之人，宜其身熱，何以反常而身寒，此必得之於傷寒。由寒傷形而不傷氣，從前傷寒病其形，故遂成一氣盛身寒之體。陽虛之人，宜其身寒，何其反常而身熱，此必得之傷暑。由暑傷氣而不傷形，從前傷暑病其氣，遂成一氣虛身熱之軀。夫實者，氣入也，寒主密固，氣所以實，虛者，氣出也，暑主疏泄，氣所以虛。由是推之，寒熱在氣，而不在形。氣實者，身雖寒，而不失其爲熱也，氣虛者，身雖熱，而不失其爲寒也。經旨如此，何得換一脈字，以身寒、身熱，貼在傷寒、傷暑之證候上？言不曰得之傷寒，得之傷暑，而曰謂之傷寒，謂之傷暑矣？果爾傷寒，惡寒即有之，身不但不寒，而且發熱，傷暑雖發熱，亦未始不灑灑惡寒。顛倒錯亂，何至於此！

脈陰陽俱盛，大汗出，不解者死。脈陰陽俱虛，熱不止者死。脈至乍疏乍數者死。脈至如轉索者，其曰死。譫言妄語，身微熱，脈浮大，手足溫者生，逆冷，脈沉細者，不過一日死矣。此以前是傷寒、熱病證候也。

叔和混傷寒於熱病，遂啟後來傳經爲熱之訛。著《傷寒》

者,數十百家,無不背仲景而遵叔和。僞例一出,流禍至今,存心仁愛者,曷能默而已乎!

程氏駁之,頗開傷寒生面。删而改之,去其差謬,使後之覽者,由僞例而得真統,其爲助非小也。但傷寒非不傳經,《傷寒論》亦是六日六經,經盡則病解。因病家裏氣各有虚實寒熱之差,故陽盛而入三陽之府,陰盛而入三陰之藏,則遲速久近,不應經傳經盡之期耳。程氏以傳府傳藏爲傳經,差之遠矣。熱病之刻日挨經者,其常也,間有裏氣之偏者,則亦不悉應此期。凡治温病,亦當變通而化裁之,審其内熱之有無也。

清
·
黃
元
御
撰

傷寒説意

言者，所以在意也。《素問》雷公曰：臣治疏愚，説意而已。仲景《傷寒》，其言奧賾〔1〕，其意昭明〔2〕，解言則難，説意則易，其意了然，其言無用矣。

筌〔3〕所以在魚，得魚者必忘其筌。蹄〔4〕所以在兔，得兔者必忘其蹄。言所以在意，得意者必忘其言。言有質文〔5〕而意無質文，言有利鈍而意無利鈍，言人人殊，意人人同，是故意貴乎得而言貴乎忘。

昔勝書主見周公，無言而退，温伯之見孔子，不言而出。勝書、温伯，善語於無言，周公、孔子，善聽於無聲。何者？得其意也。其意誠得，其言不傳，雖謂其

〔1〕奧賾　"奧"，《太玄·玄文》："冥反其奧。"《注》："奧，幽也。"《後漢書·班彪傳上》《注》："奧，猶深也。""賾"，《易·繫辭》："聖人有以見天下之賾。"《疏》："賾，謂幽深難見。""奧賾"，猶言精深蘊秘。《勸封禪文》："參三才之奧賾，驗百神之感通。"

〔2〕昭明　顯明也。《書·堯典》："百姓昭明，協和萬邦。"

〔3〕筌　捕魚竹器也。《正韻》："筌，音詮，取魚竹器也。"《莊子·外物》："筌者所以在魚。"

〔4〕蹄　兔綱也。《莊子·外物》："蹄者所以在兔。"《釋文》："蹄者，兔胃也，係其脚，故曰蹄"

〔5〕質文　"質"，《玉篇》："質，樸也。""文"，《説文》："文，錯畫也。"《易·繫辭》："物相雜，故曰文。"質與文相對。《論語·雍也》："質勝文則野，文勝質則史。""質文"，優劣不等也。

言至今傳焉可也。相如〔1〕、子雲〔2〕，古之長於方言者，而封禪〔3〕之義未亡，《太玄》〔4〕之旨不著，相如之言顯，子雲之言隱也。使《傷寒》之書出於相如，則大傳矣，出於子雲，則永亡矣。仲景拙於立言而巧於立意，《傷寒》之亡，以其言也，《傷寒》之傳，以其意也。僕傳《傷寒》，説意而已。

戊辰〔5〕之歲，成《傷寒懸解》。庚午〔6〕年春，旅寓濟南，草《傷寒説意》數篇。辛未〔7〕六月，客處江都〔8〕，續成全書。甲戌〔9〕正月，久宦京華，不得志，復加删定〔10〕，仲景之意得矣。僕之得意，不可言也。

世之最難長〔11〕者，得意之事，玉楸子往往於失意之中，有得意之樂。若使得志，則必失意，若使得意，則必失志。聖人無全功，造

---

〔1〕相如　即漢代司馬相如，字長卿，公元前一七九年—前一一七年。西漢蜀郡成都人，辭賦家。少時好讀書，口吃而善著述，兼善擊劍、彈琴。武帝時，因獻賦被任爲郎。曾通使邛、筰有功。著有《子虛》《上林》《大人》等賦，以諷喻爲名，詞藻瑰麗雕琢，氣韵排宕。漢、魏、六朝之文人，多仿之

〔2〕子雲　即漢代揚雄，字子雲，公元前五十三年—公元一十八年。少好學，爲人簡易佚蕩，口吃不能劇談，而博學深思，獨以文章名世，長於辭賦，多仿司馬相如。成帝時召對，獻《甘泉》《河東》《羽獵》《長楊》四賦，拜爲郎。通群籍，多識古文奇字。仿《易經》而作《太玄經》，擬《論語》而作《法言》，仿《蒼頡篇》而作《訓纂篇》《方言》。

〔3〕封禪　帝王祭天地的典禮。在泰山上築土爲壇祭天，報天之功，曰"封"。在泰山下梁父山上闢場祭地，報地之功，曰"禪"。相傳古時封泰山、禪梁父者七十二家。自秦漢以後，歷代封建王朝都把封禪作爲國家大典。《大戴禮·保傳》："封泰山而禪梁甫。"

〔4〕《太玄》　即《太玄經》，漢代揚雄撰。仿《周易》而作，凡十卷，"分八十一首，以擬六十四卦。"

〔5〕戊辰　清乾隆十三年戊辰，即公元一七四八年。

〔6〕庚午　清乾隆十五年庚午，即公元一七五零年。

〔7〕辛未　清乾隆十六年辛未，即公元一七五一年。

〔8〕江都　縣名，即今揚州市。

〔9〕甲戌　清乾隆十九年甲戌，即公元一七五四年。

〔10〕删定　"删"定其義也。《漢書·孔舊傳》："奇博通經典，作《春秋左氏删》。""定"，修而不改也。《書序》："定《禮》《樂》。""删定"，修訂也。

〔11〕長　《正韻》："長，多也。"《世説新語》："平生無長物。"

化無全能，與其得志而失意，不如得意而失志。二者不可兼，寧舍彼而取此。此中得失，不足爲外人道也，此中憂樂，未易爲俗人言也。

甲戌正月東萊都昌黃元御撰

傷寒説意跋〔1〕

壬辰〔2〕冬，謁張翰風〔3〕夫子於陶署〔4〕。語及岐黃學，夫子曰：昌邑黃坤載先生醫術，仲景而後一人也。

乾隆間，四庫舘中校纂諸臣，知醫者寡，故其書雖已著録〔5〕而卒未大顯。子其爲〔6〕我訪求未刻之書以來，毅識〔7〕之於心，不敢忘。蓋是時夫子已刻黃氏書四五種，凡數十萬言矣。

次年毅設帳濟南，以語陳孝廉元圃，元圃謂其友宋君有黃氏《傷寒説意》鈔本，因走伻〔8〕借觀。書未至而夫子没，哲嗣仲遠復申夫子遺命，求黃氏之書，一爲《周易懸象》〔9〕，一爲《四聖懸樞》，一即《傷寒説意》也。然毅既以此書寄仲遠，值夫子柩將返葬，至無以爲旅資，且行李已首塗〔10〕，故仲遠諄諄以改鈔相屬，

〔1〕傷寒説意跋 原不載，據閩本補。

〔2〕壬辰 清道光十二年壬辰，即公元一八三二年。

〔3〕張翰風 即張琦。張琦，清代陽湖人，初名翊，字翰風，號宛鄰，道光舉人。歷知章丘、舘陶等縣，所至有名績。工詩、古文及分隸，尤精輿地之學。著有《戰國策釋地》《素問釋義》《古詩録》《宛鄰文集》。

〔4〕陶署 "陶"，在此指山東省舘陶縣。"陶署"。舘陶縣衙。

〔5〕著録 謂系統記載書名。《新唐書・藝文志・甲部經録》："凡著録四百四十家，五百九十七部，六千一百四十五卷。"

〔6〕爲 猶使也。《國語・魯語》："其爲後世昭前之令聞也。"《注》："爲，猶使也"。

〔7〕識（zhì 志）《廣韻》："識，記也。"《論語・述而》："默而識之，學而不厭，誨人不倦，何有於我哉？"

〔8〕伻 《爾雅・釋詁》："伻，使也。"

〔9〕《周易懸象》 原作《周易懸解》，據《四庫全書總目提要》《昌邑縣志》改。

〔10〕首塗 出發上路也。《杜工部詩史補遺・敬寄族弟唐十八使君》："登陸將首塗。筆札枉所申。"

毅諾之。

　　甲午〔1〕春,讀《禮》之暇,率及門人李、董兩生,并日繕成,復加校讎,擬即付之劂氏。蓋敬卒翰風夫子之志,而成仲遠之賢,且以彰黄氏之絶業,起世人之沉痾。而并以望夫好善之人,終能以《四聖懸樞》、《周易懸象》等書見示也。

甲午三月下浣趙汝毅謹跋

---

〔1〕甲午　道光十四年甲午,即公元一八三四年。

傷寒説意目録

六　經　解[1]

天有六氣，風、熱、暑、濕、燥、寒，地有五行，木、火、土、金、水也。人感天之六氣而生六府，故六府爲陽，感地之五行而生五藏，故五藏爲陰。五藏者，肝、心、脾、肺、腎也，六府者，膽、胃、大腸、小腸、三焦、膀胱也。藏五而府六，《靈樞·脹論》：膻中者，心主之官城也，是爲心包，合爲六藏。六藏六府，是生十二經。經氣內根於藏府，外絡於肢節。脾、腎、肝、膽、胃、膀胱經行於足，是爲足之六經，肺、心、心包、三焦、大腸、小腸經行於手，是爲手之六經。手有三陰三陽，足有三陰三陽。脾肺之經，太陰也。心腎之經，少陰也。肝與心包之經，厥陰也。膽與三焦之經，少陽也。胃與大腸之經，陽明也。膀胱小腸之經，太陽也。經有十二，六氣統之，兩經一氣，故亦曰六經。太陽與少陰爲表裏，陽明與太陰爲表裏，少陽與厥陰爲表裏也。

小腸手太陽之經，起於小指之端，循手外側，上腕，出踝中，上循臂骨下廉，出肘內側，循臑外後廉，交肩上，入缺盆，絡心，下膈，抵胃，屬小腸，從缺盆循頸，上頰，至目內眥。

膀胱足太陽之經，起於目內眥，上額，交巔，下項，挾脊，抵腰中，循膂，絡腎，屬膀胱，從腰中貫臀，入膕中，貫踹內，出外踝，至小指外側。

大腸手陽明之經，起於次指之端，循指上廉，出合谷，循臂上廉，入肘，上肩，入缺盆，絡肺，下膈，屬大

[1]六經解　原作"六氣解"，據目録、閩本、蜀本、集成本改。

腸,從缺盆上頸,貫頰,入下齒,挾口,交人中,左之右,右之左,上挾鼻孔。

　　胃足陽明之經,起於鼻之交頞中,入上齒,挾口,環脣,下交承漿,循頤後,出大迎,上耳前,至額顱,從大迎下人迎,循喉嚨,入缺盆,下膈,屬胃,絡脾,從缺盆下乳內廉,挾臍,入氣街,抵伏兔,下臏膝,循脛外,下足跗,入大指。

　　三焦手少陽之經,起於名指〔1〕之端,循手表腕,出臂外,貫肘,上肩,入缺盆,布膻中,散落心包,下膈,循屬三焦,從膻中上出缺盆,上項,繫耳後,至目銳眥。

　　膽足少陽之經,起於目銳眥,下頸,合缺盆,下胸中,貫膈,絡肝,屬膽,循脇裏,出氣街,繞毛際,循髀〔2〕陽,出膝外廉,下輔骨,出外踝之前,循足跗〔3〕,入名指。

　　脾足太陰之經,起於大指之端,循指內側,上內踝前廉,上腨內,循脛骨後,交出厥陰之前,上膝股內前廉,入腹,屬脾,絡胃,上膈,挾咽,連舌本。

　　肺手太陰之經,起於中焦,下絡大腸,還循胃口,上膈,屬肺,從肺系橫〔4〕出腋下,循臑內,行少陰、心主之前,下肘中,循臂內,入寸口,循魚際,出大指之端。

　　腎足少陰之經,起於小指之下,邪走足心,循內踝之後,入跟中,上腨內,出膕內廉,上股內後廉,貫脊,屬腎,絡膀胱,上肝膈,入肺中,循喉嚨,挾舌本,從肺出絡心,注胸中。

　　心手少陰之經,起於心中,出屬心系,下膈,絡小腸,從心系上挾咽,繫目系,從心系上肺,出腋下,循臑內後廉,行太陰、心主之後〔5〕,下肘內,循臂內後廉,抵掌後,循小指之內,出

---

〔1〕名指　即無名指。
〔2〕髀　原作"脾",據閩本、蜀本改。
〔3〕跗　《玉篇》:"跗,同跗,足上也。"
〔4〕橫　原作"上",據閩本、蜀本改。
〔5〕後　原作"下",據閩本、蜀本改。

其端。

肝足厥陰之經,起於大指叢毛之際,上循足跗上廉,去[1]內踝一寸,上踝八寸,交出太陰之後,上膕內廉,循股陰,入毛中,過陰器,抵少腹,挾胃,屬肝,絡膽,上貫膈,布脇肋,循喉嚨之後,連目系,上出額,與督脈會於巔,從目系下頰,環脣內,貫膈,注[2]肺。

心主手厥陰心包絡之經,起於心中,出屬心包絡,下膈,歷絡三焦,從[3]胸出脇,下腋,循臑內,行太陰、少陰之間,入肘中,下臂,入掌中,循中指,出其端。

陽經在表,陰經在裏。太陽在外,皮毛之分也,次則陽明,次則少陽,次則太陰,次則少陰,次則厥陰,近於骨矣。陽經則屬府絡藏,陰經則屬藏絡府。足之陽經,行於股外,陰經行於股內。手之陽經,行於臂外,陰經行於臂內。陽經之次,陽明在前,少陽在中,太陽在後。陰經之次,太陰在前,厥陰在中,少陰在後。手之陰經,自胸走手,陽經自手走頭。足之陽經,自頭走足,陰經自足走胸。手三陽之走頭,足三陽之走足,皆行於頸項而會於督之大椎。手[4]足經之分走,異道環周,太陽、少陰,行身之背,陽明、太陰,行身之前,少陽、厥陰,行身之側。是諸經之部次也。

經有十二,獨言足經而不言手經者,手之六經,自胸而手,自手而頭,所轄之部小,足之六經,自頭而足,自足而胸,所轄之部大,經大則氣旺,氣旺則病加也。兩經同氣[5],病則俱病,但手經輕清而足經重濁,病則手經輕而足經重,以足經之氣偏於重濁故也。

---

〔1〕去 原作"出",據閩本、蜀本改。
〔2〕注 原作"布",據閩本、蜀本改。
〔3〕從 原作"上",據閩本、蜀本改。
〔4〕手 原脫,據閩本、蜀本補。
〔5〕氣 原作"義",音近之誤,據閩本、蜀本改。

六　氣　解

天有六氣，初之氣，厥陰風木，二之氣，少陰君火，三之氣，少陽相火，四之氣，太陰濕土，五之氣，陽明燥金，六之氣，太陽寒水。天人同氣也，肝足厥陰之經，是爲風木，心手少陰之經，是爲君火，三焦手少陽之經，是爲相火，脾足太陰之經，是爲濕土，大腸手陽明之經，是爲燥金，膀胱足太陽之經，是爲寒水。經有十二，六氣統之，厥陰以風木主令，手厥陰火也，從母化氣而爲風，少陰以君火主令，足少陰水也，從妻化氣而爲熱，少陽以相火主令，足少陽木也，從子化氣而爲暑，太陰以濕土主令，手太陰金也，從母化氣而爲濕，陽明以燥金主令，足陽明土也，從子化氣而爲燥，太陽以寒水主令，手太陽火也，從夫化氣而爲寒。經氣對化，自然之理。

人之六氣，不病則不見，病則一經之氣見。或自見其令氣，或自見其本氣，或主令者而見從化之氣，或從化者而見主令之氣，視其經氣之盛衰焉。厥陰、太陰、太陽，足經主令而手經化氣者也。足厥陰，風木也，手厥陰之火[1]，應從風化，而厥陰經病，陽虛則手厥陰化氣於風木，陽盛則手厥陰不從風化而從少陽之暑化。足太陰，濕土也，手太陰之金，應從濕化，而太陰經病，陽虛則手太陰化氣於濕土，陽盛則手太陰不從濕化而從陽明之燥化。足太陽，寒水也，手太陽之火，應從寒化，而太陽經病，陽虛則手太陽化氣於寒水，陽盛則手太陽不從寒化而從少陰之熱化。少陰、少陽、陽明，手經主令而足經化氣者也。足少陰，水也，水之氣爲寒，少陰經病，陽盛則足少陰化氣於君火，陽虛則不從火化而從太陽之寒[2]化。足少陽，木也，木之氣爲風，少陽經病，陽盛則足少陽化氣於相火，陽虛則不

---

〔1〕火　原作“經”，據閩本、蜀本改。
〔2〕寒　其下原衍“水”字，據閩本、蜀本刪。

從火化而從厥陰之風化。足陽明，土也，土之氣爲濕，陽明經病，陽盛則足[1]陽明化氣於燥金，陽虛則不從燥化而從太陰之濕化。主令者盛，則化氣者從之，化氣者盛，則主令者從之，總之不離乎本氣之虛實耳。

陰易盛而陽易衰，凡人之病，陰盛者多，陽盛者少。太陽之病，足太陽主令於寒水者十之六七，手太陽化氣於君火者十之二三。陽明之病，足陽明化氣於燥金者十之一二，足陽明化氣於濕土者十之八九。少陽之病，足少陽化氣於相火者十之三四，足少陽化氣於風木者十之六七。太陰之病，足太陰主令於濕土者不止十九，手太陰化氣於燥金者未能十一。少陰之病，足少陰化氣於寒水者無人非是，足少陰化氣於君火者[2]千百之一。厥陰之病，足厥陰主令於風木者十之八九，手厥陰化氣於相火者十之一二。陽從陰化則易，陰從陽化則難，氣數如此，無如何也。

一經有一經之性情，經氣和平，彼此交濟，一經之性情不至偏見。一經病則自見其本氣，而一經之性情逐處發現。《傷寒》六經之證，六經之性情發現也。仲景爲六經寫真[3]，知六氣也。知六氣之變化，則知六經之性情矣。

營 衛 解

肺主氣，氣行皮毛則爲衛，肝主血，血行經絡則爲營。然肺藏衛氣，肝藏營血，而實則皆出於中焦，以氣血皆水穀之變化。中焦者，消磨水穀，變化氣血之樞軸也。《靈樞·營衛生會》：人受氣於穀，穀入於胃，以傳於肺，五藏六府皆以受氣。其清者爲營，濁者爲衛，營在脈中，衛在脈外，營周不休，五十

---

〔1〕足 原脱，據閩本、蜀本補。
〔2〕者 原脱，據閩本、蜀本補。
〔3〕寫真 畫像曰寫真。《顏氏家訓·雜藝》："武烈太子偏能寫真，坐上賓客，隨宜點染，即成數人，以問童孺，皆知姓名矣。"

而復大會,陰陽相貫,如環無端。

蓋水穀之氣,有清有濁。水穀入胃,脾陽消磨,散其精華,化生氣血,內自藏府,外達經絡。精專者,行於脈中,命之曰營,慓悍者,行於脈外,命之曰衛。營者,脈中之血,血中之氣,是謂營氣。營氣在脈,隨宗氣流行。穀精之化營氣,其大氣之搏而不行者,積於胸中,名曰宗氣。宗氣者,貫心肺而行呼吸。營氣之行,以息往來,血之流動,氣送之也。

平人一日一夜一萬三千五百息,一息脈六動,氣行六寸。人之經脈,六陰六陽以及任、督、兩蹻,計合一十六丈二尺。一日之中,漏下百刻,以分畫夜。二百七十息,水下二刻,氣行十六丈二尺,是謂一周。一萬三千五百息,水下百刻,脈行八百一十丈,人氣五十營於身,一日之度畢矣。

營氣初行,常於平旦寅時從手太陰之寸口始,以肺主氣而朝百脈也。自手之太陰陽明,注足之陽明太陰,自手之少陰太陽,注足之太陽少陰,自手之厥陰少陽,注足之少陽厥陰,終於兩蹻、督、任。周而復始,陰陽相貫,營周五十,明日寅時,又會於氣口。此營氣之度也。

衛氣者,不隨宗氣,而自行於脈外,晝行陽經二十五周,夜行陰藏二十五周。其行於陽也,常於平旦寅時從足太陽之睛明始,睛明在目之內眥。《靈樞·衛氣行》:平旦陰盡,陽氣出於目,目張則氣上行於頭,循項下足太陽,至小指之端。其散者,別於目銳眥,下足少陽,至名指之端。其散者,別於目銳眥,循手少陽,至名指之端。別者,至耳前,合於頷脈,注足陽明,下至跗上,入中指之端。其散者,從耳下,下手陽明,入次指之端。其至於足也,入足心,出內踝下,入足少陰經。陰蹻者,足少陰之別,屬於目內眥,自陰蹻而復合於目,交於足太陽之睛明,是謂一周。如是者,二十五度,日入陽盡而陰受氣矣。其入於陰也,常從足少陰之經而注於腎,腎注於心,心注於肺,肺注於肝,肝注於脾,脾復注於腎,是謂一周。如是者,二十五度,平旦陰盡而陽受氣矣。於是從腎至少陰之經,而復合於目。陰陽一日一夜,亦周五十。故太陰主內,太陽主外,衛氣至陽而起,至陰而止,出乎陽則寤,入乎陰則寐。此衛氣之度也。

營起於氣口,衛起於晴明,營氣之行,陰陽相間,衛氣之行,夜陰晝陽。起止不同,道路各異,非同行於一經也。

風　寒　解

風者,天地之生氣,寒者,天地之藏氣。四時之氣,春生、夏長、秋收、冬藏,木旺於春,木氣發生則風動,水旺於冬,水氣蟄藏則寒作。蓋春木司令,陽自地下東升,風動而冰解,則生氣得政,冬水當權,陰自地上[1]西斂,寒凝而凍合,則藏氣得政,是風乃陽氣之發揚,寒乃陰氣之翕聚,氣不同也。

風之中人,必由金水之外斂。金水主衛,衛性收斂而風性發泄,衛氣不啟,泄之以風,而愈欲收斂,斂而莫達,則內閉營血,而生裏熱。寒之傷人,必因木火之外泄,木火主營,營性發泄而寒性閉蟄,營血不秘,閉之以寒,而愈欲發泄,泄而不透,則外束衛氣,而生表寒。

風爲春氣,三春之月,天溫日明,人血淖液[2]而衛氣浮宣,襲之以風,不能傷也,值氣涼而竅閉,得風氣之疏泄,是以傷衛。寒爲冬氣,三冬之月,天寒日陰,人血凝澀而衛氣沉藏,感之以寒,不能傷也,值氣溫而竅開,得寒氣之閉斂,是以傷營。營傷則衛鬱,宜麻黃以瀉衛,衛傷則營鬱,宜芍藥以瀉營,營衛發達,則表邪退矣。《素問·玉機真藏論》:風寒客於人,使人毫毛畢直,皮膚閉而爲熱,當是之時,可汗而發也。桂枝、麻黃,發汗之方。

汗貴乎早,陰陽應象論:善治者,治皮毛,其次治肌膚,其次治筋脈,其次治六府,其次治五藏,治五藏者,半死半生也。

---

〔1〕上　原作“下”,據閩本、蜀本改。

〔2〕淖(zhào 兆)液　“淖”,《集韻》:“淖,和也。”“液”,《説文》:“液,盡也。”“盡”,《通訓定聲》:“《一切經義》引《説文》:‘盡,潤也。’”“淖液”,和潤也。

營衛感傷，在皮毛之部，桂枝、麻黄，治皮毛之方，皮毛邪散，後日之變，無由生矣。於此失治，未幾而或入陽明之府，或入三陰之藏，於是乎治府治藏，危證叢生，工之至下而法之至拙者也。

風寒，客邪也，病則不關於客氣，而視乎人身之主氣。主氣偏陽，則陽鬱爲熱而入府，主氣偏陰，則陰鬱爲寒而入藏，無非主氣爲之也。其始感也，風寒之裹束在表，遷延日久，入陽明而傳三陰，則皆本氣之爲病，非盡係風寒之力也。麻黄、桂枝，表散風寒之劑，外此則悉因主氣立法，不專表散之方矣。解風寒外感，則知氣血內傷，仲景《傷寒》立法，非第[1]爲外感之金書[2]，而并爲內傷之玉訣[3]。內傷之人，未必盡由於外感，而外感之家，無不悉本於內傷，解此則內外同歸，主客一致，十病九全而不止也。

傳　經　解

人之經脈，自皮毛以至筋骨，不過六層，太陽在表，次爲陽明，次爲少陽，次爲太陰，次爲少陰，次爲厥陰，厥陰者[4]，經脈之在裏者也。風寒感襲，受自皮毛，故太陽先病。經氣鬱隆，不得外泄，次第內浸[5]，相因而發，日傳一經，六日而遍。此一定之事，不以風寒温熱而異同也。温病內熱素積，感必盡傳，風寒之家，起於外感，不緣內傷，或有一經兩經而即已者。此本氣之旺而外感之輕，不至成病者，及其成病，則挨次遍傳。

---

〔1〕第　但也。《史記·陳平世家》："陛下第出僞遊雲夢，會諸侯於陳。"《注》："第，且也，但也。"

〔2〕金書　即金書鐵卷。"金書鐵卷"，古代頒賜功臣，籍以世代享受某種特權之契券。又名丹書鐵卷。在此借指典籍。

〔3〕玉訣　義同金書。

〔4〕厥陰者　其前原衍"感"字，據閩本、蜀本刪。

〔5〕浸(qīn侵)　通"侵"。《列子·湯問》："浸減龍伯之國。"

此風寒之大凡也。

雖遍傳六經，而未經汗解，則太陽表證，必不能罷。太陽不罷，則不拘傳至何經，凡在六日之内，總以太陽爲主，寒宜麻黄，風宜桂枝，無用餘方也。若在經失解，裏氣和平，則不至内傳，如裏氣非平，表鬱裏應，陽盛則入陽明之府，陰盛則入三陰之藏。府熱則宜涼瀉，藏寒則宜温補。

凡人陽盛則生，陰盛則死。風寒傳藏，陰盛而滅微陽，早用温補，固難盡生，風寒傳府，陽盛而爍微陰，遲用涼瀉，亦或致死。較之前在營衛，逆順霄壤〔1〕，此誠危急存亡之秋也。

仲景爲六經分篇，而太陽一經，不皆表證，其間有陽盛而入府者，有陰盛而入藏者。但病入藏府，而經證未罷，是以屬之太陽。雖屬太陽，而内入藏府，是皆太陽之壞病也。至於陽明之篇，則全是府病。陽明經證，乃府病連經，而非止經病也。三陰之篇，則全是藏病，三陰經病，乃藏病連經，而非止經病也。少陽之篇，則半是府病，半是藏病。少陽居表陽裏陰之介，陽盛則傳府，陰盛則傳藏，故藏府兼有。少陽經證，乃藏病府病之連經，而非止經病也。若但是經病，則全統於太陽一經，不必另分立六經之篇也。

此義自仲景而後，千載無知者。郊倩程氏，比之諸家，微有一綫螢光，而誤以藏府之病爲經證，因謂傷寒不傳經，謬矣。至喻嘉言輩，醉魔迷蒙，其於此理，一字不解也。

裏　氣　解

風寒之傷人也，不能爲寒，不能爲熱，視乎人之裏氣而爲〔2〕變者也。裏氣和平，則府熱不作，藏寒不動，終始在經，不能内

---

〔1〕霄壤　“霄”《廣韻》：“霄，近天氣也。”“壤”，《説文》：“壤，柔土地。無塊曰壤。”“霄壤”，猶言天與地，喻相去絶遠。《東觀餘論·跋宗室爵竹畫軸後》：“自然之與彫繢，蓋不翅霄壤。”

〔2〕爲　原作“不”，據閩本改。

傳,但當發散其表邪,不必用温清補瀉之劑也。裏氣非平而表邪外束,府陽盛者,則陽鬱而生内熱,藏陰盛者,則陰鬱而生内寒。寒熱之分途,全在乎中。

太陰以濕土主令,陽明從燥金化氣,陽旺之家,則陽明司氣,胃府生其燥熱,陰旺之家,則太陰當權,脾藏生其濕寒。濕寒者,水氣也,燥熱者,火氣也。脾以陰土而含陽氣,陽升則化火,胃以陽土而含陰精,陰降則化水。水寒而流濕,火熱[1]而就燥。土者,水火之中氣也,故火盛則燥熱傳於戊土,水盛則濕寒傳於己土,此藏寒府熱之[2]所由來也。然己土之性濕,庚金之性燥,濕者,太陰脾土之本氣,燥者,陽明胃土之子氣也,子氣不敵本氣之旺,故濕盛者多而燥盛者少。

蓋水偏勝則病濕寒,火偏勝則病燥熱,而陰陽平者,則燥易消而濕易長。緣土居水火之中,水火交蒸,但能生濕,不能生燥,則濕有日增而燥有日減,自然之事。況五行之理,水能剋火,火不能[3]剋水,故火常敗而水常勝。此寒熱燥濕進退消長之大凡也。

後世庸工,悖繆不通,乃有傳經爲熱、直中爲寒種種胡説。千載不得解人,何可期之旦暮閒也。

---

〔1〕熱　原作"温",據蜀本、閩本改。
〔2〕之　原脱,據閩本、蜀本補。
〔3〕能　原脱,據閩本、蜀本補。

傷寒說意卷一

東萊都昌黃元御解
門人畢維新述

風寒原委

　　四時之氣，木旺於春，水旺於冬。春木發升，則陽氣敷布而爲風，冬水蟄藏，則陰氣凝肅而爲寒。春非無寒，究竟風多而寒少，冬非無風，究竟風少而寒多。春之有寒者，春行冬令，非春氣之正也，冬之有風者，冬行春令，非冬氣之正也。感春之風者，謂之中風，其閒雖有傷寒，而不及中風之多也，感冬之寒者，謂之傷寒，其閒雖有中風，而不及傷寒之多也。

　　氣血在經，是謂營衛，營行脈中，爲衛之根，衛行脈外，爲營之葉。平人衛氣在外而內交於營，營血在內而外交於衛，營衛調和，是以無病。衛司於肺，營司於肝，肺金下行，則生腎水，是以衛氣清降而産陰精，肝木上升，則生心火，是以營血溫升而化陽神。氣行皮毛，衛氣清降，則腠理闔〔1〕，闔則中風而不傷寒，血行經絡，營血溫升，則孔竅開，開則傷寒而不中風。寒傷營者，因冬日之天溫而竅開也，風傷衛者，因春日之氣涼而竅闔也。營傷則衛病，以營血束閉其衛氣，故衛鬱而表寒。以寒性閉澀而〔2〕血性發揚，血發揚而竅開，寒以收之，而愈欲發揚，發而不透，則外裹衛氣，而生表寒。衛傷則營病，以衛氣遏逼其營血，故營鬱而裏熱。以風性浮散而氣性斂肅，氣斂肅而竅闔，風以泄之，而愈欲斂肅，斂而不啟，則內遏營血，而生裏熱。風寒外襲，營衛裏鬱，是以病作。營衛二氣，分司

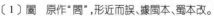

〔1〕闔　原作“閤”，形近而誤。據閩本、蜀本改。
〔2〕而　原脫，閩本、蜀本補。

於肺肝而總統於太陽，故太陽經病，有〔1〕風傷衛氣、寒傷營血之不同也。

　　風寒外感，病在經絡，經絡藏府，實相表裏，在經失解，陽盛則傳陽明之府，陰盛則傳太陰之藏，入藏則但寒而不熱，入府則但熱而不寒。此其中雖緣於裏氣之不同，亦原於外邪之攸判。蓋衛氣爲陽，然氣降而化水，則自陽而之〔2〕陰也。陽氣之中，已胎陰魄，故營傷而衛病者非無府熱，而下寒者居多。營血爲陰，然血升而化火，是自陰而之陽也。陰中之血，已抱陽魂，故衛傷而營病者亦有藏寒，而上熱者爲衆。衛司於肺而實根於陽明，胃乃化氣之原也。陽明從燥金化氣，陽衰而入藏，藏寒則燥化而爲濕。營司於肝而實根於太陰，脾乃生血之本也。太陰以濕土主令，陰衰而入府，府熱則濕化而爲燥。外感之病，入藏而生濕寒，來自傷寒者，較多於中風，入府而生燥熱，來自中風者，較多於傷寒。究之中風原是外熱，傷寒原是外寒，而其藏府之寒熱，終關於裏氣者居多也。

　　營衛之氣，第宜外發，不宜內陷。寒傷營者，營閉其衛，衛氣外發，則汗出而病解，風傷衛者，衛閉其營，營血外發，則汗出而病愈。府熱則營血內陷而不外發，藏寒則衛氣內陷而不外發〔3〕。故寒傷衛病，府陽旺者多生，藏陰盛者多死，以藏陰盛則衛氣內脱，府陽頹敗而死也，中風營病，藏陰旺者多生，府陽盛者多死，以府陽盛則營血內蒸，藏陰涸竭而死也。府陽盛則衛氣不陷，設其過盛而生內熱，一用清散，則衛發而汗出，藏陰盛則營血不陷，設其過盛而生內寒，稍用温散，則營發而汗出。若陰陽和平之家，營病則多外熱，外熱入府，則宜清裏，裏陽非虚，不至內寒也，衛病則多外寒，外寒入藏，則宜温裏，裏陰非虚，不至內熱也。衛氣之發，賴乎陽明，衛病者，不可瀉戊土之陽氣，故胃熱盛滿，仲景有緩攻之法，營血之發，賴乎太

〔1〕有　原作“則”，據閩本、蜀本改。
〔2〕之　至也。《列子·湯問》：“臣恐彼國之不可升之也。”《釋文》：“之，至也”。
〔3〕藏寒則衛氣內陷而不外發　原脱，據閩本、蜀本補。

陰,營病者,不可瀉己土之陰精,故府熱傷陰,仲景有急下之
條也。

中風之家,陰氣不衰,足以濟陽,則外熱雖盛而不入陽明
之府,傷寒之家,陽氣不衰,足以濟陰,則外[1]寒雖盛而不入
太陰之藏。六日經盡,營衛鬱隆,既無內陷之路,自當外發皮
毛,泄而爲汗,是以在經則爲順。若在經失解,陽盛而入府,陰
盛而入藏,藏寒則陰勝而陽亡,府熱則陽亢而陰亡,死不旋踵,
最可慮也,是以入府入藏則爲逆。府熱而用涼瀉,藏寒而用溫
補,補瀉無差,藏寒者不無生望,府熱者亦有危機。死者無論
矣,其生者未爲大逆,然究不如在經之爲順也。

風寒之邪,感在經絡,經絡雖病,萬不至死。陽盛入府,藏
陰消亡,陰盛入藏,府陽頹敗,則九死不獲一生。若藏寒已動
而府陽未絶,足以溫其凝冱,府熱既作而藏陰未竭,足以潤其
枯燥,則病極危劇而不至於死。然陰陽偏盛,勻[2]有死理,究
竟陰亡而死者少,陽亡而死者多。以陰易長而陽易消,死於陽
敗者不止八九,死於陰虧者未能二三。若傷寒、溫病之外,凡
諸內傷雜病之門,則陰虧而死者,絶無而僅有矣。

太 陽 經

提 綱

太陽以寒水主令,外在皮毛,衛護周身,爲六經之綱領,故
其脈浮。一被風寒,則皮毛閉塞,此經先病。其經起兩目之內
眥,自頭下項,行身之背,挾脊抵腰,由外踝而走小指。風寒外
束,經脈不舒,故頭、項、腰、脊、骨節疼痛。其脈連於督脈之風
府,穴在頭後,其竅常開,風寒傷人,皆自風府之穴傳之太陽。

---

[1] 外　原作"內",據閩本、蜀本改。
[2] 勻　同"均"。《集韻》:"勻,與均同。"

肝司營血,行於經絡,肺司衛氣,行於皮毛,而皆統於太陽。風則傷衛,寒則傷營,營衛感傷,太陽所以病也。

太陽中風桂枝湯證

衛秉金氣,其性清肅,清肅則竅閉,閉則無汗。風以泄之,衛氣不斂,則汗出。衛以收斂爲性,風愈泄而衛愈閉,閉而不開,故鬱遏營血,而爲内熱。風性疏泄,孔竅不秘,是以惡風。風性浮散,是以脈緩。衛司於肺,肺竅於鼻,衛鬱不能外達,逆行鼻竅,則見鼻鳴。衛統於陽明,衛氣裹束,陽明不降,則生乾嘔。桂枝湯,桂枝行經脈之鬱,芍藥瀉營血之熱,甘草培中,大棗補其脾精,生薑瀉其肺氣,此中風之法也。

桂枝湯一

桂枝一兩　芍藥一兩　甘草七錢,炙　生薑一兩,切　大棗十二枚,劈

水七杯,煎三杯,溫服一杯,飲熱稀粥一杯,覆衣取微汗。不汗,再服一杯。又不汗,盡服之。又不汗,再煎一劑,如前法。禁生冷、黏滑、肉、麪、酒、酪、五辛、臭惡之物。

太陽傷寒麻黃湯證

營秉木氣,其性溫散,溫散則竅開,開則有汗。寒以斂之,營血不達,則無汗。營以發達爲性,寒愈斂而營愈發,發而不透,故裹束衛氣,而生表寒。寒氣閉藏,衛陽鬱陷,是以惡寒。寒性閉澀,是以脈緊。經氣迫束,則見體痛。胃主降濁,陽明不降,濁氣上湧,則生嘔逆。衛司於肺,肺氣阻逆,故作喘促。麻黃湯,麻黃瀉衛氣之鬱,杏仁降肺氣之逆,桂枝通經,甘草培土,此傷寒之法也。

麻黃湯二

麻黃一兩　桂枝七錢　杏仁七十枚,去皮尖　甘草七錢,炙

水九杯,先煎麻黃,減二杯,去沫,入諸藥,煎二杯,溫服大半杯,覆衣取汗,不用飲粥。餘如服桂枝法。

太陽風寒兩感桂麻各半湯證

　　傷寒營閉衛鬱，則生表寒，中風衛閉營鬱，則生裏熱，風寒雙感，營衛俱傷，則寒熱往來，形狀如瘧。蓋寒傷營則營欲泄，泄而不透，故斂束衛氣而爲寒，風傷衛則衛欲閉，閉而不開，故遏逼營血而爲熱，營鬱熱發，及其衛衰而營血外乘，又束衛氣而寒來，衛鬱寒生，及其營衰而衛氣外乘，又遏營血而熱來，此先中於風而後傷於寒，營衛交爭，迭爲勝負之故也。若其人便調不嘔，寒熱頻發，日二三度，脈微緩者，是正氣頗旺，不久將發，病爲欲愈，無用治也。若脈浮而緊，面熱身癢，是陽爲陰鬱，欲發而未能也。仲景脈法[1]：寸口脈浮而緊，浮則爲風，緊則爲寒，風則傷衛，寒則傷營，營衛俱傷，骨節煩疼，當發其汗。宜桂枝麻黃各半湯，雙瀉營衛也。

　　若其寒熱不頻，日僅再作，是其正氣之虛，不能頻發，而風多寒少，衛鬱不盛，宜桂枝二麻黃一湯，重瀉其營而輕瀉其衛也。

　　如其發熱作渴，脈浮而洪大者，是兼有裏熱，宜桂枝二越婢一湯，稍清其内熱也。

桂枝麻黃各半湯三

　　桂枝五錢　芍藥三錢　甘草三錢　生薑三錢　大棗四枚
麻黃三錢　杏仁二十四枚

　　水五杯，先煮麻黃，去上沫，入諸藥，煎杯半，温分三服。

桂枝二麻黃一湯四

　　桂枝五錢　芍藥四錢　甘草三錢，炙　生薑四錢　大棗五枚
麻黃二錢　杏仁十六枚，去皮尖

　　水五杯，先煑麻黃，去沫，入諸藥[2]，煎二杯，温服一杯，日再服。

---

〔1〕仲景脈法　指《傷寒論·辨脈篇》。
〔2〕入諸藥　原脱，據閩本、蜀本補。

桂枝二越婢一湯五

桂枝二錢　芍藥二錢　甘草二錢　生薑三錢　大棗四枚
麻黄二錢　石膏二錢,碎,綿裹

水五杯,煎二杯,温服一杯。

太陽中風大青龍湯證[1]

中風,脈浮緩而有汗,傷寒,脈浮緊而無汗,若中風脈緊身
疼,發熱惡寒,無汗而煩躁者,是衛氣閉斂,風不能泄,營熱鬱
遏,莫由外達,故證似傷寒,而加以煩躁。經熱不解,内傳於
胸,則見燥渴。宜大青龍湯,麻黄瀉其衛鬱,石膏清其肺熱,經
熱清散,燥渴自止。然青龍發汗,最善亡陽,必無少陰證者,而
後可用。

若脈微而弱,汗出惡風者,是腎陰盛而衛陽虚,風能疏泄
而衛不閉斂,慎勿服此。服之汗多陽亡,遂入少陰之藏,則四
肢厥逆,筋惕肉瞤。此爲逆治,宜以真武湯救之。蓋四肢秉氣
於脾胃,汗瀉中焦温氣,陽亡土敗,寒水上淩,四肢失秉,故手
足厥逆。水寒土濕,木鬱風動,經脈撼摇,故筋肉動惕。真武
湯燥土瀉濕,温寒水而滋風木也。真武湯在少陰。

大青龍湯六

麻黄二兩　桂枝七錢　甘草七錢,炙　杏仁五十粒　石膏雞
子大,研　生薑一兩　大棗十二枚

水九杯,煎三杯,温服一杯,取汗。不汗,再服。汗多者,
温粉粉之。汗多陽亡遂虚,惡風煩躁,不得眠也。

衄　血

傷寒皮毛外閉,衛氣莫泄,經脈[2]鬱隆,而傍無透竅,勢
必上尋出路,發於鼻孔。衛氣升騰,衝逼營血,隨而上溢,是爲

---

〔1〕太陽中風大青龍湯證　原作“太陽風寒大青龍證”,據閩本、蜀本、集成本、石印
本改。
〔2〕脈　原作“盡”,據閩本、蜀本、集成本、石印本改。

衄證。衄則衛泄病除，亦同汗解。但營血上溢，損傷頗重，此麻黃、青龍之證，失不早服，故至於此。將衄之時，必先脈浮頭痛，鼻燥口乾。此際早以麻黃發表，則無衄理。若衛鬱熱盛，宜加石膏、生地，發衛氣而涼營血也。

太陽傷寒小青龍湯證〔1〕

太陽表證不解，陽虛之人，積水鬱動，或熱渴飲冷，新水不消，乘表邪外束，泛濫逆行，客居心下，阻陰陽交濟之路，致令胃氣上逆，而爲嘔噦，肺氣上逆，而爲咳喘，膽火上逆，而爲燥渴，土濕木賊，而爲泄利，土濕木鬱，而少腹脹滿，小便不利。裏水外寒，纏綿不解，是爲異日内傳三陰之根。小青龍湯，麻、桂，發汗以瀉積水，半夏降逆而止嘔噦，薑、辛、五味，下氣而平咳喘也。

小青龍湯七

麻黃一兩　桂枝一兩　甘草七錢　芍藥一兩　半夏一兩
細辛一兩　乾薑七錢　五味一兩五錢

水十杯，煎三杯，溫服一杯，覆衣。若微利者，去麻黃，加芫花如雞子大，熬令赤色。若渴者，去半夏，加栝蔞根一兩。若噦者，去麻黃，加附子一枚，炮。若小便不利，少腹滿者，去麻黃，加茯苓一兩四錢。若喘者，去麻黃，加杏仁二兩八錢，去皮尖。

太陽風寒白虎湯證

太陽經病，而兼内熱，是大青龍證。經病已解，内熱未清，肺津消耗，續成燥渴，宜白虎湯，知母、石膏，清其肺金，甘草、粳米，培其脾土。

蓋辛金化氣於濕土，戊土化氣於燥金，太陰旺則辛金化氣而爲濕，陽明旺則戊土化氣而爲燥，燥勝其濕，則辛金亦化而

---

〔1〕太陽傷寒小青龍湯證　原作"太陽傷寒小青龍證"，據閩本、集成本改。

爲燥，濕勝其燥，則庚金亦化而爲濕。陽明承氣湯證，是庚金主令而戊土化氣，兩府俱燥者。如此則己土亦且化燥，辛金必不化濕，辛金一燥，定生燥渴。然則太陽白虎證，即陽明承氣證之初氣也，此宜白虎早清金燥，莫使燥氣傳府，致用承氣。若氣虛者，宜白虎加人參湯，保其中氣，恐其寒中而陽敗也。

白虎湯八

石膏五兩,研　知母二兩　甘草七錢　粳米二兩

水十杯，煮米熟湯成，溫服一杯，日三服。

白虎加人參湯九

石膏五兩,研〔1〕　知母二兩　甘草七錢　粳米二兩　人參一兩

水十杯，煮米熟湯成，溫服一杯，日三服。

大青龍乃中風之方，白虎乃傷寒之方〔2〕，表病不同，而裏證則同。傷寒衛鬱之病，而衛氣化於胃土，胃陽不足，則傳脾藏而病寒濕者，較多於中風，而内熱渴燥者頗稀，中風營鬱之病，而營血化於脾土，脾陰不足，則傳胃府而病燥熱者，較多於傷寒，而脈緊無汗者頗少。是青龍之麻黄，究爲傷寒所宜，白虎之石膏，究爲中風所宜。然中風非無青龍證，故大青龍湯舉中風以立法而概傷寒，傷寒非無白虎證，故白虎湯舉傷寒以立法而概中風。其實，青龍、白虎，乃風寒共用之方，但須識得中風而有青龍證，傷寒而有白虎證，則仲景心法，此日猶傳矣。

太陽傷寒五苓散證

太陽經病不解，或陽虛之人。宿水鬱動，或熱渴飲冷，新水不消，水邪阻隔，相火不降，煩渴思飲，而以水投水，莫能容受，入口則吐，名爲水逆。是爲表裏不解，宜五苓散，桂枝外通其經，白术、苓、澤，内瀉其水也。

---

〔1〕研　原脱，據閩本補。
〔2〕方　原作"法"，據閩本、蜀本改。

膀胱者，津液之府，水道藏焉，氣化則能出。蓋水入於胃，脾陽蒸動，化爲霧氣，以歸於肺，肺氣清降，化爲雨露，而歸膀胱，所謂氣化也。而水之化氣，氣之化水，全緣土燥，土濕不能蒸水化氣，注積藏府，一遇表邪外束，泛溢逆行，是名水逆。五苓燥土瀉水，通經發汗，多飲暖[1]水助之，使積水化氣，泄於汗孔，表裏雙解。此後水飲氣升露降，而歸水府，不至嘔吐矣。

若傷寒汗出而渴者，亦用此方。以汗後陽泄濕動，相火逆升，而刑肺金，故作渴燥也。

若汗出而不渴者，濕氣稍輕，茯苓甘草湯主之。

凡太陽中風，理應發表者，若以冷水潠灌，致令汗孔閉塞，煩熱彌增。衛氣欲發，鬱於孔竅，不能透泄，因而皮膚粟起。其相火上逆，意欲飲水，而内無燥熱，其實不渴。是緣表邪之外束而水氣之内作也，輕者，用文蛤散，重者，必用五苓瀉水。如水濕上泛，寒實[2]結胸，内無熱證，宜用三物小陷胸湯，破其凝結。重者，小陷胸湯不能奏效，二白散亦可服也。小陷胸湯在結胸。

五苓散十

茯苓二錢四分　猪苓二錢四分，去皮　澤瀉四錢　白术二錢四分　桂枝一錢七分

爲末，白飲和服一湯匙。多飲暖水，汗出愈。

茯苓甘草湯十一

茯苓七錢　桂枝七錢　生薑七錢　甘草三錢，炙

水四杯，煎二杯，溫分三服。

文蛤散十二

文蛤一兩七錢

爲末，沸湯半杯，合服一湯匙。

---

〔1〕暖　原作"熱"，據閩本、蜀本改。

〔2〕實　原作"濕"據閩本、蜀本、《傷寒懸解·太陽經上篇》、《傷寒論·辨太陽病脈證并治下》改。

二白散十三

桔梗三分　貝母三分　巴豆一分,去皮心膜,煮,研如脂

二物爲末,入巴豆,白中搗勻,白飲和服,强人半錢,羸者減之。在胸上必吐,在膈下必利。不利,食熱粥一杯,利下不止,食冷粥一杯。身熱,皮粟不解,欲引衣自覆者,或以冷水潠灌,閉其皮毛,熱增無汗,彌生燥煩者,水氣一升,必生寒結,宜用此方。若汗出而腹痛者,血亡而木燥也,加芍藥一兩,清其風木。

太陽風寒抵當湯證

太陽表寒不解,經熱内傳,結於膀胱。膀胱者,太陽之府,經府合邪,熱結血分,則其人如狂,以心主血而藏神,血熱則神亂也。其結血自下者愈,結血不下,必須攻之。若經證未解,不可攻也,攻之恐衛氣内陷,當先解其表,表解後,但覺少腹急結者,乃可攻之。宜桃核承氣湯,破其結血。

如日久病重,身黃而脈沉結,其人發狂者,此熱在下焦,少腹必當鞕滿。其血海結燥,桃核承氣不勝其任,非抵當湯不能開。須驗其小便,小便不利者,是膀胱濕熱,非血證也,若小便自利,則血證無疑。宜抵當湯、丸,相其緩急治之,少腹石鞕者,用湯,滿而不鞕者,當用丸藥緩攻也。

桃核承氣湯十四

桃仁五十枚,去皮尖　大黃一兩四錢　芒硝七錢　甘草七錢,炙　桂枝七錢,去皮

水七杯,煎二杯半,去渣,入芒硝,微沸,溫服半杯,日三服。當微利。

抵當湯十五

水蛭三十枚,熬　䗪蟲三十枚,去足翅　桃仁三十粒,去皮尖　大黃一兩,酒浸

共〔1〕爲末,水五杯,煎三杯,溫服一杯。不下,再服。

---

〔1〕共　原脱,據閩本,《傷寒懸解·太陽經上篇》補。

抵當丸十六

水蛭二十枚　䖟蟲二十五枚　桃仁二十五枚　大黃一兩

共〔1〕爲末，和分四丸，水一杯，煎一丸，至大半杯服之。晬時當下血，不下再服。

太陽傳經

太陽經外在皮毛，感冒風寒，皮毛閉塞，營衛鬱遏，不得外發，自當内傳，二日陽明，三日少陽，四日太陰，五日少陰，六日厥陰。六經既遍，若藏寒不生，府熱不作，宮衛無内陷之路，勢必外發皮毛，泄而爲汗。

其感之重者，六日經盡表〔2〕解，而病不遽除。中風之家，營鬱熱盛，多有六日表解之後，餘熱未消，猶不霍然。俟至十二日，經熱全消，而後悉愈。甚者經盡表解，又必再經。

凡汗解之後，頭痛又作，是病後而欲再傳也。以經熱未清，但遇一切風寒、飲食、喜怒、勞倦，營衛一鬱，餘熱即發。陽莫盛於陽明，是宜清陽明以瀉經熱也。

六七日中，經盡汗解，是裏氣之平者。裏氣非平，陽盛則入府，陰盛則入藏，傳無定期，解無定日，視其藏府寒熱，鬱動之早晚也。

凡太陽病，頗欲作嘔，或躁煩不寧，脈候急數，此府陽素旺，因表鬱而内發，必將傳裏。若二三日不見陽明、少陽證，脈又安靜而不急數，則不至傳府。入藏之脈證，反此推之。藏府有傳有不傳，經無不傳之理也。

---

〔1〕共　原脱，據閩本、《傷寒懸解·太陽經上篇》補。
〔2〕表　原作"病"，據閩本、蜀本改。

太陽經壞病

提　綱

太陽經病,風用桂枝,寒用麻黃,風寒雙感,用桂麻各半湯[1]。中風而火鬱,用大青龍,傷寒而水鬱,用小青龍。表解而內燥,用白虎,表解而裏濕,用五苓。表退而熱結血分,用桃核承氣、抵當湯丸。治之不誤,則經邪汗解,必無壞事。

若太陽病三日,經發汗、吐、下、溫鍼諸法,仍然不解,此非入陽明之府,即入三陰之藏,是爲太陽壞病。是緣汗下補瀉,治法錯誤而然。

蓋陽盛而亡其陰,則入於府,陰盛而亡其陽,則入於藏,雖太陽表證未解,然不可作太陽病治。相其脈證,知其所犯何逆,隨證治之也。

太陽壞病入陽明府證

汗下後脈浮

太陽經病,陽盛亡陰,則入陽明胃府,中風之家,營熱內鬱,多傳陽明之府。其脈浮者,則病在表而宜汗。汗之不愈者,汗未透也,其脈必猶浮,雖內有下證,必當先解其外。醫見汗之不愈,遽用下藥,不知浮脈猶存,表證未解,病必不愈,此仍當解外乃愈,宜桂枝湯,解其表邪也。方在太陽。

---

〔1〕湯　閩本、蜀本無此字。

傷寒說意卷二

東萊都昌黃元御解
門人畢維新述

汗下後小便不利

汗下後小便不利者，亡津液也。津液續復，必當自愈。重者用潤燥養津之法，人參白虎、方在太陽。竹葉石膏方在傷寒類證〔1〕。俱可。

汗下後汗出發〔2〕喘

中風汗下之後，外無大熱，汗出而喘者，此表邪未解，營衛鬱遏，肺氣阻逆而不降也。不可再用桂枝，宜麻杏石甘湯，瀉熱而降逆也。

喘有寒熱不同，汗後裏熱未清，或生外煩，因以冷水澆之，冀除其熱，皮毛寒閉，鬱其內熱作喘，此熱喘也。汗後陽虛津涸，或生渴燥，因而飲冷不消，隔其肺氣作喘，此寒喘也。

麻黄杏仁甘草石膏湯十七

麻黄一兩四錢　杏仁五十枚　甘草七錢　石膏二兩八錢

水七杯，煎二杯，溫服一杯。

汗下後煩渴

服桂枝湯，大汗出後，煩渴不解，脈又洪大者，汗亡津液也。津液雖耗，而汗泄陽虛，宜人參白虎，方在太陽。滋其枯燥。凡吐下之後，七八日不解，發熱〔3〕惡風，舌燥心煩，大渴飲冷，欲得數碗而後快者，概宜人參白虎也。

汗下後昏冒

凡汗下之後，陽氣既泄，陰液亦亡。陽氣內陷而陰氣外束，因生昏冒。冒家汗出則愈，緣皮毛既開，陽氣外達，故神明

---

〔1〕傷寒類證　指《傷寒懸解・傷寒類證》。

〔2〕發　閩本、蜀本、集成本作“而”。

〔3〕熱　原作“汗”據閩本、蜀本、集成本、石印本，《傷寒論・辨太陽病脈證并治下》改。

慧爽。若[1]汗出表和,而燥熱内鬱,裏氣未和,然後下之。

汗後惡熱

陽虛之人,汗則亡陽,陰虛之人,汗則亡陰。汗後惡寒者,陽亡而表虛也,不惡寒而惡熱者,陰亡而裏實也,宜早以調胃承氣,清其裏熱也。方在陽明。

火劫亡陰

風家營鬱發熱,宜涼營發表,瀉其淫蒸。若以火劫發汗,風火合邪、逼蒸營血,其身必病發黄。陽盛於上,則血必衄。陰虛於下,則小便爲難。陰分陽分之津俱竭,則皮膚枯燥不潤。熱無泄路,熏蒸頭上爲汗,頸下全無。胃氣鬱遏而腹滿,肺氣阻逆而作喘,口乾咽爛,或大便不行。久而譫妄不明,甚至惡心嘔噦,手足躁擾,撚衣摸牀。此其昏迷煩亂,陽亢極矣。若小便利者,水源未竭,尚可救藥。

營生於太陰,太陰濕土,一得熱氣鬱蒸,必發黄色。宜瀉熱而滲濕,用猪苓湯加石膏、知母、生地、丹皮。濕熱退而陰氣復,可以生也。

火熨亡陰

太陽二日,方傳陽明之經,遽見煩躁,是胃陽素盛,將欲入府。不知者見其煩躁,以爲陽鬱欲汗,反熨其背,以發大汗。火氣入胃,水竭土燥,煩躁愈加。燥熱熏心,必發譫語。火氣升騰,所熨之汗,但見上焦,從腰以下絶無,大便乾鞕,小便不利,上熱欲嘔而足下厥冷,反惡風寒,以其火升而不降也。其燥火鬱蒸,微陰内敗,陰絶則死,陰復則生。

若十餘日間,忽戰寒振慄而自下利者,此欲解也。蓋陽氣欲發,而微陰外束,不能遽發,是以振慄。陽氣一發,則陰復而

---

〔1〕若 原脱,據閩本、蜀本補。

利下，胃熱後瀉，是以解也。利下之後，忽覺頭痛足熱，則中脘鬱火上下通達，穀氣四周，霍然愈矣。

火逆傷血

風家營鬱熱發，而熱未入府，其脈必浮，脈浮便宜汗解。若以火灸之，熱因火盛，以致血海瘀結，腰下重痹，此名火逆。凡被火熏，不得汗出，必生煩躁。經盡不能汗解，傷其厥陰之經，則病下血，此名火邪。脈浮發熱，此是陽氣之實，實證而以虛治，誤用灸法，熱因火盛，必動其血，非從便下，則自口出也。

大抵微數之脈，皆陰虛血熱，慎不可灸，灸之火氣燔爍，微陰傷敗，焦骨傷筋，血燥難復。一火之力雖微，內攻之害甚大也。

太陽壞病入太陰藏證

汗後發渴

太陽經病，陰盛陽亡，則入太陰脾藏。如大汗之後，亡其胃津，以致土燥生煩，不得眠臥，時欲飲水者，此將成人參白虎證。宜少少與水，滋其土燥，令胃氣調和則愈。以在大汗之後，陽氣新虛，恐飲冷多而土敗也。若燥熱大作，少水不救盛火，則用白虎。方在太陽。若汗後脈浮，小便不利，熱微消渴者，則是陽虛濕動，宜用五苓。蓋脾土濕陷，木鬱生風，津亡燥動，是以消渴。疏泄不行，故小便不利。五苓燥土濕而達木鬱，通經解表，是良法也。汗泄陽虛，陰濕易動，凡脈候浮數，口渴心煩，而所飲不多，多便不受，即是五苓證，勿服白虎也，方在太陽。

汗後亡陽

傷寒本當發汗，若使脈浮自汗，溺數心煩，惡寒不甚，腳攣不伸，此是陽明證，不宜發汗。自汗者，府熱外蒸，小便數者，大便必鞭,心煩者,燥土上熏,寒微者,惡寒將罷,脚攣者,木燥筋縮,此宜調胃承氣。方在陽明。醫以脈浮自汗,病象中風,反與桂枝湯加附子而增桂枝,令其大汗亡陽,以致厥逆咽乾,煩躁吐逆,胃燥腸結,譫語不清。不知寸口浮大,是陽明之府證,非太陽之表寒,桂附瀉汗亡陽,熱減而燥加,火升而胃逆。宜甘草乾薑湯,溫中回陽,而降逆氣,再以芍藥甘草湯,滋木榮筋,伸其兩脚攣急,後以調胃承氣,方在陽明〔1〕。下其結糞,以止譫語,諸證全瘳矣。

若桂附發汗後,不用薑甘回陽。而重發其汗,或加燒鍼,大亡其陽,當用四逆湯,以溫水土,方在太陰。薑甘無濟矣。

甘草乾薑湯十八

甘草一兩四錢　乾薑一兩四錢

水四杯,煎杯半,溫分再服。

芍藥甘草湯十九

芍藥一兩四錢　甘草一兩四錢

水五杯,煎杯半,分溫再服。

汗後吐泄〔2〕

汗後水藥不得入口,是陽敗而胃逆。若再發其汗,則脾氣亦陷,必吐泄皆作。陽敗胃逆,而生嘔吐,脈多浮數,證多煩躁。庸工率謂火盛,不知陽氣升泄,客熱在胸,腹中虛冷,水穀不消,所以嘔也。

吐後煩吐〔3〕

太陽經病,當發熱惡寒,吐後不惡寒而欲去衣被,此吐傷胃氣,陽升而內煩也。若既不惡寒,又不發熱,關脈細數者,亦吐傷胃氣也。緣其胃陽素虛,本不堪吐,病一二日而吐之者,

---

〔1〕方在陽明　原脱,據閩本、集成本補。
〔2〕泄　原作"衄",據閩本、蜀本改。
〔3〕吐　原作"渴",諸本作"嘔",據本章經文、《傷寒懸解》卷四改。

陽升胃逆,腹中飢餒,口不能食,病三四日而吐之者〔1〕,陽升火泄,不喜熱粥,欲食冷食,冷食入腹不消,朝食暮吐,此皆火土雙敗之故。然吐雖逆治,而無大害,俟其胃陽續復,或以藥餌溫胃降逆,則嘔吐立止,非如汗下亡陽之劇也。

下後泄利身疼

傷寒陽虛胃弱,醫誤下之,續得泄利不止,而身仍疼痛者,此裏氣敗而表未解。急當先救其裏,陽回泄止,然後發表散寒,除其疼痛。救裏宜四逆湯,方在太陰。救表宜桂枝湯,方在太陽。此定法也。

下後身痛脈遲

汗泄血中溫氣,陽虛木陷而脈沉遲,經脈凝濇而身疼痛。宜桂枝湯,甘、棗培土,桂枝達木,加芍藥以清風木,加生薑以通經絡,加人參以益肝脾溫氣,補宣經脈也。

新加湯二十

桂枝一兩　甘草七錢　大棗十二枚　芍藥一兩四錢　生薑一兩四錢　人參一兩

於桂枝湯內,加芍藥、生薑各三錢五分,人參一兩,餘依原法。

下後泄利喘汗

中風,桂枝湯證,醫反下之,敗其中氣,以致泄利不止。若其脈促者,是表證未解。仲景脈法:脈來數,時一止復來者,名曰促。蓋下後裏虛,表陽內陷,爲裏陰所格,不得下行,表裏束迫,故見促象。若喘而汗出者,是胃逆肺壅,鬱生上熱,蒸其皮毛也。裏宜四逆,表宜桂枝,而膈熱壅阻,二方難用,宜葛根黃連黃芩湯,達胃鬱而清上熱,然後議溫未晚也。

---

〔1〕陽升胃逆……病三四日而吐之者　原脫,據閩本、蜀本,《傷寒懸解》卷四補。

葛根黃連黃芩湯二十一

葛根二兩八錢　黃連三錢五分　黃芩七錢　甘草七錢

水八杯,先煮葛根,減二杯,入諸藥,煎二杯,分溫再服。

下後胸滿發喘

太陽病,下後胸滿者,胃敗而氣逆也。胃氣上逆,濁陰不降,肺氣壅塞,是以胸滿。若兼脈促,則表證未解,宜桂枝去芍藥之酸寒,以解表邪。若微惡寒者,則腎陽亦敗,不止脾陽之虛,宜桂枝去芍藥加附子湯,溫其腎水也。若微喘者,亦胃氣之上逆也,胃逆而肺氣鬱阻,是以發喘。此較胸滿頗重,當瀉其逆氣,宜桂枝加厚朴杏子湯,瀉肺而降逆也。凡喘家用桂枝湯,必加厚朴、杏仁,利其壅塞,下其衝逆,此定法也。

桂枝去芍藥湯二十二

桂枝一兩　甘草七錢　生薑一兩　大棗十二枚

水五杯,煎二杯,溫服一杯。

桂枝去芍藥加附子湯二十三

桂枝一兩　甘草七錢　生薑一兩　大棗十二枚　附子一枚,炮,去皮臍,破八片

水七杯,煎二杯,溫服一杯。

桂枝加厚朴杏子湯二十四

桂枝一兩　芍藥七錢　甘草七錢　生薑一兩　大棗十二枚　厚朴七錢,炒　杏子五十粒

水七杯,煎二杯,溫服一杯。

汗下後心下滿痛小便不利腹滿心煩

太陽病,服桂枝未解,因復下之,致心下滿而微痛,小便不利,此下傷中氣,陽敗濕生,膽胃上逆而肝脾下陷也。而表證未解,依然頭項強痛,發熱無汗,是雖以表邪外束,而實緣裏氣之內鬱。宜桂枝湯去桂枝之發表,加茯苓、白术,去濕而燥土也。

心下滿者,腹滿之漸也,若發汗後,腹脹滿者,陽泄土敗而濁陰上逆也。宜厚朴生薑甘草半夏人參湯,補中而降濁也。

若下後腹滿,加以心煩,臥起不安者,濁陰上逆[1],肺氣埋鬱,化生敗濁,陽阻而生上熱也[2]。宜梔子厚朴湯,清熱而吐瘀濁,降逆而瀉脹滿也。

桂枝去桂加茯苓白术湯二十五

芍藥七錢　甘草七錢　生薑一兩　大棗十二枚　茯苓一兩　白术一兩,炒

水八杯,煎三杯,溫分三服。小便利則愈。

厚朴生薑甘草半夏人參湯二十六

厚朴五兩五錢,炙　生薑二兩五錢　甘草七錢　半夏二兩五錢　人參三錢五分

水十杯,煎三杯,溫服一杯,日三服。

梔子厚朴湯二十七

梔子十四枚,劈　厚朴一兩四錢,薑炙　枳實四枚,水浸,去穰,炒

水三杯,煎一杯半,分二服。溫服一服,得吐者,止後服。

汗吐下後心煩

汗後外熱不退,心裏微煩者,土敗中寒,濁陰上湧,陽格而生外熱,宜梔子乾薑湯,溫中清上而吐瘀濁也。若或下或汗後,心煩身熱,胸中窒塞者,是敗腐阻其肺氣,瘀鬱而生上熱,宜梔子豉湯,湧吐其敗濁也。凡或汗或吐或下後,虛煩不得眠睡,甚而反覆顛倒,心中懊憹無奈者,皆緣肺氣壅遏,敗濁埋塞,悉宜梔子豉湯吐之。若煩而少氣者,中氣之虧也,宜梔子甘草豉湯,以扶其土。若煩而兼嘔者,胃氣之逆也,宜梔子生薑豉湯,以降其逆。但梔子苦寒,最瀉脾陽,如病人平日大便

---

〔1〕上逆　原作"逆上",據閩本、蜀本乙轉。

〔2〕陽阻而生上熱也　閩本、蜀本作"陽阻而陰格,生上熱也"。

微溏者，便是脾陽之虚，不可服也。

栀子乾薑湯二十八

　　栀子十四枚，炒　乾薑七錢

　　水三杯，煎杯半，分三服。温進一服，得吐者，止後服。

栀子豉湯二十九

　　栀子十四枚　香豉一兩四錢，綿裹〔1〕

　　水四杯，先煎栀子，存二杯半，入香豉，煎杯半，分温二服。
得吐者，止後服。

栀子甘草豉湯三十

　　栀子十二枚　甘草七錢　香豉一兩四錢

　　煎如前法。得吐，止後服。

栀子生薑豉湯三十一

　　栀子十二枚　生薑一兩八錢　香豉一兩四錢

　　煎如前法。得吐，止後服

太陽壞病入少陰藏證

汗後表虚漏泄惡風惡寒

　　太陽經病，土負水勝，則入少陰腎藏。如汗後漏泄不止，
表疏惡風，小便艱難，四肢微急，屈伸不柔者，此汗泄而陽亡
也。經絡之陽，根於腎水，宜桂枝加附子湯，以培陽根也。

　　若汗後表病不解，反惡寒者，亦汗亡營中之陽也。宜芍藥
甘草附子湯，甘草培土，芍藥斂〔2〕營，附子温腎水而暖營
血也。

　　若下後復汗，身體振寒，脈候微細，以下亡其裏陽，汗亡其
表陽，致内外俱虚故也。

桂枝加附子湯三十二

　　桂枝一兩　芍藥一兩　甘草七錢　生薑一兩　大棗十二枚

---

〔1〕綿裹　原作“綿緾”，據閩本、蜀本改。

〔2〕斂　原作“泄”，據閩本、蜀本改。

附子一枚,炮

　　煎如桂枝湯法。

芍藥甘草附子湯三十三

　　芍藥一兩　甘草一兩　附子一兩

　　水五杯,煎杯半,分溫再服。

汗吐下後心滿氣衝頭眩身搖心悸肉瞤

　　傷寒吐下後,心下逆滿,氣上衝胸,起則頭眩,脈沉而緊者,土敗陽虚,濁陰上乘也。又復發汗,以亡經中之陽,溫氣外泄,血冷木枯,風動身搖,振振不已。此其病在經絡,根原藏府,緣於水泛土濕,木鬱風勛。宜苓桂术甘湯,燥土而瀉水,疏木而達鬱也。

　　若發汗之後,汗出不解,病人仍發熱,心下荒[1]悸,頭目眩暈,皮肉瞤動,身體振搖,勢欲穴地自安,此以汗出陽亡,水寒土濕,木鬱風動,衝擊而不寧也。宜以真武湯,瀉濕燥土,清風木而溫寒水也。

　　凡汗多陽亡,其人叉手自冒其心,心下動悸,欲得手按者,緣於土敗木鬱,風動神搖。宜桂枝甘草湯,疏木而培土也。汗多陽亡,病人叉手自冒其心者,率多耳聾。以肺胃逆行,膽木不降,濁氣上填,孔竅不虛靈也。

　　大抵脈候浮數,法當汗解,若下敗脾陽,身重而心悸者,則不可發汗,當俟自汗而解。此其尺中脈微,裏陽原虚,須陽氣漸復,表裏皆實,經氣外發,自能汗愈也。

　　凡尺脈遲微者,皆不可汗。營候於尺,汗化於營,尺微營虚,故不可汗。汗之亡陽者,亡其血中之溫氣也。真武湯在少陰。

茯苓桂枝白术甘草湯三十四

　　茯苓一兩四錢　桂枝七錢　白术七錢　甘草七錢

---

〔1〕荒　《集韻》:"荒,同慌。"《楚辭·哀郢》:"荒忽而焉極。"

水六杯,煎三杯,温分三服。

桂枝甘草湯三十五

桂枝一兩四錢　甘草七錢

水三杯,煎一杯,頓服。

汗下後發作奔豚

汗後陽亡土濕,風木鬱動,則生振悸。輕者悸在心下,重者悸在臍閒。臍下振悸,根本搖動,是欲作奔豚之象也。奔豚之發,起於少腹,直犯心胸,衝突擊撞,其痛不支,咽喉閉塞,七竅火發,病之最凶惡者。宜苓桂甘棗湯,泄濕培土,補脾精而達木鬱也。

凡燒鍼取汗,表泄陽虛,鍼孔被寒,核起而赤者,必發奔豚,緣外寒閉束,風木鬱衝之故。宜先灸核上各一壯,散其外寒,以桂枝加桂湯,疏木而下衝也。至於下後陽虛,下焦陰氣上衝者,亦皆奔豚之證,悉宜桂枝加桂湯也。

茯苓桂枝甘草大棗湯三十六

茯苓一兩八錢　桂枝一兩四錢　甘草一兩　大棗十五枚

甘瀾水十杯,先煎茯苓,減二杯,入諸藥,煎三杯,温服一杯,日三服。

作甘瀾水法:用水十杯,置盆内,以勺揚之數百遍,水上有珠子千顆相逐,乃取用之。

桂枝加桂湯三十七

桂枝一兩七錢　芍藥一兩　甘草七錢　生薑一兩　大棗十二枚

煎如桂枝湯法。

火劫温鍼後驚悸發狂

傷寒脈浮,應以汗解,醫以火逼劫之,汗多陽亡,必驚悸發狂,起臥不安。以土敗胃逆,膽木拔根則驚生,濁陰上填,迷塞心官則狂作。宜救逆湯,桂枝去芍藥之瀉陽,加蜀漆吐敗濁以療狂，龍骨、牡蠣，斂神魂以止驚也。

凡傷寒誤用温鍼取汗，以亡其陽，膽木拔根，必生驚悸也。

救逆湯三十八

桂枝一兩　甘草七錢　生薑一兩　大棗十二枚　蜀漆一兩，洗去腥〔1〕　龍骨一兩四錢　牡蠣一兩七錢，熬

水十二杯，先煮蜀漆，減二杯，入諸藥，煎三杯，温服一杯。

火逆汗下後煩躁

太陽經病，誤用火熏，助其經熱，是謂火逆。火逆之證，熱在表，不在裏，誤服下藥，虚其裏陽，其病不解。因復燒鍼發汗，亡其表陽，陽根欲脱，遂至煩躁不安。宜桂枝甘草龍骨牡蠣湯，疏木培土，斂神氣而除煩躁也。

凡或汗或下，病不解而生煩躁者，皆土敗水侮，陽根欲脱。宜茯苓四逆湯，參、甘培其中氣，薑、附温其水土，茯苓瀉其腎邪也。

若下之瀉其裏陽，又汗之亡其表陽，晝而陽氣飛越，煩躁不得眠，夜而陽氣收斂，安靜無擾，不嘔不渴，内無裏證，身不大熱，外無表證，而脈候微沉，是陽虚而内寒。宜乾薑附子湯，温中下以回陽氣也。

蓋陽亡則寒生，若平素汗多，而重發其汗，陽神不歸，必恍惚心亂，小便之後，陰管作疼。以乙木遏陷，疏泄不暢，便後木氣凝澀而不達也。

桂枝甘草龍骨牡蠣湯三十九

桂枝三錢五分　甘草七錢　龍骨七錢　牡蠣七錢

水五杯，煎二杯，温服大半杯，日三服。

茯苓四逆湯四十

茯苓二兩一錢　人參三錢五分　甘草七錢　乾薑五錢二分　附子一枚，炮，去皮臍，破八片

---

〔1〕腥　原作“脚”，據閩本、《傷寒論·太陽病脈證并治中》改。

水五杯,煎二杯,温服大半杯,日三服。

乾薑附子湯四十一

乾薑三錢五分　附子一枚,生用〔1〕

水二杯,煎一杯,頓服。

太陽壞病入厥陰藏〔2〕證

汗後吐蚘

太陽經病,汗下亡陽,土濕水寒,木氣不達,則病及厥陰肝藏。如藏府素寒,復發汗,以亡其陽,胃冷而氣逆,必吐蚘蟲。

---

〔1〕用　原作"炮",據閩本改。

〔2〕藏　原作"經",據閩本、蜀本、正文"則病及厥陰肝藏"改。

太陽經壞病結胸痞證

提　綱

衛氣爲陽，風傷衛者，病發於陽也。衛傷則遏閉營血，而生裏熱。血化於藏，藏陰衰者，多傳陽明之府。營血爲陰，寒傷營者，病發於陰也。營傷則束閉衛氣，而生表寒。氣化於府，府陽弱者，多傳太陰之藏。

病發於陽者，俟其熱邪傳裏，已入胃府，非不可下。方其在經，法應汗解，而反下之，表陽內陷，則成結胸。病發於陰者，內寒鬱動，易入脾藏，始終忌下。方其在經，亦應汗解，而反下之，裏陰上逆，則成痞證。

太陽之病，不解於太陽之經，而內傳藏府，生死攸關，是皆太陽之壞病也。然入府則用承氣，入藏則用四逆，猶有救壞之法。至於未入胃府，下早而爲結胸，未入脾藏，誤下而成痞證，則壞而又壞矣。仲景變承氣而爲陷胸，變四逆而爲瀉心，所以救壞中之壞也。

太陽壞病結胸證

結胸大陷胸湯證[1]

結胸者，將來之陽明府證，下早而成者。胃府燥熱，汗亡裏陰，則入陽明，胸膈濕熱，下陷表陽，則成結胸。陽明戊土，化氣於燥金，是以胃熱則生燥，太陰

---

〔1〕結胸大陷胸湯證　原作"結胸大陷胸證"據閩本、集成本改。

辛金，化氣於濕土，是以肺熱則生濕。府熱將作，胸熱先生，故未入陽明，而遽下之，則成結胸。

如太陽病，脈浮而兼動數，風中於表則脈浮，熱盛於經則脈數，表閉裏鬱則脈動，動而不得外泄則痛生。然數從浮見，尚非內實，浮則表證不解，其人頭痛，發熱，汗出，惡寒者，表未解也，表未解者不可下，下則表陽內陷。醫不解表，而反下之，動數之脈，變而爲遲，以其府熱未起，下則陽負而陰勝也。胃主降濁，土敗胃逆，甲木上衝，膽胃之氣，兩相格拒，於是胸中[1]作痛。甲木下行，而化相火，在下爲主，在上爲客，心肺之氣，爲甲木逆上之客氣所衝，不得下達，相火鬱發，外無泄路，於是息短胸盈，煩躁懊憹。膈熱內鬱而經陽外束，既不外泄，勢必內陷。經府之氣，閉塞堅凝，心中鞕滿，是爲結胸。氣滯則生飲[2]，宜大陷胸湯，瀉熱而排飲也。

若不成結胸，而下傷中氣，其在陽分，則濕熱鬱蒸而頭上汗出，其在陰分，則濕寒凝澀而小便不利。土敗濕作，身必發黃也。

大陷胸湯四十二

大黃二兩一錢　芒硝五兩六錢　甘遂一錢，研末[3]

水六杯，先煎大黃，取二杯，去渣，入芒硝，煎一兩沸，入甘遂末，溫服一杯。得快利，止後服。

結胸諸變

傷寒六七日，經盡當解，而一有結胸，則至期不解。其膈熱鬱蒸，已成實邪，心下滿痛，按之堅鞕如石，關脈浮緊，是濁陰格其清陽，結塞不開，宜大陷胸湯也。

若連發其汗，又復下之，津亡燥動，舌乾發渴，日晡之時，小發潮熱，不大便五六日，從心下以至少腹鞕滿疼痛，手不敢

---

〔1〕胸中　原作"腸胃"據閩本、蜀本改。
〔2〕飲　原脱，據閩本、蜀本及下文"排飲"補。
〔3〕研末　原脱，據蜀本、集成本及方後語"入甘遂末"補。

近，是邪熱已深，濕將化燥，結胸而下連胃府也。府證合用承氣，但潮熱非甚，亦宜用大陷胸湯也。

若項亦強直，狀如柔痙，是濕熱熏蒸，津涸[1]筋燥，結胸而上連頸項也。亦宜陷胸，湯恐速下，變而爲丸，大黃、芒硝，清其熱，葶藶、杏仁，瀉其濕也。

結胸之證，下陰上陽，寸浮關沉，而其可以下愈，以其下焦之陽，未至絕根，故推陷上焦之陽，使之下接陽根。若其脈浮大，絕無沉意，是陽根已絕，萬不可下，下之則死矣。若遷延日久，結胸之證，無一不俱，一見煩躁，則上熱已極，陽根盡泄，雖不下而亦死矣。

若輕者，名爲小結胸，亦在心下，但按之則痛，與大結胸之不按亦痛異，脈候浮數滑，與大結胸之寸浮關沉異。此亦濕熱鬱蒸之病，宜小陷胸湯，黃連清其熱，半夏降其逆，栝蔞滌其痰也。

大陷胸丸四十三

大黃二兩八錢　芒硝一兩七錢　葶藶一兩七錢，熬　杏仁二兩八錢

大黃、葶藶爲末，入杏仁、芒硝，合研如脂，丸彈子大，以甘遂末一錢匕，白蜜一小杯，水二杯，煎一杯，溫頓服之，一宿乃下。不下，再服，取下爲效。禁忌如常。

小陷胸湯四十四

黃連三錢五分　半夏一兩七錢　栝蔞實大者一枚

水六杯，先煎栝蔞，取三杯，去滓，入諸藥，煎二杯，分溫三服。

藏結

結胸與藏結不同，結胸者[2]，陽明之病，其證不按亦痛，

---

〔1〕涸　原作“渴”，據閩虫、蜀本、集成本、石印本改。
〔2〕者　原脱，據閩本、蜀本、下文“藏結者”補。

按則痛劇難忍，寸脈浮，關脈沉，是上熱而下寒也。藏結者，太陰之病，狀如結胸，其實乃太陰胸下結鞕之痞證而無上熱者也。飲食如故，時時下利，其脈寸浮關沉，亦如結胸，但關則小細沉緊。府陽頹敗，藏陰牢結，究與結胸脈殊。

若舌上白胎滑者，其病難治，蓋舌爲心竅，白爲肺色，心火既衰，肺津瘀濁，膠塞心宮，故舌起白胎。胃土燥熱，則胎黃澀，肺金濕寒，則胎白滑也。

若脇下素有痞塊，連在臍旁，痛引少腹，而入陰筋，緣土濕木鬱，筋脈短急，故牽引作痛。肝主筋，脈自少腹而絡陰器，其經絡如此也。此其土敗木賊，中氣磐鬱，四維不轉，是名藏結。結而不解，必死無疑也。

藏結之證，陰勝則寒，陽復則熱，寒爲死機，熱爲生兆。陰陽相搏，多見煩躁。復之過者，邪熱內燔，亦有下證。若絕無陽證，不往來寒熱，人反靜而不躁，舌上胎滑者，是爲純陰，不可攻也。

誤下諸變

太陽經病未解，而遽下之，其脈促而不結胸者，經中陽氣，內爲陰格，外爲邪束，不能通達，是以脈促。而既不結胸，則表陽未陷，經氣鬱發，必當作汗，此爲欲解也。若寸脈浮者，陽爲陰格，不得下通，必結胸也。脈緊者，表陽被鬱，邪火上炎，必咽痛也。脈弦者，下傷脾胃，木氣不舒，肝膽之脈，布於脇肋，必兩脇拘急也。脈細數者，濁陰上逆，微陽浮升，必頭痛不止也。脈沉緊者，表邪外束，胃氣上逆，必欲嘔也。脈沉滑者，肝木不升，鬱動於下，必協合外熱而爲泄利也。脈浮滑者，乙木鬱陷，疏泄失藏，必下血也。

蓋木司營血，其性上升，木氣不達，鬱勃動盪，乃見滑象。滑而沉者，病在於藏，故主下利，滑而浮者，病在於經，故主下血。肝脈在左關，若鬱於土中，則診見於關，鬱於水內，則診見於尺矣。

誤下脾陷

太陽病二三日，方傳陽明、少陽之經，乃但欲起，不能臥，煩躁如此，其心下必結。以邪逼陽明，經氣不降，少陽無下行之路，二氣痞塞，故胃口結滯，陽明、少陽之脈，必見弦大。若脈微弱〔1〕者，此陰盛陽虛，本有寒邪在下也。寒則宜溫，乃反下之，當脾陷而爲泄利。若利止，必胃逆而爲結胸。若泄利未止，四日見其外熱，以爲内熱，復誤下之，則陽根上泄，外熱不退，而内寒下利，永無止期，此作協熱利也。

太陽壞病痞證

痞證表裏

痞證者，將來之太陰藏證，誤下而成者也。胃主降濁，脾主升清，人之心下虛空者，清陽升而濁陰降也。下傷中氣，升降失職，濁陰上逆，則心下痞塞，清陽下陷，則大便泄利。故痞證必兼下利，以其中氣之敗也。太陰病，腹滿自利，下之則胸〔2〕下結鞕。腹滿者，痞之根，然尚未成痞，下之而胸下結鞕，乃成痞矣。

如太陽傷寒，多入三陰。表證未解，應當解表，而醫數下之，敗其脾陽，遂協合外熱而爲泄利。緣表證不解，則外熱不退，下後内愈寒而外愈熱，是謂協熱利。清氣下陷而泄利不止，則濁氣上逆而心下痞鞕，内寒外熱，表裏不解。宜桂枝人參湯，桂枝解其表，薑、甘、參、术，解其裏也。

若傷寒大下之後，復發其汗，陽敗陰乘，心下痞鞕，理宜攻痞。如外見惡寒者，亦是表未解也，不可攻痞，攻痞則陷其表陽。當先解其表，表解後，乃可攻痞，解表宜桂枝湯，攻痞宜大

---

〔1〕弱　原作"數"，據閩本、蜀本、《傷寒懸解》卷五改。
〔2〕胸　原作"心"，據閩本、蜀本、集成本、石印本、《傷寒懸解》卷十改。

黄黄連瀉心湯也。

前用桂枝人參,雙解表裏,此用桂枝解表,大黄黄連攻[1]裏者,以上則外熱,此則外寒。陰陽之理,外熱者必内寒,外寒者必内熱。表證未解,陰邪束閉,陽鬱不達,則外見惡寒,外寒則内必發熱。此以外寒包其内熱,故用桂枝以解外寒,大黄黄連以攻内熱。痞證陰盛格陽,鬱生上熱,以大黄黄連推其上熱,使之下達,則肺熱肅清。設其下寒續生,則宜改温藥矣。

桂枝人參湯四十五

桂枝一兩四錢　人參一兩　白术一兩　甘草一兩四錢　乾薑一兩

水十杯,先煮四味,取五杯,入桂枝,更煮取三杯,温服一杯,日再夜一服。

大黄黄連瀉心湯四十六

大黄七錢　黄連三錢五分

以麻沸湯二杯漬之,須臾絞去渣,分温再服。

清上温下

傷寒脈候浮緊,應以汗解,乃反下之,表陽内陷,緊反入裏,浮緊變爲沉緊,裏陰逆上,於是作痞。痞證陰陽拒格,下寒上熱,合用諸瀉心清上温下之法。

其主大黄黄連瀉心者,以濁陰逆湊,痞悶不開,陽氣遏鬱,必生上熱,陰氣凝洹,必生下寒。下寒已作,逼其上熱,二氣搏結,證則心下石鞭,脈則關上沉緊,一定之理。若按之心下濡而不鞭,診之關上浮而不沉者,是胃陽之不降,濁氣之埋鬱,上熱已生而下寒未作也。此緣下傷中氣,膽胃逆升,土木壅遏,結滯不散,相火燔騰,故生上熱。大黄黄連瀉膽胃之鬱熱,則氣降而痞消,名曰瀉心,是[2]瀉少陽膽木之相火也。若下寒

---

〔1〕攻　原作"解",據閩本、蜀本、下文"以攻内熱"改。
〔2〕是　猶實也。《經傳釋詞》:"實亦是也,互文耳。"

已作，則此法難用矣。

下寒既動，心下塊鞕，關上脈沉，固無用議，而上熱逼蒸，下無去路，則開發皮毛，泄而爲汗。使其心下鞕滿，而復惡寒汗出者，則是下寒已動。宜附子瀉心湯，大黄、芩[1]連，瀉其上熱，而加附子，以温下寒也。此與桂枝人參、大黄黄連，自是一證。其始中焦陰凝，未生上熱，故用桂枝解其表邪，人參理其中氣。遲則上熱已生，故變桂枝人參之法，桂枝解其表寒，而易大黄黄連瀉其裏熱。繼則下寒已動，故變大黄黄連之法，大黄、芩、連，清其上熱，而加附子，温其下寒。下寒生則上熱逼鬱而愈甚，故增黄芩，以清膽火也。

附子瀉心湯四十七

黄連三錢五分　黄芩三錢五分　附子一枚，炮，去皮臍，别煮，取汁　大黄三錢五分[2]

以麻沸湯二杯漬之，須臾絞去渣，入附子汁，分温再服。

瀉心諸變

傷寒中風，醫不解表，而反下之，敗其中氣，腹中雷鳴下利，日數十行，完穀不化，心下痞滿，乾嘔心煩，不得安静。醫見心下之痞，以爲熱結在中[3]，下之未盡，乃復下之，中氣更敗，其痞愈甚。不知此非結熱，但以中脘虚虧，不能制伏陰邪，客氣上逆，故成鞕滿。宜甘草瀉心湯，甘、棗、薑、夏，温補胃氣而降濁陰，芩、連，清其膽火也。

若傷寒汗出解後，胃中氣不調和，心下痞鞕，乾噫食臭，脇下有水氣，腹中雷鳴下利者，此甲木剋土，土虚不能制水，水鬱膽部而積於脇下，水合木邪，以賊中氣，脾土陷泄而胃土逆塞也。宜生薑瀉心湯，薑、甘、參、夏[4]，温補中氣，以轉樞機，

---

〔1〕芩　原作“黄”，據閩本、蜀本改。
〔2〕大黄三錢五分　原脱，據閩本、蜀本補
〔3〕中　原作“胸”，音近之誤，據閩本、蜀本改。
〔4〕夏　原作“术”，據閩本、蜀本、以方組成改。

芩、連，清其膽火也。

甘草瀉心湯四十八

甘草一兩四錢　大棗十二枚　半夏一兩七錢　乾薑一兩
黃芩一兩　黃連三錢五分

水十杯，煮六杯，去渣，再煎取三杯，温服一杯，日三服。

生薑瀉心湯四十九

生薑一兩四錢　人參七錢　甘草七錢　大棗十二枚　半夏
一兩七錢　乾薑三錢六分〔1〕　黃芩一兩　黃連三錢五分

水十杯，煮六杯，去渣，再煎取三杯，温服一杯，日三服。

瀉心變法〔2〕

傷寒服瀉下湯藥，下利不止，心下痞鞕，服瀉心湯已，下利
如故。醫謂内熱，復以他藥下之，其利不止。又謂内寒，以理
中與之，其利益甚。不知理中者，分理中焦，此其利在下焦滑
脱，非理中所能。宜赤石脂禹餘糧湯，固其滑脱，利乃可止。
若使復利不止者，此土濕木陷，後竅疏泄而失藏也，當利其小
便，開其水道，則穀道閉矣。

下利上痞，總因濕旺。凡誤下心痞，與瀉心湯不解，口燥
心煩，小便不利者，悉緣土濕木鬱，不能疏泄水道。宜五苓散，
燥土而瀉濕也。方在太陽。

赤石脂禹餘糧湯五十

赤石脂五兩六錢,研　禹餘糧五兩六錢,研

水六杯,煮取二杯,分三服。

瀉水排飲

痞證陰陽格拒，寒熱逼蒸，則生水氣，所謂陰陽交，則生
濕也。

---

〔1〕三錢六分　原作"三兩五錢",據閩本、蜀本改。
〔2〕瀉心變法　原作"瀉心諸變",據閩本、蜀本改。

太陽中風,而有下利嘔逆之證,是水旺土濕,胃逆而爲嘔,脾陷而爲利也。是宜攻其水,然必表解者,方可攻之。

若其濕邪鬱阻,濁氣升塞,頭痛乾嘔短氣,心脇痞鞕作疼,而外則汗出而不惡寒者,是表解裏未和也。宜十棗湯,大棗培土,芫、遂、大戟,瀉其裏水也。

凡傷寒發汗吐下解後,心下痞鞕,噫氣不除者,緣土敗濕滋,胃氣上逆,肺鬱痰化,清道壅塞。宜旋覆花代赭石湯,參、甘、大棗,補其中氣,半夏、薑、赭,降其衝逆,旋覆行其痰飲也。

他若病如桂枝證,頭不痛,項不強,寸脈微浮,心中痞鞕,氣衝咽喉,不得喘息,此以濕盛胃逆,濁陰填塞,肺鬱而化寒痰,停瘀胸膈,故氣衝而不下也。法當吐之,以瓜蒂散湧其寒痰。但吐法頗升膈上清陽,諸亡血之家,肺氣素逆,勿用此法。

十棗湯五十一

芫花　甘遂　大戟　大棗十枚

等分爲末,水二杯,煮大棗肥者十枚,取大半杯,去棗,入藥末,強人服一錢匕,弱者半錢,旦日溫服。若下少,病不除者,明日再服半錢。得快利後,糜粥溫養。

旋覆花代赭石湯五十二

旋覆花一兩　人參七錢　半夏一兩七錢　甘草一兩　代赭石三錢五分,煅,研　生薑一兩七錢　大棗十二枚

水十杯,煮取六杯,去滓,再煎取三杯,溫服一杯,日三服。

瓜蒂散五十三

瓜蒂一分,熬　赤小豆一分

研末,取一錢匕,以香豉三錢五分、熱湯大半杯煮稀糜,去渣,取汁和散,溫頓服之。不吐者,少加之,得快吐乃止。

陽 明 經

提　綱

陽明從燥金化氣，其經在太陽之次，肌肉之分，起鼻之交頞，挾口，環脣，行身之前，下膈挾臍，循脛外，由足跗而走大指。

陽明爲三陽之長，太陽經病不解，營衞內鬱，二日必傳陽明之經。陽氣盛滿，故脈大而身熱。若府陽素實，則自經入府。表熱傳裏，裏熱，則桂麻解表之法，變爲承氣攻裏之方。仲景立陽明之篇，專爲入府者設，非第二日陽明之經病也。

陽明初病葛根湯證

陽明府證，自太陽傳來，方其自經入府之始，法宜解表。其得之中風，發熱惡風，汗出脈緩者，宜桂枝湯。其得之傷寒，發熱惡寒，無汗脈緊者，宜麻黃湯。以太陽、陽明，經府合病，經證如初而府熱未成，故但解太陽之經，不攻陽明之府，經熱既泄，則府熱不作矣。

經熱不泄，則府熱必作，以其府陽之盛也。何以知其府陽之盛？以其脈大也。陽明經府，皆主下降，外爲風寒所閉，經絡束迫，胃氣鬱遏，上脘不降，宗氣壅塞，不能順下，故有喘而胸滿之證。背者，胸之府也，胸膈鬱滿，宗氣不得前降，則逆衝於背項，是以項背強直，大與太陽不同。

一見項背強直，便是經府合邪，宜加葛根，清散陽明經府之鬱。其項背强直而汗出惡風者，用桂枝加葛根湯。其項背强直而無汗惡寒者，用葛根湯。胃爲受盛之府，胃府鬆緩，容納有餘，則吐利不作，經絡束迫，致府氣鬱遏，不能容受，故見吐利。利者，用葛根湯，解表而舒胃氣，使不致鬱陷，嘔者，用葛根加半夏湯，解表而降[1]胃氣，使不致衝逆。表證不解，自太陽、少陽之經，内連陽明之府，是謂三陽合病。其脈浮大，上於關上，膽熱[2]傳之胃土，但欲眠睡。睡則陽氣鬱蒸，目合而汗出，是又當於桂、麻、葛根之中，加以柴芩也。

桂枝加葛根湯五十四

　　桂枝一兩　芍藥七錢　甘草七錢　生薑一兩　大棗十二枚　葛根一兩四錢

　　水十杯，先煮葛根，減二杯，去沫，入諸藥，煎三杯，温服一杯。取微汗，不用食粥。

葛根湯五十五

　　葛根一兩四錢　麻黄七錢　桂枝七錢　芍藥七錢　甘草七錢　生薑一兩　大棗十二枚

　　水十杯，先煮葛根、麻黄，去沫，入諸藥，煎三杯，温服一杯。覆衣，取微汗，不用食粥。

葛根加半夏湯五十六

　　葛根一兩四錢　麻黄一兩，湯泡，去黄汁，焙　桂枝七錢　芍藥七錢　甘草七錢　生薑一兩　大棗十二枚　半夏一兩七錢

　　水十杯，煎三杯，温服一杯。覆衣，取微汗。

陽明府證

　　陽明病，自經傳府之始，發表宜徹，汗出不徹，則經熱鬱蒸，自表傳裏。陽氣拂鬱，不得汗泄，身熱面赤，煩躁短氣，疼痛不知處所，乍在腹中，乍在四肢，此必入胃府。若以表藥發

〔1〕降　原作“舒”，據閩本、集成本改。
〔2〕熱　原作“脈”，據閩本、集成本改。

之，汗出熱退，猶可不成府證，遲則傳府而成承氣湯證，較之在經，順逆攸分矣。緣其裏陽素盛，而皮毛不開，經熱莫泄，則府熱續發。表裏感應，自然之理也。

究其由來，或失於發表，或發表而汗出不徹，或發汗利水，津亡土燥，皆能致此。其自太陽來者，寒水之衰也，謂之太陽陽明。自少陽來者，相火之旺也，謂之少陽陽明。自陽明本經來者，謂之正陽陽明，全緣燥金之盛也。

其始府熱未盛，猶見惡寒，及其府熱已盛，則惡寒自罷。內熱蒸發，汗出表退，風寒悉去，全是一團燥火內燔。俟其手足汗流，臍腹滿痛，日晡潮熱，煩躁譫語，喘滿不臥，則大便已鞕，當服下藥。輕者用調胃承氣湯，早和胃氣，不令燥結，其次用小承氣湯，重者用大承氣湯，下其結糞，以瀉胃熱也。

調胃承氣湯五十七

大黃一兩，酒浸，去皮　甘草七錢　芒硝二兩八錢

水三杯，煎一杯，去滓，入芒硝，煮化，少少溫服。

小承氣湯五十八

大黃一兩四錢　厚朴七錢，炙，去皮　枳實三枚，煮

水四杯，煎杯半，溫分三服。初服當更衣，不更衣，盡服之。

大承氣湯五十九

大黃一兩四錢，酒洗　芒硝一兩　枳實五枚，炙　厚朴二兩八錢，炙

水十杯，先煮枳、朴，取五杯，去滓，入大黃，煎二杯，去滓，入芒硝，火化，分溫再服。得下，止服。

下　　期

凡服下藥，宜俟六日經盡之後，府熱內實，表邪外解，乃無後慮，不可早攻，以致他變。若微見惡寒，便是表證未解，慎[1]不可下，下之表陽內陷，遂成結胸諸證，當先服表藥，表

---

〔1〕慎　原作“甚”，音近之誤，據閩本、蜀本改。

解而後下之。若不大便五六日，經盡表解，下證悉具，是爲可下之期。觀其小便，若水道不利，日僅一兩次，則其胃中必不結燥，遲即自能大便，不可下也，小便一利，大便必乾，乃可以大承氣下之。若其昏迷，不索茶水，則小便不必甚利，亦有結糞，下證已備，恐難再緩。先與小承氣湯一杯，湯入腹中，後門失氣者，此有結糞。以結糞阻格，胃氣壅遏，胸腹脹塞，故作痛滿。小承氣瀉其積氣，因後失於魄門也，宜以大承氣下之。如服小承氣而不失氣者，此必初鞕後溏，切不可下。胃無結燥，下之敗其裏氣，恐致脹滿不能飲食，則爲禍不小矣。

下　　證

　　府熱已盛，結糞堵塞，不得泄路，非下不可，當審觀下證，以投承氣。其一，日晡潮熱。以金旺於申酉，至期熱發，如海水潮汐，應期不爽也。其一，手足汗出。以四肢秉氣於胃，胃熱四達，手足蒸泄，渙然流漓[1]也。其一，煩躁懊憹。以胃氣壅遏，不得下行，燥熱鬱發，心君撓[2]亂也。其一，昏冒譫語。以胃熱[3]熏蒸，消亡心液，神明迷惑，昏狂不清也。其一，喘呼不臥。以胃熱上燔，肺全被剋，清氣衝逆，不得安臥也。其一，嘔不能食。以胃土鬱遏，濁氣上湧，水穀不下，惡心欲嘔也。其一，心胸痞鞕。以胃土衝逆，甲木不降，濁氣填[4]塞，固結不開也。其一，臍腹痛滿。以燥糞堵塞，胃氣遏閉，蓄積莫容，不得通達也。

　　凡此諸證，皆大便結塞，胃熱鬱升之故。胃以下行爲順，上行爲逆，燥矢阻硋，下竅秘澀，胃鬱莫泄，因而逆行。下其結

---

〔1〕漓　原作"離"，形近、音同之誤，據閩本、蜀本改。
〔2〕撓　通"擾"，《說文》："撓，擾也。"他本均作"擾"。
〔3〕熱　原作"氣"，據蜀本、集成本改。
〔4〕填　原作"堵"，據閩本、蜀本及下文"燥糞堵塞"改。

糞,腸竅通達,府熱泄而胃氣順矣。緣[1]燥矢爲害[2],燥矢不去,胃鬱無從泄也。視其小便,順利舒長,診其脈候,沉緩實大,而兼見以上諸證,宜大承氣瀉之,無庸疑也。若於蒸蒸發熱之時,早和以調胃承氣,稍重者,小承氣微清胃熱,不令異時燥結,更爲妙也。

急下三證

胃府始病,下不妨遲,若其内熱燔蒸;三陰被爍,精液消亡,遂成死證,法當急下,不可緩也。其一,臍腹痛滿,是燥土勝濕,傷及脾陰。以腹滿,太陰之證,太陰之濕,化而爲陽明之燥,燥土壅遏,是以痛滿也。其一,發熱汗多,是燥土剋水,傷及腎陰。以腎主五液,入心爲汗,汗多熱甚,則腎水耗泄,胃土焦枯,以燥土而滲少水,勢必竭流也。其一,目睛不和,是燥土侮木,傷及肝陰。以肝竅於目,目光之明燭,緣神魂之發露,目睛之宛轉,因營血之滋榮,所謂目受血而能視也。土金燥熱,煎熬營血,血枯木勁,筋脈焦槁,目系不柔,是以直視不轉也。

亡津便燥

陽明府證,熱蒸汗發,表邪盡解,無庸再汗。醫見其煩躁不清,以爲表邪未退,重發其汗,或自汗已多,而小便又利,凡諸津液亡失,皆令大便乾鞭。但此陰液既虧,陽氣亦弱,雖有燥矢,未可攻下。若其欲便不能,當用蜜煎導法、猪膽汁方,潤而通之。如水利土燥而脾氣約結,糞粒堅小難下者,宜以麻仁丸潤其燥澀,破其滯氣也。

蜜煎導方六十

蜜大半杯

銅器煎之,令凝作挺,長二寸,大如指,内穀道中,欲便時

---

[1] 緣 原作"非",據閩本改。
[2] 緣燥矢爲害 蜀本、集成本作"凡胃家實證,皆燥矢爲害"亦通。

去之。

猪膽汁方六十一

　　大猪膽一枚

　　瀉汁，和醋少許，灌穀道中，時頃便出。

麻仁丸六十二

　　麻仁七兩　芍藥二兩八錢　杏仁五兩六錢，熬，研　大黃五兩六錢　厚朴五兩六錢　枳實二兩八錢

　　爲末，煉蜜丸，梧子大，飲服十丸，日三服。漸加之，以潤爲度。

瘀　血

　　陽明府病，凡有久瘀之血，則令人善忘，大便雖乾而糞下反易，其色必黑。以人之強記不忘者，精藏而陽秘也，瘀血阻硋，神氣不得蟄藏，則心浮而善忘。大便之難，緣於腸燥，熱歸血海，不及大腸，故大便反易。瘀血阻格，水火不交，腎氣下鬱，是以糞黑。人之大便，火鬱則赤，金鬱則白，土鬱則黃，木鬱則青，水鬱則黑，各從其藏色也。此宜抵當湯，下其瘀血。

　　若病人無表證之惡寒，裏證之滿痛，乃發熱至七八日之久，雖脈候浮數，亦可下之。蓋浮數雖是表脈，而外無表證，發熱不已，此必有裏熱可知，是以宜下。設或已下，而脈數不變，表裏合熱，消穀善飢，至七八日不大便者，此必有瘀血[1]。以熱不在中焦氣分[2]而在下焦血分，故脈數不爲下變也，宜抵當湯下之。若脈數不變而兼見下利不止，必表裏協熱而便膿血。緣熱蒸瘀血，久而腐化，是以成膿。以不早服抵當，故至如此。抵當方在太陽。

────────────

〔1〕血　原作“熱”，據閩本、蜀本、《傷寒懸解》卷六、《傷寒論·辨陽明病脈證并治》改。

〔2〕氣分　原脫，據閩本、集成本、《傷寒懸解》卷六、下文“在下焦血分”補。

熱入血室

女子陽明病,正值經來,譫語下血者,此爲熱入血室。以神胎於魂而魂藏於血,血熱則神魂迷亂也。火性炎上,其頭上汗出,際[1]頸而還,此當涼營而發表也。

---

〔1〕際 至也。《淮南·精神》:"輿道爲際。"《注》:"際,至也。"

陽明經虛證

提　　綱

陽明與太陰爲表裏，陽盛則陽明司權，太陰化燥而入胃府，陰盛則大陰當令，陽明化濕而傳脾藏。人之本氣不一，有胃實者，有胃虛者。胃實入府，則燥熱而宜涼瀉，胃虛傳藏，則濕寒而宜溫補。大小承氣之證，胃之實者，五苓、四逆之證，胃之虛者。實者是謂陽明病，虛者名爲陽明，而實則太陰也。

人知胃實者之無所復傳，不知胃虛者之動入三陰，傳變無窮也。則承氣三湯，可以生人於胃實，可以殺人於胃虛，未可孟浪混施也。

陽明入太陰證

溏泄噦噫

陽明病，胃陽旺者，則當能食，至燥矢結塞，胃氣上逆，乃嘔下能食。若初傳胃府，即不能食，是陽虛而胃寒也。再見小便不利而手足汗出，是濕寒凝滯，陽不內藏而發泄於四肢也。四肢爲諸陽之本，故陽虛內寒之家，手足常多冷汗。濕寒積聚，必作固痕。固痕者，痕塊堅固，石鞕不輭，濕寒漸結，日久而成。人之便後凝白，寒滑成塊而下者，即痕之未固而後行者也。此其大便，必初鞕後溏。以胃氣虛冷，不能蒸水化氣，水穀不別，合同而下，故成溏糞也。

凡陽明病，脈浮而遲，便是表熱裏寒，而見下利清

穀者,宜四逆湯,温其胃寒。方在太陰。若不温裏,而反飲冷
水,以助其寒,胃氣上逆,必生嘔噦。若大吐大下後,陽虛汗
出,醫見其外熱,或以表證未解,復與之水,以發其汗,或以爲
裏熱未清,誤以涼藥攻之,土敗胃逆,俱發噦噫。緣其胃中寒
冷,不堪涼瀉之味伐其微陽也。

若噦噫而見腹滿,便具[1]太陰之證,其前後二竅,定有不
利之處。蓋木主疏泄,脾土濕陷,肝木莫達,疏泄不行,故二竅
不利。濕無泄路,己土鬱脹,是以腹滿。濁氣不得下達,故衝
逆而生噦噫。視其前後不利之部,通其鬱塞,則濕消滯散,滿
減噦除矣。

衛虛無汗胃逆咳嘔

陽明病,法應多汗,乃反無汗,其身癢如蟲行皮中之狀者,
此以衛氣久虛,不能外發,鬱於皮腠之中,蝡蝡[2]欲動而不暢
達故也。

若衛虛無汗,而小便又利,是陽氣下衰,不能攝水也。二
三日後,陽氣愈衰,上逆而生咳嘔,手足厥冷者,濁陰上填,必
苦頭痛。若但覺頭眩而不痛,則逆氣在胸,未全上頭。咳傷咽
喉,必苦咽痛。其食穀欲嘔者,陽虛而胃逆也。宜吳茱萸湯,
人參、大棗,補土而培中,吳萸、生薑,温胃而降逆。若得湯而
嘔吐反甚者,乃膽胃上逆,而生鬱熱,當先清其上熱也。

凡傷寒嘔多,俱因陽虛胃逆,雖有陽明裏證,不可攻之也。

吳茱萸湯六十三

吳茱萸三兩四錢　人參一兩　生薑二兩　大棗十二枚
水七杯,煎二杯,温服大半杯,日三服。

濕旺心痞

太陽中風,寸緩關浮,而尺脈微弱,腎氣少虛,其人發熱汗

---

〔1〕具　蜀本作"是"
〔2〕蝡(ruǎn 輭)蝡　《字林》:"蝡蝡,動貌。""後漢書·馬融傳,蝡蝡蟫,充衛塞隧。"

出，復惡寒，而不嘔，此太陽之表證未解也。使其心下痞鞕者，此必醫誤下而陷表陽，以致成痞，非陽明也。使其心下痞不因[1]攻下，并見發熱作渴，惡寒已退者，此是太陽表解，轉屬陽明之府也。蓋陽明府病，胃氣上逆，甲木不降，二氣壅遏，自能成痞，不須攻下也。其小便數者，水利土燥，大便必鞕，然尺弱腎寒，不可攻下，雖不更衣十日，亦無所苦。即渴欲飲水，亦當少少與之，但以法救其乾燥而已。以其渴是土濕木鬱，而生風燥，原非火盛。宜五苓散，瀉濕而燥土也。方在太陽。

陽明病，凡心下鞕滿者，皆是土弱胃逆，即太陰之痞證也，慎勿以寒藥攻之！攻之敗其中氣，瀉利不止者，死。泄利止者，脾陽來復，乃可愈也。

寒熱脈緊

陽明中風，發熱惡寒，脈浮而緊，是太陽之表證未解，衛閉而風不能泄也。而口苦咽乾，有少陽之經證，腹滿微喘，有太陰之藏證。緣陽衰土濕，中氣不運，胃氣上逆，膽火鬱升，故病象如此。此其表邪不解，而裏陰復盛，若誤下之，則陽敗濕滋，必小便難而腹更滿也。

如其發熱汗出，不惡寒而反惡熱，是太陽表解而屬陽明之府矣。但既覺腹滿，則其太陰濕旺，雖經汗解，其身必重。若誤汗以亡其陽，則煩躁昏憒，而作譫語。若燒鍼以亡其陽，則煩躁怵惕，而廢眠臥。若誤下以亡其陽，則土敗胃虛，下焦客氣，逆動於胸膈，心神擾亂，懊憹不寧，宮城瘀塞，舌上胎生者，宜梔子豉湯，湧其敗濁也。若下後陰亡土燥，渴欲飲水，口乾舌澀者，宜人參白虎，方在太陽。培中而益氣，瀉熱而清金。若脈浮發熱，渴欲飲水而小便不利者，是土濕木鬱，風動津耗而疏泄下行也。宜豬苓湯，二苓、滑、澤，瀉濕而燥土，阿膠清風而潤木也。

---

〔1〕因　原作"用"，形近而誤，據閩本、蜀本改。

猪苓湯六十四

猪苓三錢五分　茯苓三錢五分　澤瀉三錢五分　滑石三錢五分　阿膠三錢五分

水四杯,先煮四味、取二杯,去渣,入阿膠,消化,溫服大半杯,日三服。

汗下亡陽

陽明病,發熱脈緊,是太陽證,口苦咽乾,是少陽證,汗出惡熱,是陽明證,此謂三陽合病。而腹滿身重,難以轉側,則太陰之濕旺也。兼開闔遲澀而脣口不仁,則陽明之虛也。以脾主肌肉而開竅於口,陽性輕捷,陰性遲拙,陽明負而太陰勝,故身重而口拙。面色垢污,則少陽之虛也。以肝主色,血暢則色華,厥陰陷而少陽逆,故木枯而色晦。譫語遺溺,是太陽之虛也。以膀胱主藏,陽藏則火秘而神清,陽泄則水決而志惑,少陰盛而太陽虛,故遺溺而妄言。陽虛如是,若誤汗以亡陽,則神敗而譫語,若誤下以亡陽,則額上生汗而陽泄於頭面,手足逆冷而陰旺於四肢,危矣。速宜補中溫下,以回微陽。若其自汗而不因汗下者,是肺胃之熱,蒸泄皮毛,宜白虎瀉熱清金。凡陽明病,汗出多而渴者,便是人參白虎證,慎不可與猪苓湯,以汗多土燥,猪苓湯復利水而亡津也。若使口中乾燥,但欲漱水,不欲下咽者,此熱在經而不在府。經熱不泄,此必致衄。凡脈浮發熱,口乾鼻燥,而又復能食者,此皆經熱而非府熱,失於發表,則爲衄也。

譫語鄭聲

陽明病,陽盛則作譫語,陽虛亦作譫語。其誤汗亡陽而譫語者,脈見短促,則陽絶而死,脈自和者,則陽復不死。其譫語而直視喘滿者,則陽敗而上脱,下利清穀者,則陽亡而下脱,於法皆死。

蓋陽盛之譫語,是謂譫語,陽虛之譫語,是謂鄭聲。鄭聲者,語言重復,顛倒錯亂,陽虛見此,多主死也。

汗出緊愈

陽明病,脈浮而緊,則表閉陽鬱,必將遏其燥火,而見潮熱日晡發作也。若但浮而不緊,則表疏衛泄,寐時陽氣失藏,必盜汗出也。

凡陽明病,脈見浮緊,便難作汗。其初欲食,是有穀氣,大便自調,小便不利,是亦有水氣。水氣勝則汗不出,穀氣勝則汗出。其人骨節疼痛,翕翕如有發熱之狀,此表邪閉束,陽鬱欲發而熱未盛也。然忽然煩躁發狂,渙然汗出而病解者,是水氣不勝穀氣,故表開而汗出。水隨汗泄,脈緊自愈矣。

濕盛發黃

陽明病,裏虛誤下,敗其中氣,陽不歸根,肢體溫熱,客氣上逆,不至結胸,心中懊憹,飢不能食,此膈下之陰與胸上之陽鬱蒸而生敗濁也。陽為陰格,升泄失斂,則頭上汗出。宜梔子豉湯,吐其瘀濁。方在太陽。瘀濁不吐,濕邪淫泆,是發黃之根也。

凡陽明病,面見亦色,便是陽鬱不能外發。以其胃氣之虛,此宜發表,不可攻裏,攻之陽敗濕滋,必小便不利,發熱而身黃也。陽衰濕旺,一得汗溺疏泄,則濕去而土燥。若汗尿不通,濕無去路,心中懊憹,敗濁鬱蒸,則身必發黃也。若被火熏,不得汗出,但頭上微汗,而小便不利,身必發黃也。蓋發熱汗出,則濕熱消散,不能發黃,若但頭上汗出,頸下全無,小便不利,渴飲水漿,此緣瘀熱在裏,故作渴飲水,而汗尿不通,濕熱莫泄,則身必發黃。宜茵陳蒿湯,瀉熱而除濕也。方在太陰。

若其脈遲者,陽虛陰盛,食不甘味,難以致飽,飽則水穀不消,微生躁煩,頭眩腹滿,小便不利,此欲作穀疸之象。穀疸者,傷水穀而發黃也。雖下之,腹滿如故,不爲之減,以其脈遲而陰盛也。

三陽合病發黄

陽明中風,其脈弦浮而大,浮者,太陽之脈,大者,陽明之脈,弦者,少陽之脈,是三陽之合病也。而短氣腹滿,則有太陰證。太陰濕土,鬱而生熱,一身及於面目悉發黄色,鼻乾尿澀,潮熱嗜臥,時時噦噫,不得汗泄,此陽明之燥奪於太陰之濕也。而非有少陽之邪,不應鬱迫如是。

少陽之脈,自胃口而走脇肋,濕旺胃逆,阻少陽降路,甲木逆行,而賊戊土,兩經痞塞,則心脇皆痛,久按之,而氣不流通。少陽脈循兩耳,經氣衝塞,耳前後俱腫。刺之小差,而外證[1]不解,病過十日之外,脈之弦大續變而爲浮者,是雖内連陽明之府,太陰之藏,而實未離少陽之經也。宜小柴胡湯,外瀉少陽之經邪,内補太陰之藏氣。

若但浮而不弦,又無少陽諸證者,則病在太陽之經,宜麻黄湯,方在太陽。但發太陽之經邪。汗出熱散,則黄自退矣。

若腹滿尿癃,而加以嘔噦者,土敗胃逆,不可治也。

陽明少陽合病

陽明病,外發潮熱,而大便稀溏,小便自可,胸脇滿鞕不消者,是胃氣上逆,膽經不降,少陽甲木之賊戊土也。宜小柴胡湯,方在少陽。瀉少陽之經邪,補陽明之府氣。又或脇下鞕滿,不大便而嘔吐,舌上白胎者,此亦少陽之賊戊土也。以胃主受盛,乘以甲木之邪,府氣鬱遏,受盛失職,水穀莫容,非泄則吐。甲木衝塞,上焦不通,津液瘀濁,則舌起白胎。心竅於舌,津鬱於心,故胎見於舌,肺主津,其色白也。宜小柴胡湯,瀉少陽之經邪,補陽明之府氣。經府鬆暢,則上焦通而津液降,胃氣調和,汗出表解矣。

---

〔1〕證 原作“勢”,據閩本、蜀本、《傷寒懸解》卷七改。

少陽經

提　綱

少陽從相火化氣，其經在陽明之次，筋脈之分，起目銳眥，循耳下頸，自胸貫膈，由脇裏出外踝，循足跗而走名指，病則經氣壅遏，不能順降，故胸痛脇痞。相火上炎，故口苦咽乾。陽氣升浮，是以目眩。濁氣衝塞，是以耳聾。位在二陽之裏，三陰之表，陽盛則熱，陰盛則寒，故往來寒熱。其視〔1〕三陽之經，陽氣方長，故其脈弦細。

傷寒中風，一日太陽，二日陽明，三日則傳少陽。然三日少陽，而不入陽明之府，太陰之藏，則無少陽諸證。六日經盡，汗出表解，不能自解，則以麻黃、桂枝發之，大小柴胡，不必用也。若內傳藏府，外連少陽之經，然後顯少陽諸證。其始得，不必三日，其病解，不必六日，是大小柴胡之的證，與太陽之麻、桂無關也。

少陽小柴胡湯證

風寒感傷太陽之經，未經汗解，外而太陽陽明之經束於表，內而太陰陽明之氣壅逼於裏，少陽之經，在二陽三陰表裏之閒，鬱遏不暢，於是病焉。裏陰勝則外閉而爲寒，寒往而熱來，表陽勝則內發而爲熱，熱往而寒來。少陽之經，自頭走足，由胸脇而下行，

傷寒說意卷六

東萊都昌黃元御解
門人畢維新述

---

〔1〕視　通“是”。《釋古》：“視，是也。”

表裏壅遏,不得下行,經氣磐鬱,故胸脇痞滿。甲木逆侵,戊土被賊,胃氣困乏,故默默不欲飲食。胃以下行爲順,困於木邪,逆而上行,容納失職,則生嘔吐。少陽以甲木而化相火,相火升炎,則生煩渴,肺金被刑,則生咳嗽。甲木失根,鬱衝不寧,則腹中痛楚,心下悸動。是皆表裏不和,少陽結滯之故。宜小柴胡湯,柴、芩,清其半表,參、甘。溫其半裏,半夏降其逆,薑、棗,和其中,此表裏雙解之法也。

小柴胡湯六十五

柴胡一兩八錢　黃芩一兩　人參一兩　甘草一兩　半夏一兩七錢　生薑一兩　大棗十二枚

水十二杯,煎六杯,去渣,再煎三杯,溫服一杯,日三服。若胸中煩而不嘔,去半夏、人參,加栝蔞實。若渴,去半夏,加人參、栝蔞根。若腹中痛,去黃芩,加芍藥。若脇下痞鞕,去大棗,加牡蠣。若心下悸,小便不利,去黃芩,加茯苓。若不渴,外有微熱,去人參,加桂枝,覆衣,取微汗。若咳,去人參、大棗、生薑,加五味子、乾薑。

少陽連太陽經證

傷寒四五日,身熱惡寒,頸項強直,脇下脹滿,手足溫暖,發渴而作嘔者,是皆少陽乏經鬱遏不降,逆行而賊戊土,土木壅塞,結而不開也,俱宜小柴胡湯。凡服柴胡,但見少陽一證便是,不必悉具也。

若傷寒六七日,肢節煩疼,微作嘔吐,少陽陽明兩經相逼,心下支結,旁連脇下,倘其發熱而微見惡寒,便是太陽之外證未解,宜柴胡加桂枝湯,治兼太陽之經也。

凡太陽病,遲至十日之外,脈浮細而嗜臥者,是太陽之外證已解,而入少陽之經。少陽之脈弦細,木賊土困,則善眠也。設其胸滿脇痛者,則是少陽無疑,宜與小柴胡湯。若脈但浮而不細者,則全是太陽而無少陽,宜第與麻黃湯,發其太陽之表,不必以日久爲疑也。方在太陽。

柴胡桂枝湯六十六

柴胡一兩四錢　黃芩五錢　人參五錢　半夏八錢　甘草三錢五分　生薑五錢　大棗六枚　桂枝五錢　芍藥五錢

水七杯,煎三杯,温服一杯。

少陽入陽明府證

傷寒寸脈見濇,便是少陽甲木不舒,尺脈見弦,便是厥陰乙木不達,乙木下鬱則生風,甲木上鬱則生火,風動火炎,木氣枯燥,脾胃被刑,法當腹中急痛。宜先用小建中湯,膠飴、甘、棗,補脾胃之精氣,薑、桂、芍藥,散肝膽之風火。若不差者,仍與小柴胡湯,温其半裏而清其半表也。凡服柴胡湯已而見燥渴者,此屬陽明之府熱,當以法治之,清其府熱也。斗素嘔吐之家,不可與建中湯,以甘味之動嘔也。

凡太陽少陽合病,必見嘔利,緣甲木壅遏,則剋戊土,胃府鬱迫,不能容受,是以吐泄。吐泄者,少陽傳陽明之府也。其自下利者,宜黃芩湯,甘草、大棗,補其脾精,黃芩、芍藥,瀉其相火。其嘔者,宜黃芩加半夏湯,降其逆氣也。

傷寒,發熱汗出,而病不解,心中痞鞕,嘔吐而下利者,是少陽傳陽明之府也。宜大柴胡湯,柴胡解少陽之經,枳、黃,瀉陽明之府,雙解其表裏也。

若太陽〔1〕證,過經十餘日之久,心中温温欲吐,大便稀溏,胸痛腹滿,鬱鬱微煩,此甚似少陽傳府大柴胡證。如前因極吐下而成者,則是少陽已傳陽明之府。府病已全,經證微在,可與調胃承氣湯,無用柴胡也。以少陽傳陽明,經邪外束,府氣內遏,胃不能容,必作嘔泄。及其府熱盛〔2〕發,蒸而爲汗,則表解經舒,吐下皆止。此雖吐下未能盡止,然欲嘔微溏,僅存少陽餘證,柴胡不可用矣,故與承氣。若非由自極吐下得

---

〔1〕陽　原作"陰",據閩本、蜀本改。

〔2〕盛　原作"甚",據閩本、蜀本改。

者,則胸痛腹滿,便溏欲〔1〕嘔,便是太陰證,勿與承氣也。方在陽明

小建中湯六十七

桂枝一兩　芍藥二兩　甘草一兩　生薑一兩　大棗十二枚膠胎二兩四錢

水七杯,煎三杯,去渣,入膠胎,火化,溫服一杯,日三服。

黃芩湯六十八

黃芩一兩　芍藥七錢　甘草七錢　大棗十二枚

水六杯,煎三杯,日再夜一服。

黃芩加半夏生薑湯六十九

黃芩一兩　芍藥七錢　甘草七錢　大棗十二枚　半夏一兩七錢　生薑一兩

煎服如黃芩湯法。

大柴胡湯七十

柴胡二兩八錢　黃芩一兩　半夏一兩七錢　生薑一兩七錢大棗十二枚　芍藥七錢　枳實四枚　大黃七錢

水十二杯,煎六杯,去渣,再煎取三杯,溫服一杯,日三服。

經 府 雙 結

傷寒五六日,頭上汗出,微覺〔2〕惡寒,手足逆冷,心下脹滿,口不飲食,大便堅鞕,脈沉緊而細者,此爲少陽陽明兩經之微結。以兩經鬱迫,結於胃口,故心下脹滿,不能甘食。此必有少陽之表證,復有陽明之裏證,其汗出惡寒,肢冷心滿者,表證也,便鞕者,裏蹬也。

蓋兩經合病,土不勝水,必傳胃府。府證未全,則經證未〔3〕罷,故定有裏證,復有表證。若純是裏證,則府熱外蒸,手足汗流,惡寒悉退,無復少陽表證矣。今頭汗惡寒,肢冷心

---

〔1〕欲　原作“微”,據閩本、蜀本、《傷寒懸解·少陽經上篇》改。
〔2〕覺　原作“但”,據閩本、蜀本改。
〔3〕未　閩本、蜀本作“不”。

滿,現有少陽表證,不得純謂之裏。其脈候沉緊,手足厥冷,亦不得謂之[1]少陰。以少陰無汗,既頭上汗出,其非少陰甚明。此半表半裏,大柴胡證也。可表裏分治,先以小柴胡,解其少陽之經邪,設表解而不明了,再以承氣,瀉其陽明之府邪。燥矢一去,則府熱清矣。

少 陽 傳 裏

少陽之經,在二陽之内,三陰之外,陰陽相平,不入藏府,則止[2]傳三陰之經,六日汗解。不解則以麻、桂發之,非柴胡湯證也。

若陽盛而傳陽明之府,陰盛而傳太陰之藏,經證未罷,是謂半表,藏證府證俱全,是謂半裏。半表半裏雙病,故用大小柴胡雙解。

若傷寒三日,病在少陽,而其脈小者,是相火非旺,不入胃府,經盡表解,病欲自己也。若傷寒三日,病在少陽,既不陽盛入府,則當陰盛入藏。使其人反能食不嘔,此爲中氣未衰,三陰不受邪也。若傷寒六七日,當經盡表解之時,其人大熱而煩躁者,便是傳府之候,如無大熱而其人煩躁者,是爲入藏之機。蓋陰動則陽離,神氣升泄,浮越無歸,故生煩燥也。

熱 入 血 室

婦人中風,發熱惡寒,而值經水適來,得病七八日後,脈遲熱退身涼,似乎表解矣,乃胸脇之下,滿如結胸,而作譫語者,此爲熱入血室。蓋其經熱乘血海方虛之時,離表而歸裏也。宜涼血清肝,瀉其相火。

又如中風七八日,續得寒熱往來,而值經水適斷者,此亦爲熱入血室,其血必結。血結經瘀,遏閉少陽之氣,陽陷則陰

---

〔1〕謂之　原作"爲",據閩本、蜀本及上文"謂之裏"改。
〔2〕止　原作"外",據蜀本改。

束而爲外寒，陰升則火炎而生内熱，故使寒熱如瘧，應時發作。宜小柴胡湯，清其經熱也。

又如傷寒發熱，而值經水適來，晝日明了，夜則譫語，如見鬼狀者，此亦爲熱入血室。蓋血爲陰，夜而陽氣入於陰分，血熱發作，故譫妄不明。宜瀉熱清肝，以瀉相火。但邪熱在下，治之毋犯胃氣及上焦清氣，則自愈也。

少陽經壞病

東萊都昌黃元御解
門人畢維新述

提　綱

少陽在陰陽之交,表裏之半,忌發汗吐下。瀉其陰陽,陽虛而入太陰之藏,陰虛而入陽明之府,是爲少陽壞病。如太陽病,不經汗解,轉入少陽,脇下鞕滿,软嘔不食,往來寒熱,若尚未吐下,其脈沉緊者,全是小柴胡證,宜與小柴胡湯。若已經發汗吐下溫鍼,以致譫妄不明,柴胡證罷,此少陽之壞病也。審其汗下溫鍼,所犯何逆,以法治之,救其壞也。

少陽壞病入陽明證

汗後心悸

傷寒脈候弦細,頭痛發熱者,是屬少陽。少陽以甲木而化相火,不可發汗,汗亡心液,火炎神亂,則生譫語,便是裏入胃府。胃和則愈,胃府燥熱不和,則君相升浮,摇蕩不安,煩而且悸也。以相火下蟄,則神魂寧謐,而相火順降,全憑胃土,胃土右轉,陽氣清涼而化金水,收藏得政,是以陽秘而不泄。胃土不和,燥熱升逆,甲木莫降,拔根而上炎,神魂失歸,故煩亂而悸動也。凡傷寒二三日,其心中悸動而煩擾者,是陽明土燥,相火失歸,拔根上炎,欲傳胃府。宜小建中湯,滋燥土而清相火也。若傷寒脈結代,心動悸者,是相火升炎,血枯木燥,經絡梗濇也。宜炙甘草湯,參、甘、大棗,補中培土,膠、地、麻仁,滋經潤燥,薑、桂,行其瘀濇,麥冬清其燥熱也。

炙甘草湯七十一

甘草一兩四錢，炙　人參七錢　桂枝一兩　生薑一兩　大棗十二枚　生地五兩六錢　阿膠七錢　麥冬一兩六錢，去心　麻仁一兩六錢

清酒七杯，水八杯，先煮八味，取三杯，去渣，入阿膠，火化，溫服一杯，日三服。

表裏雙解

本柴胡湯證，法不宜下，而誤下之，柴胡證罷，此爲壞病。若柴胡證不罷者，復與柴胡湯，必蒸蒸而動搖，却發熱汗出而解。以下傷胃氣，衛氣不能遽發，故戰慄振搖而後汗出。表解邪退，未爲壞也。

如過經十餘日，反二三下之，四五日後，柴胡證應罷矣，若柴胡證仍在者，先與小柴胡湯，以解其外。使嘔吐不止，心下急迫，鬱鬱微煩者，此陽明之府束於少陽之經，表裏合病，宜大柴胡湯，表裏雙解也。

如傷寒十三日不解，期過再[1]經，胸脇滿脹作嘔，日晡潮熱，服下藥不解，已而微利，此本人柴胡證，下之不利，今反利者，知醫以丸藥下之，遺其表證。表邪不解，內熱復鬱，故雖利而不愈，此非其治也。其潮熱者，胃腸之實，宜清其裏。但胸脇脹滿，上下嘔泄，是外有經證，先宜小柴胡以解外，復以柴胡加芒硝湯，清其裏熱也。

柴胡加芒硝湯七十二

柴胡一兩八錢　黃芩一兩　人參一兩　半夏一兩七錢　甘草一兩　生薑一兩　大棗十二枚　芒硝二兩

煎服如小柴胡法。不解，更服。

下後心驚

凡少陽中風，兩耳無聞，目睛色赤，胸滿而心煩者，是胃氣

---

〔1〕再　原作“兩”，據閩本、蜀本、集成本改。

上逆，賊於甲木。不可吐下，吐下則甲木升搖，悸而且驚。蓋甲木化氣於相火，隨肺胃下降而歸命門。相火下蟄，故上竅清虛，耳目聰明。中虛冒逆，肺金失斂，甲木無下行之路，濁氣填塞則耳聾，相火上炎則目赤。甲木刑胃，上脘鬱迫則胸滿。甲木失歸，相火升發則煩生。吐下傷其中氣，肺胃愈逆，甲木拔根，魂浮膽怯，是以悸而且驚也。

若傷寒八九日，醫誤下之，以致胸滿心煩，驚悸譫語。小便不利，一身盡重，不可轉側者，是下傷中氣，濕動胃逆，膽木拔根，神魂不謐，相火升炎，鬱生上熱也。而經邪未解，表裏皆病，宜柴胡加龍骨牡蠣湯，茯苓去濕，大黃瀉熱，人參、大棗補中，半夏、鉛丹降逆，龍骨、牡蠣，斂其神魂，薑、桂、柴胡，行其經絡也。

柴胡加龍骨牡蠣湯七十三

柴胡一兩四錢　人參五錢　半夏七錢　生薑五錢　大棗六枚　龍骨五錢　牡蠣七錢　桂枝五錢　茯苓五錢　鉛丹五錢　大黃三錢五分

水八杯，煎四杯，入大黃，切如碁〔1〕子，煮一二沸，去渣，溫服一杯。

少陽壞病入太陰證

汗下後寒濕發黃

傷寒六七日，已經發汗，而復下之，土敗胃逆，膽木壅遏，以致胸脇滿結〔2〕，小便不利，煩渴不嘔，往來寒熱，但頭上汗出。此上熱中寒，外顯少陽陽明之鬱衝，內隱太陰厥陰之滯陷，宜柴胡桂枝乾薑湯，柴胡、黃芩，清相火而除煩熱，牡蠣、栝蔞，消滿結而解煩渴，薑、甘，溫中而培土，桂枝疏木

---

〔1〕碁　通“棋”。《集韻》：“碁，同棊。”“棊”，《正韻》：“棊，通作棋。”“碁”，棋也。
〔2〕滿結　原作“結滿”，據閩本、蜀本乙轉。

而達鬱也。

若得病六七日,脈遲而浮弱,外惡風寒,手足温暖,是太陽中風,欲傳太陰之藏也。醫反二三下之,敗其胃氣,不能飲食。而少陽不降,脇下滿痛,筋脈不榮,頭項强直。土濕木遏,小便不利,面目身體悉發黃色。此陰盛陽虛,膽胃鬱衝,肝脾滯陷,一與柴胡湯,寒瀉肝脾,清氣愈陷,後必下重。凡渴而飲水即嘔者,便是太陰濕旺,柴胡湯不中與也。飲水渴者,食穀必噦,以其胃氣之敗也。

柴胡桂枝乾薑湯七十四

柴胡二兩八錢　黃芩一兩　甘草七錢　桂枝一兩　乾薑一兩　牡蠣一兩　栝蔞根一兩四錢

水十二杯,煎六杯,去渣,再煎三杯,温服一杯,日三服。初服微煩,復服汗出愈。

少陽壞病結胸痞證

誤下成結胸

太陽與少陽并病,頭項强痛,或相火升浮[1]而生眩冒,時如結胸,心下痞鞕者,此少陽陽明之經上逆而壅塞也。當刺肺俞、肝俞,散其鬱結。慎勿發汗,汗亡津液,則相火燔騰而生譫語,血枯木燥而脈弦鞕。若五六日,譫語不止,宜刺期門,以瀉厥陰,肝膽同氣,瀉肝即所以瀉膽也。汗既不可,下亦非宜,汗下傷中,甲木衝逆,此結胸之由來也。

若太陽少陽并病,而反下之,致成結胸,心下鞕滿,泄利不止,水漿不下,此少陽經氣上逆而迫束陽明之府也。相火升炎,其人必苦心煩。凡傷寒十餘日,結熱在裏而有陽明府證,復往來寒熱而有少陽經證,宜大柴胡湯,雙解表裏。若但有結胸,而外無大熱者,此爲停水結在胸脇也。觀其頭上微汗出

---

〔1〕浮　原作"炎",據閩本、蜀本改。

者,是水飲阻格,陽氣升泄於上。宜大陷胸湯,瀉[1]其濕熱也。方在太陽。

誤下成痞

傷寒五六日,嘔而發熱者,柴胡湯證具備,而誤以他藥下之,若柴胡證仍在者,復與柴胡湯,必蒸蒸振慄,發熱汗出而解,此雖是誤下,未爲逆也。若心下鞕滿疼痛者,此爲下早而成結胸也,宜服大陷胸湯。方在太陽。若但鞕滿而不痛者,此爲誤下而成痞也,宜半夏瀉心湯,半夏降逆,芩、連清上,薑、棗、參、甘,溫補中氣也。

半夏瀉心湯七十五

半夏一兩七錢　人參一兩　乾薑一兩　甘草一兩　大棗十二枚　黃芩一兩　黃連三錢五分

水十杯,煎六杯,去渣,再煎三杯,溫服一杯,日三服。

---

〔1〕瀉　原作"陷",據閩本、蜀本改。

太　陰　經

提　綱

太陰以濕土主令，其經起足大指，循內踝，入腹，上膈，挾咽喉而連舌本。太陰爲三陰之長，太陽經病不解，營衛內鬱，自陽明而少陽，四日必傳太陰之經。若藏陰素旺，則不拘何日，自經入藏。入藏則必須溫裏，解表不能愈矣。

仲景立太陰及少、厥之篇，皆入藏之裏證，非四五六日之經病也。

痛滿吐利

太陰與陽明爲表裏，而升降不同，燥濕異性。燥不偏盛，則陽明右降而化濁陰，濕不偏盛，則太陰左升而化清陽，表裏勻平，是以不病。陽明病則胃燥而氣逆，故多嘔吐，太陰病則脾濕而氣陷，故多泄利。以脾陷而肝氣不達，鬱迫擊衝，是以痛滿而泄利。脾肝鬱陷，則胃膽上逆，是以嘔吐而不食。

陽明胃病之吐利，緣燥熱之鬱，太陰脾病之吐利，因濕寒之旺。若下之，陽亡土敗，胃氣愈逆，阻格少陽降路，痞塞不開，必胸下[1]結鞕。陽明下早，陽陷於胸膈，爲陰氣所阻，則成結胸，太陰誤下，陰逆於心下，爲陽氣所拒，則爲痞證也。

---

〔1〕胸下　原作"心下"，諸本均同，據《傷寒懸解》卷十、《傷寒論·太陽病脈證并治下》改。

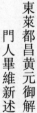

傷寒説意卷八

東萊都昌黃元御解
門人畢維新述

太陰四逆湯證

太陰病，自太陽傳來，其脈浮者，表證未解，可以發汗，宜桂枝湯。方在太陽。若發熱頭痛，身體疼痛，是太陽表證未解，法宜桂枝。乃脈反見沉，便是太陰藏病，當温其裏。宜四逆湯，甘草培土，乾薑、附子，温中而下也。

凡下利清穀，則病已入裏，不可發汗，汗之陽亡土敗，濕旺木鬱，必生脹滿也。下利脹滿，有裏證者，不可發表，身體疼痛，有表證者，亦當温裏。非表病可以不解也，若身體疼痛，而下利脹滿，表裏皆病〔1〕，當先温其裏，後攻其表，温裏宜四逆湯，攻表宜桂枝湯也。

陽明泄利，津液失亡，多病燥渴，若自利而不渴者，則屬太陰藏病，以其藏有寒故也。法當温之，宜四逆輩。水泛土濕，少陰之寒，傳於太陰，故脾藏有寒也。

四逆湯七十六

甘草七錢，炙〔2〕　乾薑三錢五分　附子一枚，生用，去皮，破八片

水三杯，煎半杯，温服。強人可大附子一枚、乾薑一兩〔3〕。

腹痛腹滿

傷寒胸中有熱，腹中有肝膽之邪，肝邪剋脾，則腹中疼痛，膽邪剋胃，則欲作嘔吐，是中脘虛寒，肝脾下陷而膽胃上逆，相火鬱升而生上熱也。宜黃連湯，黃連清上逆之相火，桂枝達下陷之風木，乾薑温脾家之寒，半夏降胃氣之逆，參、甘、大棗，補中脘之虛也。

若本太陽之表病，醫不解表，而反下之，土虛木賊，因而腹滿時痛者，是屬太陰藏病，宜桂枝加芍藥湯，桂枝達肝氣之鬱，

---

〔1〕皆病　原作"脹滿"，據閩本、蜀本改。
〔2〕炙　原脱，據蜀本、集成本補。
〔3〕温服……乾薑一兩　原作"温再服"，據蜀本、集成本、《傷寒懸解》卷十補。

芍藥清風木之燥也。

其大實痛者，風木賊土，鬱結成實，宜桂枝加大黃湯，瀉其土鬱也。

太陰爲病，而脈候輭弱，便是脾陽之虛，其人續當自行便利，設當用大黃、芍藥者，宜減之，以其胃氣虛弱而易動也。

黃連湯七十七

黃連一兩　桂枝一兩　甘草一兩　乾薑一兩　人參七錢　半夏一兩七錢　大棗十二枚

水十杯，煎六杯，去渣，再煎三杯，溫服一杯，日一夜二服。

桂枝加芍藥湯七十八

桂枝一兩　甘草七錢　生薑一兩　大棗十二枚　芍藥二兩

煎服如桂枝湯法。

桂枝加大黃湯七十九

桂枝一兩　甘草七錢　生薑一兩　大棗十二枚　芍藥二兩　大黃三錢五分

水七杯，煎三杯，溫服一杯，日三服。

發　黃

傷寒脈浮而緩，手足自溫者，是謂太陰藏證。太陰濕土，爲表邪所閉，身當發黃，若小便自利者，濕隨便去，則不當發黃。此是脾陽未衰，至七八日間，雖見太陰自利之證，必當自止。以脾家內實，腐穢不容，當後泄而去，非自利益甚之證也。

若傷寒七八日，身黃如橘子色，小便不利，腹微滿者，是[1]濕無泄路，瘀而生熱，宜茵陳蒿湯，瀉其濕熱也。凡傷寒瘀熱在裏，身必發黃，以木主五色，入土化黃，土濕則木鬱，木鬱於土，必發黃色，宜麻黃連翹赤小豆湯，外瀉皮毛而內瀉濕熱也。若傷寒身黃而發熱者，是瘀熱之在表也，宜梔子蘗皮湯，清表中之濕熱也。

---

〔1〕是　原脱，據閩本、蜀本補。

若傷寒發汗之後，身目皆黄，則是濕寒而非表熱，以汗則熱泄故也。此慎不可下，宜用温燥之藥也。

茵陳蒿湯八十

茵陳蒿二兩　栀子十四枚　大黄七錢,去皮

水十杯,先煮茵陳減六杯,入二味,煎三杯,分温三服。小便當利,尿如皂角汁狀,色正赤,一宿腹減,黄從小便去矣。

麻黄連翹赤小豆湯八十一

麻黄七錢　生薑七錢　甘草三錢五分　大棗十二枚　杏仁四十枚　連翹七錢,用根　赤小豆一杯　生梓白皮三錢

清〔1〕水十杯,先煮麻黄,去沫,入諸藥,煎三杯,分温三服,半日盡。

栀子檗皮湯八十二

栀子十五枚　甘草三錢五分　黄檗皮三錢五分

水四杯,煎杯半,分温二服。

---

〔1〕清　他本均不載,《傷塞論·辨陽明病脈證并治》作"潦"。

少　陰　經

提　　綱

少陰從君火化氣，其經起足小指，走足心，行〔1〕內踝，貫脊，上膈，入肺中，循喉嚨〔2〕而挾舌本。太陽經病不解，自表傳裏，以至陽明、少陽、太陰，五日則傳少陰之經。但傳少陰之經，不入少陰之藏，此陽之不衰，陰之非盛者，陰盛則自經而入藏，不化氣於君火，而化氣於寒水。蓋少陰一氣，水火同宮，病則水勝而火負，故第有癸水之寒，而無丁火之熱。陽虧陰旺，死灰不燃，是以脈沉細而欲寐，體踡臥而惡寒也。

少陰連太陽經證

少陰水藏，病則脈沉而惡寒，若始得之時，脈已見沉而反覺發熱者，是少陰藏病而太陽經證未解也。宜麻黃附子細辛湯，麻黃散太陽之經，附子溫少陰之藏，細辛降腎氣之逆也。

凡少陰病，得之二三日內，表證未解者，宜麻黃附子甘草湯，微發其汗。以二三日裏證未成，而表證未解，則藏陰愈鬱而愈盛，故以附子暖其水，甘草培其土，麻黃發微汗以解表也。

麻黃附子細辛湯八十三

麻黃七錢　　細辛七錢　　附子一枚，炮，去皮，破八片

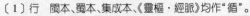

〔1〕行　閩本、蜀本、集成本、《靈樞·經脈》均作"循"。
〔2〕喉嚨　原作"咽喉"，據閩本、蜀本、集成本、《靈樞·經脈》改。

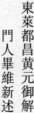

傷寒說意卷九

東萊都昌黃元御解
門人畢維新述

水十杯,先煮麻黃,減二杯,去沫,入諸藥,煎三杯,溫服一杯,日三服

麻黃附子甘草湯八十四

麻黃七錢　甘草七錢　附子一枚,炮

水七杯,先煮麻黃,去沫,入諸藥,煎三杯,溫服一杯,日三服。

誤 汗 亡 陽

凡少陰病,脈見微細,則經陽虛弱,不可發汗,汗則亡陽故也。陽虛於經,而尺脈弱濇者,則陽虛於藏,復不可下之也。

若少陰病,咳嗽而譫語者,此被火氣逼劫,汗亡腎陽,下寒而上熱故也。陽敗濕增,木鬱不能疏泄,小便必難,以強責少陰之汗也。

若少陰病,但手足厥逆,無汗而強發之,必動其血。血來不知從何道出,或從口鼻,或從目出,是名下厥上竭,至為難治。以陽從汗亡,復自血脫,竭盡無餘,未易挽救也。

少 陰 裏 證

少陰病,脈微細沉數,此裏氣之實,不可發汗。凡一見脈沉,當急溫之,宜四逆湯也。方在太陰。

若脈既沉矣,再兼身體疼,骨節痛,手足寒冷者,是水勝而土負,宜附子湯,參、甘,補中而培土,苓、附,瀉濕而溫寒,芍藥清風木而斂相火也。若病得二三日,口中清和,無土勝水負口燥咽乾之證,而其背惡寒者,是寒水之旺,以太陽、少陰,同行脊背,亦宜附子湯,補火土而瀉水也。

少陰以癸水而化君火,病則不化君火而化寒水,火盛則生土而剋水,水盛則滅火而侮土。陽明病者,燥土剋水,宜用承氣,太陰病者,寒水侮土,宜用真武,以水之流濕,其性然也。故少陰負而陽明勝,則為順,少陰勝而太陰負,則為逆。土旺於四季,少陰之手足逆冷者,水勝土負,脾胃寒濕,不能行氣於

四肢也。

附子湯八十五

附子二枚　茯苓一兩　人參七錢　白术一兩四錢　芍藥一兩

水八杯,煎三杯,溫服一杯,日三服。

咽　痛

病人脈尺寸俱緊,是表裏皆實,法當無汗,而反汗出者,陽亡而不守也,此屬少陰藏病,必當咽痛而復吐利。以少陰水旺土濕,升降倒行,胃逆而賊於甲木,則爲嘔吐,脾陷而賊於乙木,則爲泄利,甲木上衝,濁氣壅塞,是以咽痛也。

凡少陰病二三日咽痛者,可與甘草湯,瀉熱而緩迫急也。不差者,與桔梗湯,散結而下衝逆也。咽喉疼痛,率緣濁氣衝逆不降[1],宜半夏散,半夏降其濁,桂枝下其衝也。若咽喉生瘡,不能語言,聲音不出者,是濁氣衝逆,傷其上竅也,宜苦酒湯,半夏降其濁,苦酒消其腫,雞子發其聲音也。

若上病咽痛,下病泄利,胸滿而心煩者,以膽胃上逆,故咽痛胸滿,肝脾下陷,故泄利,宜豬膚湯,豬膚、白蜜,潤燥而除煩,清熱而止痛,白粉收滑脱而止泄利也。

甘草湯八十六

甘草七錢,生

水三杯,煎杯半,溫服一半,日二服。

桔梗湯八十七

桔梗三錢五分　甘草七錢

水三杯,煎一杯,分溫再服。

半夏散八十八

半夏　桂枝　甘草等分

研,和飲服方寸匕,日三服。不能服散,用水一杯,煎七

---

〔1〕降　原作"散",據閩本、蜀本改。

沸,入散一兩方寸匕,煎三沸,下火小冷,少少與服。

苦酒湯八十九

半夏研　雞子一枚,去黄,入苦酒

半夏調苦酒,入雞子殻中,置刀環内,安火上,令三沸,少少含咽[1]。不差,更服,至三劑必愈。

猪膚湯九十

猪膚五兩六錢

水十杯,煎五杯,去渣,入白蜜一杯,白粉一兩七錢,熬香,調和相得,温分二服。猪膚即猪皮。白粉即鉛粉。

吐　利

少陰病,飲食入口即吐,心中温温欲吐,復不能吐,其始得之時,手足寒冷,脈候弦遲者,此有痰涎在胸,故食入即吐,而[2]腐敗纏綿,復欲吐不能。緣陽衰土濕,故四肢寒冷。木鬱不發,故脈候弦遲。敗濁在上,不可下也,法當吐之。

若膈上有寒飲,乾嘔者,陽敗胃逆,不可吐也,急當温之,宜四逆湯也。

凡欲吐不吐,心煩欲寐,五六日後,自利而渴者,此屬少陰藏病也。泄利亡津,故飲水自救。若小便色白者,則少陰病形悉具。以陽亡土敗,不能制水,下焦虚寒,故令小便白而不黄也。

若少陰病,上吐下利,手足厥冷,煩躁欲死者,是陽虚土敗,脾陷胃逆,神氣離根,擾亂不寧,宜吳茱萸湯,温中補土,升降清濁也。

若少陰病,二三日不已,以至四五日,腹痛,小便不利,四肢沉重疼痛,自下利者,此陽衰土濕,不能蒸水化氣,水穀并下,注於二腸。脾土濕陷,抑遏乙木升達之氣,木鬱欲泄而水

---

[1] 咽(yàn 燕)　吞嚥。《廣韻》:"咽,本作嚥,吞也"。

[2] 而　原脱,據閩本、蜀本補。

道不通,故後衝二腸而爲泄利。木氣梗塞,不得順行,故攻突而爲痛。四肢秉氣於脾土,陽衰濕旺,流於關節,四肢無陽和之氣,濁陰凝滯,故沉重疼痛。其人或咳或嘔,小便或利或不利,總是少陰寒水侵侮脾胃之故。宜真武湯,茯苓、附子,瀉水而驅寒,白术、生薑,培土而止嘔,芍藥清風木而止腹痛也。

真武湯九十一

　　茯苓一兩　白术七錢　附子一枚,炮　芍藥一兩　生薑一兩
　　水八杯,煎二杯,溫服大半杯,日三服。若咳者,加五味子一兩七錢,細辛、乾薑各〔1〕三錢五分。若小便利者,去茯苓。若下利者,去芍藥,加乾薑七錢。若嘔者,去附子,加生薑共前二兩八錢。

下　　利

　　少陰病,其脈微濇,嘔而汗出者,必病下利。以胃逆則嘔,胃逆則陽泄而不藏,是以汗出。胃逆爲嘔,則脾陷爲利,利亡肝脾之陽,是以脈濇。此法當泄利不止,而乃泄利反少者,是脾陽漸復,不必溫下,當溫其上。緣其過嘔傷胃,汗出陽亡也,宜灸之以回胃陽。

　　若少陰下利六七日,咳嘔并作,燥渴心煩,不得眠睡,是陽衰土濕,肝脾鬱陷,下爲泄利,膽胃衝逆,上爲咳嘔煩渴,眠食俱廢。宜猪苓湯,二苓、滑、澤,瀉水而燥土,阿膠滋木而清風也。

　　若四肢逆冷,或咳或悸,或小便不利,或腹中疼痛,或泄利下重者,是水土濕寒,木鬱欲泄。宜四逆散,甘草、枳實,補中而瀉土鬱,柴胡、芍藥,疏木而清風燥也。

四逆散九十二

　　甘草　枳實破,水浸,炙　柴胡　芍藥等分

---

〔1〕各　原不載,諸本均同,據《傷寒懸解》卷十一、《傷寒論·辨少陰病脈證并治》補。

研，飲服方寸匕，日三服。若咳者，加五味子、乾薑各〔1〕十分之五，并主下利。悸者，加桂枝十分之五。小便不利者，加茯苓十分之五。腹中痛者，加附子一枚，炮。泄利下重者，用水五杯，入薤白汁三杯，煮取三杯，以散方寸匕入湯中，煮取杯半，分溫再服。

下 利 脈 微

少陰病，下利清穀，手足厥逆，脈微欲絕，裏寒外熱，身反不惡寒，面發赤色，是水寒土濕，經陽微弱，鬱而不通也。其人或腹痛，或咽痛，或乾嘔，或利止脈不出者，宜通脈四逆湯，薑、甘，溫中補土，附子暖水回陽。服之其脈即出者，寒濕內消，經陽外達，其病必愈也。

下利脈微者，陽虛脾陷，經氣不通也。宜白通湯，薑附，溫中下而回陽，蔥白通經絡而復脈也。

若下利脈微者。與白通湯。下利不止，厥逆無脈，乾嘔而心煩者，此水寒土濕，脾陷胃逆，經脈不通，而膽火上炎也。宜白通加豬膽汁湯，薑、附回陽，蔥白通經，人尿、豬膽，清其上炎之相火。服湯後，脈暴出者死，陽氣絕根而外脫也，脈微續者生，陽氣未斷而徐回也。

通脈四逆湯九十三

甘草一兩　乾薑一兩，强人可一兩四錢　附子大者一枚，生用

水三杯，煎杯半〔2〕，分溫二服。面色赤者，加蔥九莖。腹中痛者，去蔥，加芍藥七錢。嘔者，加生薑七錢。

咽痛者，去芍藥，加桔梗三錢五分。利止脈不出者，去桔梗，加人參三錢五分。

白通湯九十四

蔥白四支　乾薑三錢五分　附子一枚，生用，破八片，去皮

---

〔1〕各　原不載，諸本均同，據《傷寒懸解》卷十一、《傷寒論·辨少陰病脈證并治》補。

〔2〕杯半　原作“半杯”，據閩本、蜀本、《傷寒懸解》卷十一、《傷寒論·辨少陰病脈證并治》乙轉。

水三杯,煎一杯,分溫二服。

白通加猪膽汁湯九十五

葱白四支　乾薑三錢五分　附子一枚,生用　人尿半杯　猪膽汁一匙

水三杯,煎一杯,去渣〔1〕,入猪膽汁、人尿,和勻,分溫二服。無膽,亦可用。

便　膿　血

少陰病二三日,以至四五日,腹痛〔2〕,小便不利,下利不止,以至日久而便膿血者,此水寒土濕,脾陷肝鬱,而爲痛泄。乙木不達,血必下瘀,以血司於肝,溫則升而寒則陷,陷而不流,濕氣鬱腐,故化爲膿。宜桃花湯,乾薑溫中,粳米補土,石脂收濕而止泄也。凡少陰病,下利便膿血者,悉因濕寒滑泄,概宜桃花湯也。

少陰水盛,則肢體寒冷,是其常也。若八九日後,忽一身手足盡熱者,此水寒不生肝木,木陷而生鬱熱,傳於膀胱,膀胱失藏,而乙木欲泄,必便血也。

桃花湯九十六

乾薑一兩　粳米一杯　赤石脂五兩六錢,一半整用,一半研末

水九杯,煮米熟,用湯大半杯,入赤石脂末方寸匕,日三服。一服愈,餘勿服。

死　證

少陰病,脈微細沉伏,但欲臥寐,汗出不煩,自欲嘔吐,是水盛火衰,胃逆而陽泄也。至五六日,又見自利,復煩躁不得

---

〔1〕去渣　原脱,據閩本、蜀本、《傷寒懸解》卷十一、《傷寒論·辨少陰病脈證并治》補。

〔2〕痛　原作"滿",據閩本、蜀本改。

臥寐者,則脾腎寒泄,陽根上脱,必主死也。若吐利煩躁[1],再加四肢逆冷者,更無生望也。若四肢逆冷,倦臥惡寒,其脈不至,不煩而躁者,亦主死也。凡少陰病,踡臥惡寒而下利,手足逆冷者,皆不治也。若下利雖止,而頭上暈眩,時時昏冒者,此陽氣拔根,欲從上脱,必主死也。若六七日後,漸覺息高者,此陽根已斷,升浮不歸,必主死也。

陽　　復

少陰病,上下吐利而手足不逆冷,身反發熱者,是中氣未敗,微陽欲復,不至死也。其脈不至者,灸少陰之經穴七壯,以回陽根,或以溫藥暖水通經,則脈至矣。若踡臥惡寒,時而自煩,欲去衣被者,是陽氣欲復,病可治也。若踡臥惡寒,下利自止,手足溫暖者,是陽氣來復,病可治也。若寒甚脈緊,至七八日,忽見自利,脈候暴微,緊象反去,手足反溫者,是寒去陽回,保無後慮,雖[2]煩而下利,必能自愈也。

土勝水負

少陰腎水,甚不宜旺,旺則減火而侮土。土勝而水負則生,水勝而土負則死,以陽主生而陰主死也。少陰不病則已,病則水必勝而土必負,凡諸死證,皆死於水邪泛濫,火滅而土敗也。故陽明負於少陰則爲逆,少陰負於陽明則爲順。

若得之二三日以上,心中煩擾,不得臥寐,是土勝而水負,燥土消其心液也。腎水根於離宮[3],心液消爍,則陰精枯燥,不能藏神,故火泄而煩生。宜黃連阿膠湯,連、芩、芍藥,瀉火而除煩,雞子、阿膠,澤土而潤燥也。

---

〔1〕躁　原作"渴",據閩本、蜀本、《傷寒懸解》卷十一、《傷寒論·辨少陰病脈證并治》改。
〔2〕雖　原作"能",據閩本、蜀本、《傷寒懸解》卷十一、《傷寒論·辨少陰病脈證并治》改。
〔3〕宮　閩本、蜀本、集成本作"陰"。

少陰寒水之藏,無始病濕寒,忽變燥熱之理,此陽明之傷及少陰者也。

黄連阿膠湯九十七

　　黄連一兩四錢　黄芩三錢五分　芍藥七錢　雞子黄二枚
阿膠一兩

　　水五杯,先煎三味,取二杯,去渣,入阿膠,消化,稍冷,入雞子黄,和勻,温服大半杯,日三服。

急下三證

　　土勝之極[1],則成下證。若得之二三日,口燥咽乾者,是土燥而水虧。失期不下,水涸則死,當急下之,宜大承氣湯。若自利清水,其色純青,心下疼痛,口中乾燥者,是土燥水虧,傷及肝陰,當急下之,宜大承氣湯。若六七日後,腹脹而不大便者,是土燥水虧,傷及脾陰,當急下之,宜大承氣湯也。

　　少陰病,水旺火熄,土敗人亡,故少陰宜負而陽明宜勝。但少陰不可太負,陽明不可太勝,太勝則燥土剋水,津液消亡,亦成死證,故當急下。此即陽明之急下三證也,以陽明而傷少陰,故病在陽明,亦在少陰。兩經并載,實非少陰本病也。

---

〔1〕極　原作"急",音同之誤,據閩本、蜀本改。

厥陰經

提　綱

　　厥陰以風木主令，其經起足大指，循足跗，由內踝過陰器，抵小腹，上胸膈，布脇肋，循喉嚨之後，連目系，與督脈會於巔。太陽經病不解，日傳一經，以至陽明、少陽、太陰、少陰，六日傳於厥陰之經，六經盡矣。若但傳厥陰之經，不入厥陰之藏，則經盡表解，自能汗愈。緣營衛鬱遏，經脈莫容，既無內陷之路，自然外發也。此雖傳厥陰之經，而厥陰之厥熱吐利諸證，則概不發作，其諸證發作者，是藏病而非經病也。入藏則出入莫必，吉凶難料。陰勝則內傳，而傳無定日，陽復則外解，而解無定期。陰勝則爲死機，陽復則爲生兆。厥熱勝負之間，所關非細也。

厥陰烏梅丸證

　　厥陰風木，生於腎水，而胎君火。水陰而火陽，陰勝則下寒，陽勝則上熱。風動火鬱，津液消亡，則生消渴。木性生發，水寒土濕，生意抑遏，鬱怒衝擊，則心〔1〕中疼痛。木賊土敗，脾陷則胃逆，故飢不欲食。食下脹滿不消，胃氣愈逆，是以吐蚘。下之陽亡脾敗，乙木陷泄，則下利不止也。

　　厥陰陰盛之極，則手足厥逆。厥而吐蚘，是謂蚘

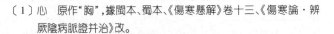

〔1〕心　原作“胸”，據閩本、蜀本、《傷寒懸解》卷十三、《傷寒論·辨厥陰病脈證并治》改。

厥。傷寒脈緩而厥，至七八日，皮膚寒冷，其人躁擾無暫安之時者，此爲藏厥，非蚘厥也。蚘厥者，其人當吐蚘蟲。今病者有時安靜，有時煩亂，此以藏寒，不能安蚘。蚘蟲避寒就溫，上入胸膈，故生煩亂。蚘蟲得溫而安，須臾煩止。及其得食，胃寒不消，氣逆作嘔，衝動蚘蟲，蚘蟲不安，是以又煩。頃則隨吐而出，故當自吐蚘。蚘厥者，宜烏梅丸，烏梅、桂枝，斂肝而疏木，乾薑、細辛，溫胃而降逆，人參補中而培土，當歸滋木而清風，椒、附，暖其寒水，連、檗，瀉其相火也。

烏梅丸 又主久利　九十八

烏梅三百枚　細辛二兩　乾薑三兩五錢　人參二兩　桂枝二兩　當歸一兩六錢　蜀椒一兩四錢　附子二兩　黃連五兩六錢　黃檗二兩

研細，合勻，醋浸烏梅一宿，去核，用米五碗蓋之，蒸熟，去米，搗爛和藥，入蜜，白中杵二千下，丸桐子大，食前服十丸，日三服，稍加至二十丸。禁生冷、粘滑、臭穢諸物。

厥 熱 勝 復

手足逆冷，則名爲厥，其所以厥者，以其陽上而不下，陰下而不上，不相順接之故也。不順則逆，故曰厥逆。蓋四肢秉氣於脾胃，脾胃者，陰陽升降之樞軸，脾升胃降，陰陽交濟，土氣溫和，故四肢不冷。脾胃虛敗，升降失職，腎水下陷，心火上逆，此陰陽分析[1]，不相順接之由也。

厥陰肝木，水火之中氣，陰盛則從母氣而化寒，陽復則從子氣而化熱，心火既復則發熱，心火未復，則腎水方盛而爲厥。諸凡四肢厥冷者，是寒水方旺之時，不可下之。他如虛損之家，陽虧陰盛，亦同此法也。

厥陰陰極陽生，陰極則厥，防復則熱，傷寒一二日，至四五日、陰極而發厥者，此後陽復，必然發熱，及其發熱，則後必又

---

〔1〕析　原作"折"，形近之誤，據閩本、蜀本改。

厥。以陰陽之理，不能長勝而無復也，其前之厥深者，後之熱
亦深，前之厥微者，後之熱亦微。方其厥之將終而熱之欲作，
應當下之，以瀉未炎之火，而反發汗，以傷津血，必心火上炎，
而口傷爛赤也。陰勝發厥，原不可下，厥將罷而熱欲來，則又
可下，不使寒熱迭發，勝復循環，以傷正氣也。

　　大抵陰盛而發厥者五日，則陽復而發熱者亦必五日，設至
六日，必當復厥，其不厥者，則陰退而自愈。以厥證始終不過
五日，今熱又五日，勝復相應，而不見再厥，是以知其必愈也。
若發厥四日，熱反三日，後日發厥，復至五日，則其病爲進。以
其寒多熱少，陽氣退敗，故爲病進也。若發熱四日，厥反三日，
復熱四日，寒少熱多，陽氣漸長，其病當愈。

　　陽長陰消，自是吉事，而陽長不可太過。若發熱四日，以
至七日，而其熱不除者，是陽氣過長。熱甚之極，必鬱蒸陰分，
而便膿血也。

陰陽消長

　　傷寒熱少厥微，其厥第覺指頭寒冷，是熱退而陰復也。但
默默不欲飲食，時覺煩躁，此熱猶未除也。遲至數日，小便利
而色白者，方是熱除也。除則煩去而欲食，其病爲愈。若厥而
作嘔，胸脇煩滿者，此甲木之衝逆。甲木既逆，乙木必陷，陷而
生風，疏泄失藏，其後必便血也。

　　熱除則病愈，而不宜全除。如傷寒脈遲，六七日後，反與
黃芩湯，盡徹其熱。脈遲爲陰盛，今與黃芩湯，復除其熱，腹中
寒冷，應不能食，而反能食，此名除中。中氣除根，而居膈上，
故暫時能食，必主死也。

　　若其始發熱六日，厥反九日，而下見泄利，是熱少寒多，陰
進而陽退也。凡陰盛而厥利者，當不能食，若反能食者，恐爲
除中。觀其食已索餅，不發暴熱者，知其胃氣尚在，未嘗外除，
必當自愈。蓋厥利而能食，必是陽復而發熱。陽復之熱，續在
而不去，除中之熱，暴來而暴去。恐其厥後之熱暴來而復暴

去,便是除中之病,迨後三日脈之,其熱續在者,是前非暴來而後非暴去,期之旦日夜半必愈。以先發熱六日,後厥反九日,復發熱三日,并先之發熱六日,亦爲九日,厥熱勻平,日期相應,此陽已長而陰不進,故期之旦日夜半愈。若後三日脈之,而脈仍見數,其熱不罷者,此陽長之太過,熱氣有餘,必鬱蒸血肉而發癰膿也。

凡見厥逆,必病下利,後見發熱,則陽復利止,再見厥逆,必當復利。若厥逆之後,發熱利止,陽復當愈,而反汗出咽痛者,此陽復之太過,內熱鬱蒸,外開皮毛,而上衝喉嚨,其喉必痹塞也。

若發熱無汗,是陽不上行,下焦溫暖,利必自止。若下利不止,是陽復之太過,積熱下鬱,必傷陰分而便膿血。便膿血者,熱不上衝,其喉不痹也。

陰　　勝

傷寒脈促,手足厥逆者,血寒經鬱,宜灸之,以通經而暖血也。若手足厥冷而脈細欲絕者,營血寒濇而經絡凝滯也。宜當歸四逆湯,甘草、大棗,補其脾精,當歸、芍藥,滋其營血,桂、辛、通草,行其經絡也。若其人內有久寒者,則病不止於經絡,而根實由於藏府,宜當歸四逆加吳茱萸生薑湯[1],溫凝寒而行滯氣也。

若手足厥冷,心下煩滿,飢不能食,而脈乍緊者,此敗濁結在胸中。以陽衰土濕,胃氣上逆,肺津堙鬱,而化痰涎。濁氣壅塞,上脘不開,故心下煩滿,飢不能食。當吐其敗濁,宜瓜蒂散也。方在太陽。

若手足厥冷,胸膈不結,而少腹脹滿,按之疼痛者,此積冷之邪,結在膀胱關元也。

若傷寒五六日,上不結胸,而下亦腹濡,此內無冷結,乃脈

---

〔1〕湯　原脫,據閩本、蜀本補。

虛而復厥逆者。此經血亡失,溫氣消滅,下之溫氣無餘,則人
死矣。

當歸四逆湯九十九

當歸一兩　芍藥一兩　桂枝一兩　細辛七錢　通草七錢
甘草七錢　大棗二十五枚

水八杯,煎三杯,溫服一杯,日三服。

當歸四逆加吳茱萸生薑湯一百

當歸一兩　芍藥一兩　桂枝一兩　細辛七錢　通草七錢
甘草七錢　大棗二十五枚　吳茱萸三兩四錢　生薑二兩八錢

水六杯,清酒六杯,煎五杯,分溫五服。

泄　利

傷寒手足厥逆,而心下悸動者,是水阻胃口,陽氣不降也,
當先治其水,宜茯苓甘草湯,瀉水培土,乃治其厥。不然水漬
入胃,土濕木鬱,疏泄後門,必作泄利也。

若傷寒四五日,腹中疼痛,此脾土濕陷,肝木鬱衝。如氣
轉雷鳴而下趨少腹者,此木鬱不能上達,下衝後門,必作泄
利也。

泄利之證,水寒土濕,木鬱不達。脈候弦大者,陽氣之虛
也,此以下泄脾陽,而遏肝氣之故。設再兼浮芤,因而腸鳴者,
此利泄肝脾之陽,血冷木枯,菀結不榮,宜當歸四逆,溫營血而
達木鬱。蓋血藏於肝,其性溫升,利亡血中溫氣,升意不遂,故
浮大虛空,如鼓上之皮也。

若大汗或大下,泄利而厥冷者,陽亡土敗,木鬱後泄,宜四
逆湯,以回陽氣也。方在太陰。若大汗出後,外熱不去,腹內拘
急,四肢疼痛,又泄利清穀,厥逆惡寒者,此亦陽亡土敗,木鬱
後泄,宜四逆以回陽氣也。

若下利清穀,裏寒外熱,汗出而厥逆者,此陽亡於裏而外
鬱於經,宜通脈四逆,通經而回陽也。

若發熱而見厥逆,至於七日,微陽不復,而再加下利者,陽

氣敗泄，此爲難治也。

嘔　　吐

傷寒傳厥陰之藏，水寒士濕，木鬱後泄，必自下利。醫復吐下，以亡其陽，寒邪中格，肝脾已陷而爲利，膽胃更逆而爲吐，甚至飲食入口即吐者，此甲木逆行，相火升炎而上熱也。宜乾薑黃連黃芩人參湯，參、薑，補中而温寒，芩、連，清上而瀉熱也。

若無物乾嘔，吐涎沫而頭痛者，是中寒胃逆，濁氣上湧，而津液凝滯也。宜吳茱萸湯，温中補土，降逆而止嘔也。

若嘔家有癰膿者，是癰膿腐敗，動其惡心。不必治嘔，癰平膿盡，自然愈也。

若傷寒六七日，大下之後，寸脈沉遲，尺脈不至，咽喉不利，嘔吐膿血，手足厥逆，泄利不止者，是下傷中氣，風木鬱陷，賊脾土而爲泄利，相火衝逆，刑肺金而爲膿血，此最難治。宜麻黃升麻湯，薑、甘、苓、术，温燥水土，石膏、知母、天冬、萎蕤，清潤燥金，當歸、芍藥、桂枝、黃芩，滋榮風木，升麻利其咽喉，麻黃瀉其皮毛也。

凡嘔而脈弱，身有微熱，四肢厥逆，而小便復利者，此土敗胃逆，微陽不歸，最爲難治。宜四逆湯，以温中下也。

乾薑黃連黃芩人參湯—百一

乾薑一兩　人參一兩　黃連一兩，去鬚　黃芩一兩

水六杯，煎二杯，分温再服。

麻黃升麻湯—百二

麻黃四錢　升麻四錢　萎蕤二錢五分　石膏八分，碎，綿裹　知母二錢五分　天冬八分，去心　當歸四錢　芍藥八分　黃芩二錢五分　桂枝八分　白术八分　茯苓八分　甘草八分　乾薑八分

水十杯，煎五杯，分温三服。相去如煮一斗米頃服盡，汗出愈。

死　證

傷寒發熱而下利，厥逆不止者，土敗木賊，中氣脱陷，必主死也。若傷寒六七日不利，忽發熱下利，汗出不止者，表裏脱亡，微陽消爍，必主死也。若厥逆下利，而發熱躁煩，不得臥寐者，微陽脱泄，必主死也。若厥逆下利，而脈又微細，或按之絶無，灸之手足不温與脈不還，反煩躁，或微喘者，是陷者不舉而逆者不回，中氣斷絶，必主死也。若厥逆下利，利後脈絶，倘晬時脈還而手足温者，陽氣欲復，其人可生，如脈絶不還，手足不温，則陽無復機，必主死也。若下利日十餘行，陽敗陰長，其脈當虛，而反實者，是胃氣消亡，厥陰真藏脈見，必主死也。

陽　復

下利脈沉而弦者，是肝氣之鬱陷，必主下重。若沉弦而大者，是木陷而下鬱，其下利未能止也。若脈微弱而數者，是肝邪將退而脾陽欲復，利將自止也。雖陽浮而見發熱，然内有復機，不至死也。

若下利清穀，脈沉而遲，是陰勝陽負。乃面色少赤，身有微熱，是陽氣欲復，陷於重陰之内，力弱不能遽發，鬱於皮腠，是以身熱而面赤。陽氣欲通而陰邪障蔽，不令其通，陰陽搏戰，必將鬱冒昏迷而後蓄極而通，汗出而利止也。方其鬱冒欲汗之時，必微見厥逆。以面赤是爲戴陽，戴陽者，陽根下虛，不能透發，羣陰外蔽，故四肢逆冷也。

凡下利脈數，有微熱而汗出，此陽氣升發，可令自愈。設脈復緊者，則陰邪蔽束，其利未解也。若下利脈數而内燥發渴者，此陽回濕去，可令自愈。設下利不止，則陽回而熱陷，必便膿血，以其鬱熱傷陰故也。若下利而寸脈浮數，是陽氣已復而過旺，尺中自濇，是肝脈鬱陷而蒸腐，必便膿血也。凡下利身有微熱而又發渴燥者，是陽回而濕去。若脈復微弱而不甚數大，此必無熱過而便膿血之理，可令自愈也。

　　下利而渴,欲飲水者,以其陽回而有熱也,宜白頭翁湯,白頭翁瀉其相火,黃連瀉其君火,黃蘗、秦皮清其肝火也。大抵厥陰之病,渴欲飲水者,皆陽復而熱生,可少少與水,滋其乾燥,自能愈也。若熱利下重者,則肝木鬱陷,而生下熱,宜白頭翁湯清其肝火也。

　　若下利而譫語者,是木鬱生熱,傳於胃府,燥矢下阻,胃熱莫泄,燥熱熏心,神明擾亂,故作譫語、宜小承氣湯,下其燥矢也。方在陽明。

　　若下利之後,更覺心煩,按之而心下柔濡者,此胃無燥矢,清氣埋鬱,而生虛煩也,宜梔子豉湯,吐其瘀濁,則煩去矣。方在太陽。

白頭翁湯一百三

　　白頭翁一兩　黃連一兩　黃蘗一兩　秦皮一兩
　　水七杯,煎二杯,溫服一杯。不愈,再服。